运动康复生物力学

张胜年　编著

科学出版社
北京

内 容 简 介

　　基于力学理论及其逻辑思维认识人体运动特征、运动损伤、康复治疗与评估等是康复从业人员的基本专业需求与素养。本教材在兼顾基础力学理论学习的基础上,更大程度上突出力学理论与方法在人体运动规律、运动损伤分析中的应用。

　　本教材可供运动医学、运动康复与健康促进、运动人体科学本科专业的生物力学课程教学使用,也可以作为相关领域的科研人员、教练员、社会体育指导员在理解运动损伤及其预防理论方面的参考书。

图书在版编目(CIP)数据

运动康复生物力学 / 张胜年编著. —北京:科学
出版社,2023.6
　　ISBN 978-7-03-075704-3

I. ①运… Ⅱ. ①张… Ⅲ. ①康复医学—运动疗法—
运动生物力学　Ⅳ. ①R493

中国国家版本馆 CIP 数据核字(2023)第 102359 号

责任编辑:张佳仪/责任校对:谭宏宇
责任印制:黄晓鸣/封面设计:殷　靓

科 学 出 版 社 出版
北京东黄城根北街 16 号
邮政编码:100717
http://www.sciencep.com
南京文脉图文设计制作有限公司排版
广东虎彩云印刷有限公司印刷
科学出版社发行　各地新华书店经销

＊

2023 年 6 月第　一　版　　开本:787×1092　1/16
2024 年 12 月第六次印刷　　印张:16
　　　　　字数:347 000

定价:80.00 元
(如有印装质量问题,我社负责调换)

前　言

　　人们日常劳作、体育运动中的运动损伤,发生的客观情况是多种多样的,但在其损伤的力学机制上,不外乎损伤结构的负荷"过载"或"过用"问题。负荷"过载"即承载负荷超出结构的极限强度而引起了急性损伤;"过用"即结构虽承载安全负荷,但在作用时间、频率等方面引起了过度负荷从而引发慢性损伤。因此,承载状态下的人体结构生物力学分析是认识运动损伤发生最直接的理论方法与途径。康复治疗中,支架、助行器、矫形器的设计与材料应用,运动治疗中的运动方案的设计与实施,都必须依据力学原理与方法、顺应人体的生物运动规律。由此可见,对于运动医学、临床康复学及相关领域的从业人员、科研人员,培养运动损伤与康复的力学理念与思维观是其最基本的专业素质。

　　运动康复生物力学是因运动医学、现代康复学的发展及其学科体系不断完善而发展起来的一门专业基础课程,是一门应用数学、力学原理与方法研究运动创伤、临床康复、运动训练等学科的力学问题的综合性交叉学科。上海体育学院自 1989 年开设"体育保健康复专业"以来,生物力学一直作为专业基础课程而开设。长期的教学实践与总结,逐步形成了满足专业需要并具有鲜明专业特点的运动康复生物力学课程框架与体系。2003 年应教育部的课程体系调整计划的要求,命名为"运动康复生物力学",并致力于课程体系的进一步完善与教材建设工作。2005 年完成了"运动康复生物力学"的第一部自编教材,在其后的 7 年中,在对课程体系细化与吸收最新研究成果的基础上,对自编教材进行了4 次修编,最终受学校运动人体科学专业建设专项基金资助,于 2013 年 6 月出版。近年来,在康复专业快速发展的大背景下,运动康复生物力学的教学科研也有较大的发展,为适应专业人才培养的需要对部分章节的研究技术及应用等方面进行修订与补充,尤其是近几年来,编者通过对习近平总书记关于教育、体育的重要论述,以及党的二十大报告的学习,充分认识到高等教育过程中教材对贯彻习近平新时代中国特色社会主义思想教育的重要性。因此,本教材在贯彻科学性、知识性、系统性、创新性、实用性的基础上,进一步结合专业的社会需求与发展以强化康复人才"立德树人、服务社会"的职业责任感与社会使命感。

　　本教材共分为八章。第一章绪论:主要对运动康复生物力学的概述、任务、教学内容、学科发展史进行简单论述,重点分析了影响运动损伤可能性及程度的力学因素,并对人体运动研究中的模型理论作了简单介绍。第二章人体平衡与控制:主要介绍人体平衡控制分析的力学基础理论与方法,重点分析了人体平衡控制基本特征策略以及老年人平衡控制与防跌倒训练等问题。第三章人体运动学:主要介绍人体运动描述与分析中的力学理论基础与应用。第四章人体运动动力学:主要介绍质点动力学、刚体转动动力学理论在人体运动动力分析中的应用,以及人体动力测量的方法。第五章生物材料力学基础:简单介绍材料力学最基本的参数与应用。第六章骨的生物力学与损伤:主要介绍骨的力学特性、运动性适应及运动性损伤的力学机制。第七章关节生物力学与损伤:主要从力学的角度分析关节运动、稳定性及运动性损伤。第八章骨骼肌生物力学与损伤:主要介绍实验性肌肉力学与在体肌肉力学特性,以及肌肉力量训练及损伤特性。

本教材在充分考虑运动康复与健康促进、运动人体科学专业特点与需求,以及教学对象的数学、力学基础情况下编写而成。在兼顾力学原理的基础上,更大程度上突出基本理论与方法在人体运动规律、运动损伤分析中的应用。

本教材在框架结构与体系的构建和编写等方面得到了陆爱云教授、魏文仪教授、潘珊珊教授、刘宇教授的大力支持与帮助,在此表示衷心感谢。

由于编者的写作水平、知识结构所限,若存在不当之处,诚望读者批评指正。

张胜年

2023 年 1 月

目 录

第一章　绪论 ·· 1

一、运动康复生物力学概述 ··· 1

二、运动康复生物力学任务 ··· 2

三、运动康复生物力学教学内容 ··· 3

四、基本观点与人体模型理论 ·· 4

五、运动康复生物力学发展 ··· 6

第二章　人体平衡与控制 ·· 10

第一节　平衡与人体平衡 ··· 10

一、基本定义 ··· 10

二、人体平衡动作分类 ··· 11

三、影响人体下支撑动作稳定性的因素 ··· 12

四、人体平衡的生物学特点 ·· 15

第二节　人体平衡与控制的力学基础 ··· 16

一、力与力系 ··· 16

二、力矩、力偶、力偶矩 ·· 19

三、自由度与约束 ··· 21

四、力的平移定理 ··· 23

五、人体平衡分析中的一些基本力 ·· 24

六、力系的简化和平衡 ··· 28

七、受力分析 ··· 30

第三节　人体重心测量 ··· 32

一、人体重心 ··· 32

二、人体重心测量 ··· 33

第四节　人体姿势控制与老年人防跌倒训练 ··· 42

一、人体姿势控制的基本理论 ·· 43

二、人体衰老与姿势控制 ·· 46

三、老年人平衡训练 ·· 48

四、人体平衡测量技术 ·· 50

第三章　人体运动学　　54

第一节　人体运动学基础理论 ·· 54

一、参考体选择与坐标系的建立 ·· 54

二、人体运动学的基本力学参量 ·· 55

三、质点运动学 ·· 61

四、刚体运动学 ·· 78

第二节　人体运动的生物力学描述 ·· 80

一、人体运动关节点的描述 ·· 80

二、人体运动环节描述 ·· 81

三、人体运动的运动学特征 ·· 84

第三节　人体运动学测量 ·· 85

一、运动学测量技术 ·· 85

二、数字转换技术 ·· 93

三、原始数据处理 ·· 96

四、数据分析 ·· 97

第四节　人体运动分析的临床应用——步态分析 ······························ 97

一、步态分析一般理论 ·· 98

二、常见异常步态 ·· 101

第四章　人体运动动力学　　109

第一节　人体运动动力学基础理论 ·· 109

一、质点动力学 ·· 109

二、质点系动力学 ·· 115

三、刚体转动动力学 ·· 119

四、人体运动的功能转换 ·· 126

第二节　人体运动的环节动力分析 ·· 129

一、环节链模型 ·· 130

二、环节链模型的受力 ·· 130

三、关节反作用力及骨对骨之间的作用力 ·················· 130

四、环节动力分析的基本方程 ·················· 131

第三节 人体动力学测量 ·················· 135

一、传感器 ·················· 136

二、人体动力测量的常用设备 ·················· 139

第五章　生物材料力学基础　　145

一、载荷 ·················· 145

二、变形 ·················· 146

三、应力 ·················· 146

四、应变 ·················· 147

五、应力-应变曲线 ·················· 148

六、黏弹体 ·················· 150

七、材料的强度、刚度和稳定性 ·················· 150

第六章　骨的生物力学与损伤　　153

第一节 骨的生物力学 ·················· 153

一、骨的力学结构基础 ·················· 155

二、骨的生物力学性能 ·················· 156

三、骨生物力学性能的影响因素 ·················· 164

第二节 骨的功能适应与重建 ·················· 168

一、骨的生长 ·················· 168

二、骨的功能性适应与重建 ·················· 168

三、运动负荷对骨的影响 ·················· 170

第三节 运动性骨损伤 ·················· 173

一、急性骨折 ·················· 173

二、疲劳性骨折 ·················· 174

三、骨质疏松 ·················· 174

第七章　关节生物力学与损伤　　176

第一节 关节的结构 ·················· 176

一、关节的基本结构 ·················· 177

二、关节的辅助结构 ··· 177

第二节 关节生物力学 ·· 178

　　一、关节的运动 ·· 178

　　二、骨杠杆 ··· 179

　　三、影响关节稳定性的因素 ·· 179

　　四、关节运动的力矩 ·· 181

第三节 关节软骨与韧带的生物力学 ··· 182

　　一、关节软骨的生物力学 ·· 182

　　二、韧带的生物力学 ·· 184

第四节 人体某些关节的生物力学与损伤 ··· 186

　　一、肩关节 ··· 186

　　二、髋关节 ··· 188

　　三、膝关节 ··· 193

　　四、脊柱 ··· 197

第八章　骨骼肌生物力学与损伤　　　　　　　　　　　　　　　　　**201**

第一节 骨骼肌生物力学的结构与功能基础 ··· 201

　　一、骨骼肌生物力学的结构基础 ·· 201

　　二、骨骼肌生物力学的功能基础 ·· 206

第二节 骨骼肌的神经-肌肉控制 ·· 208

　　一、肌肉收缩理论 ·· 208

　　二、肌肉收缩的神经控制 ·· 209

第三节 骨骼肌生物力学 ·· 212

　　一、骨骼肌力学模型 ·· 212

　　二、骨骼肌的力学特性 ·· 213

　　三、人体运动中肌肉某些力学特性 ·· 217

第四节 骨骼肌力量特性及其功能性适应 ·· 219

　　一、肌肉力量本质 ·· 219

　　二、肌肉力量特性 ·· 220

　　三、骨骼肌的训练适应性 ·· 223

第五节 骨骼肌损伤力学 ·· 225

　　一、骨骼肌运动损伤生物力学分析 ·· 225

　　二、骨骼肌伤后修复 ·· 227

第六节 表面肌电信号测试与分析 ··· 228

一、表面肌电信号采集 ·· 228

二、表面肌电信号分析 ·· 230

主要参考文献 **233**

附录1 三角函数表 **235**

附录2 人体惯性参数 **237**

附录3 人体运动特征指标 **244**

第一章

绪　论

一、运动康复生物力学概述

　　生物力学是应用力学原理和方法研究生物学问题的一门多学科交叉综合的边缘学科，隶属应用力学的范畴，是现代科学中发展迅速的学科之一。生物力学的研究内容极为宽泛，从生物的整体到系统、器官、细胞；从鸟飞、鱼游、鞭毛和纤毛运动到植物体液的输运等，涉及动物乃至于植物的诸多力学问题；同时，现代生物力学的发展对人类生活、劳作、健康活动以及科学技术发展都有着重要的影响。生物学、力学、数学等多学科的交叉尤其是现代科学技术发展与应用，促进了这一学科的迅速发展。纵观生物力学发展历程，其研究内容大致可归纳为如下特征：研究范围不断拓展（涉及人机工程、医学工程、组织工程、康复工程、体育工程等各领域）；多学科有机融合更加紧密、微观研究更加深入（细胞-亚细胞-分子层次）；宏观-微观相结合（器官、组织力学等）。总体特征上宏观生物力学研究仍为主流，但宏观-微观相结合、微观生物力学研究发展十分迅速。生物力学在其研究领域拓展与细化的过程中，逐渐分化出许多子课程，如人机工效学、生物材料力学、医用生物力学、临床生物力学、骨-关节生物力学、血液流变学、分子生物力学、运动生物力学、运动康复生物力学等。

　　康复医学是继临床医学、预防医学后，应伤残人群功能障碍或功能缺失的减轻或重建之需要，以改善和提高伤残人群生活质量及重新回归社会为目的的医学学科。其涉及人体功能障碍的预防、诊断、评估、治疗、训练等相关学科体系，是现代医学体系的重要组成部分。康复医学兴起于第二次世界大战期间，发展于 20 世纪 40 年代并逐步形成相对独立、完善的学科体系。中国的康复医学发展始于 20 世纪 80 年代，40 多年来，中国临床康复及相关科学研究也得到了长足的发展。康复医学的最终目标是恢复功能，而功能实现的载体是人体结构，最直接的体现是人体的运动及运动能力。因此，人体"运动与运动能力"是康复医学诊断与治疗中的基本内容。"伤为力所致，愈亦力所为"。人体的大部分运动损伤（或伤病）是由力的作用而引起的，如机体碰撞、跌摔所致软组织损伤或骨折、体育运动中的运动创伤等。力的作用也是康复治疗与训练中的重要物理因子，如推拿按摩，卒中患者的康复训练，牵引治疗，骨、关节术后的肌力恢复训练等。绝大多数的康复计划是以力的作用来促进功能恢复、代偿或重建。因而，应用生物力学理论方法研究人体运动的基本原理、机制，认识理解运动损伤的力学机制特征，运用生物力学技术手段进行运动功能障碍评估、诊断，探讨康复治疗方案及其实施等,是运动康复从业人员、科研人员所必须掌握的专业理论与技能。生物力学在康复医学中的应用,催生了这门新学科——运动康复生物力学。

运动康复生物力学是生物力学的一个分支,是以研究人体运动的基本规律特征,分析运动损伤与预防,以及康复治疗的力学机制原理,评估伤病后功能障碍及康复治疗的功能性恢复为范畴的一门新兴学科。

二、运动康复生物力学任务

运动康复生物力学是生物力学在现代康复医学中的应用衍生课程,学科分类上隶属于生物力学范畴。课程的基本任务主要聚焦于人体基本运动与体育运动技术的力学机制,探讨运动损伤发生的可能性及其预防;运用生物力学方法进行运动功能障碍评估、诊断;运动器械、康复支具等的设计与应用。具体来讲可总结为以下几个方面。

(一)人体运动的基本力学原理与控制

运动是人类乃至动物界赖以生存的基础,而人类对客观世界的认识远比对人体自身的结构、功能和运动规律的认识要广大、深刻得多。以骨为杠杆、关节为枢纽、肌肉收缩为动力的骨杠杆转动是人体的最基本运动方式,尽管这仅仅是一单关节的机械运动,形式简单,但有其神经-肌肉控制、协同上的复杂性。人体运动更大程度上是以链结构的复合运动表现出来的,这种链结构的多环节运动(如人体直立行走、跑、跳、上肢的抓握等)不是简单的单关节运动的叠加,而是在神经-肌肉控制下多关节在空间、时间上的有序活动。因此,对人体运动规律的探索与认识,揭示人体运动过程的神经-肌肉控制特征与规律,是运动康复生物力学涉及的最基本问题。运动康复生物力学所研究的人体运动包括人体的基本动作、竞技、健身、康复训练等运动方式或运动特征。

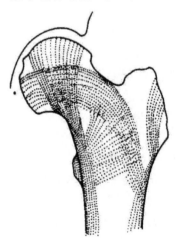

图 1-1 股骨近端骨小梁排列

(二)人体组织、器官的生物力学特性及其运动适应性

人类进化与文明在改造客观世界的同时也在改造着自身。重力场中的人体组织结构在承受重力与克服外界负荷做功的同时,自体组织结构也产生了适应性变化。生物组织区别于非生物组织的特点就像穿在脚上的鞋,走路越多,鞋底会被磨薄,而足底会磨得更厚。生物结构的每一变化,都会表现为力学特性的适应性变化,因此,生物组织结构决定了力学性能,而力学性能的实施又影响着组织结构的重建。例如,肌肉力量训练可使肌肉粗壮、肥大,伤后肢体固定可使肌肉萎缩;人体走、跑、跳运动可使承载骨的骨小梁排列更加有序,而老年人运动减少可导致骨质疏松的发生等(图1-1)。研究组织结构、器官的生物力学特性与运动性适应,对探讨运动损伤的发生、预防及康复的负荷安排有着重要的理论意义。

(三)运动损伤机制、预防与诊断

在教练员、运动员的意识中,运动损伤预防同运动训练有着同等重要的地位,但在训练实践中,运动损伤又是高频发生的。运动损伤不是简单的一种意识所能避免的,而是需要从损伤的形式、力学机制与特征方面深入理解。运动损伤预防是运动康复生物力学研究的基本任务,也是当代运动医学关注的基本问题。运动损伤形式是多种多样的,从生物力学角度来讲,损伤的发生归结为力(负荷)的作用。力的大小、作用形式及力作用变化率是形成损伤的重要影响因素。例如,跳远、跳高运动员长期的跳跃训练导致膝部过度负荷,引起膝关节损伤;网球运动员不恰当的击球技术导致肘部损伤等。根据力作用的特征规律分析可以对损伤的原因、病症及程度进行更准确、及时的诊断,有助于损伤的预防与康复治疗。从环节、链结构特征角度来讲,不正确的身体受力姿态位置决定损伤发生的可能性及损伤程度。例如,高处下落、腰部过度前屈或姿态控制不稳定而形成腰椎或腰背肌的伤害;不良坐姿对腰、颈部的伤害等。分析与认识构成损伤的基本因素,对运动损伤预防与诊断有着重要的理论和实际意义。

(四)运动康复、矫形与健康促进

康复治疗、矫形中,力的施加方案是影响治疗效果的重要因素,伤后修复的进程及力学特征是康复训练计划制订的重要依据。例如,关节损伤后的等速训练方案设计,牵引法治疗中要考虑施力的大小与方向;骨骼肌损伤后拉伸的时机影响恢复进程,矫形辅具放置要考虑力学作用的效果等。运动功能评价是康复治疗与矫形中的重要内容,如伤害、肢体畸形评级,老年人步态测试与分析,阿尔茨海默病的步态特征与规律,臀肌挛缩矫形后的功能评价等。运动功能评价分析为进一步康复治疗提供了重要的参考依据。

(五)设计、改进运动训练、康复训练器械及运动护具

在一些剧烈的运动项目中,如橄榄球、赛车、摩托车等,头盔是必要的防护用具。头盔不仅让头有一个外围防护,而且头盔的重心位置是一个极其重要的参数。好的头盔不会使头有使用的负担,也不会导致新的损伤。运动员的护膝、护踝、护肘等用品的材质与结构设计直接影响防护效果。颈托、颈拉伸器、助行器、轮椅等器械的设计,为患者的辅助治疗提供了很大的帮助。多种多样的运动训练器研发为运动员训练提供了重要保障。

三、运动康复生物力学教学内容

运动康复生物力学是为运动医学与康复、运动人体科学专业学生开设的一门专业基础课程,在充分考虑专业培养目标、教学计划及本学科发展动态基础上,拟定本课程的教学内容。阐明运动康复生物力学的基本概念及其研究的主要任务和教学基本内容,使学生了解运动康复生物力学学习的必要性及其实际意义,明确学习目的、任务。简要介绍生物力学发展史,使学生了解本学科的发展进程,培养学生从生物力学的角度,运用辩证的观点、逻辑的方法,认识运动损伤的发生与康复。

(一)人体平衡与控制

直立的人体是一个复杂的极不稳定的力学系统,而人类的直立运动正是这一不稳定的力学系统所表现出具有较高稳定性的运动行为。人类幼儿期运动技能形成,经历了抓握—坐立—爬行—站立—行走—跑、跳等阶段,从这一形成过程来看,运动技能的习得首先是从平衡与控制开始的。人类的运动行为不论是静态还是动态,不论是人的一般日常劳作还是运动员的复杂运动活动,都是以平衡、稳定、控制为基础的,不以平衡控制为基础的运动技术表现是不存在的。老年人体衰所致跌倒高频发生,也是平衡控制能力下降的结果。

人体的平衡控制起始于感觉,没有感觉也就失去了控制。人体直立是以最小的能耗围绕重力线进行生理性晃动,其生理性晃动幅度与生命个体本体感觉有关,感觉精细灵敏,晃动幅度相对较小,反之幅度加大。因而,不论竞技运动中复杂运动技能形成还是康复训练中运动功能训练,强调感觉训练前提下的控制都是正确的选择。

(二)人体运动学

人体运动学以研究人体运动的外在特征与规律为其主要内容。所涉及的一级变量是动作时间及其随时间变化所表现出来的空间位置的变化;二级变量是由位置变化与运动时间而派生的速度、速率、角速度等参量;三级变量是加速度、角加速度等。平衡与控制基础上的人体运动(动态)是人类乃至动物界赖以生存的基本技能。运用运动学的理论与方法,分析人体运动的基本规律与特征,以鉴别特殊或病态运动姿态与表现;研究竞技体育动作技术特征,以改进运动技术、预防运动损伤;研究健身运动方式,以提高健身效果。本章节的学习目的是使学生掌握人体运动描述的基本理论、方法及一般的研究手段与应用。

(三)人体运动动力学

人体运动动力学主要阐述人体运动变化的力学机制与原理。人体的主动运动是以肌肉收缩为动力,通过与环境介质的相互作用而产生的,没有介质作用,人体的动力效能也不能发挥。人体运动动力学理论的核心是牛顿定律、功能原理。学生应在学习动力学原理的基础上,进一步深入认识人体运动与运动损伤发生的动力学机制与规律。

(四)生物材料力学基础

生物材料力学基础主要介绍材料力学基本理论与分析方法。学生可通过本部分的学习,为后续的人体组织器官生物力学的学习打下基础。

(五)人体运动器官生物力学与损伤

人体运动器官生物力学与损伤主要介绍骨、关节、肌肉等器官结构的生物力学特性与规律,探讨引起运动损伤的力学原理与机制。

四、基本观点与人体模型理论

(一)运动损伤的力学观

从生物力学的角度来说,运动损伤发生与力的作用有关,因此,对于每一位运动医学、康复医学的从业人员来说,树立运动损伤的力学观,对运动损伤诊断、治疗及预防都有着重要的理论与实际意义。

1. 损伤的力学因素

人体的运动损伤有其力学的原因,力及其相关因素(如能量)是决定损伤可能性和严重程度的基本因素。损伤的性质和治疗有赖于生物学和力学知识的综合应用,边缘学科生物力学(力学原理应用于生物学领域)可很好地提供完整的视角。生物力学的研究包括那些与损伤的预防、诊断和治疗有关的问题,且主要致力于降低损伤的发生率和严重程度。

人体运动由人体的内力(肌肉收缩力)和作用于人体的外力(重力,冲击力)所产生与控制。这些力,除了调整动作形式,也对身体组织产生重要作用。在大多数情况下,这些力被身体组织很好地承受,并对组织器官的正常生长和发育起关键作用,但当力超过了组织的承受能力就会产生损伤。因此,力(负荷)是损伤的最基本因素。

对所有与损伤有关的力来说,决定损伤性质和程度的因素可总结为如下6个方面:①大小(作用的力有多大);②位置(力施加于身体的哪个部位);③方向(力的方向);④时间(力作用的持续时间);⑤频率(力作用的频繁程度);⑥变化率(在作用过程中力的大小变化率)。

运动损伤常发生于人体碰撞类动作中,此类动作中力作用的特征是冲击力大、作用时间短促、力的变化率高,力作用于人体某一局部,因此容易发生运动损伤,如冰球选手与对手或界墙碰撞、足球运动员铲球时的碰撞或跌摔、跳远运动员踏跳过程中的地面冲击等。力作用的持续时间与作用频率是引发慢性损伤的重要因素。例如,跳远运动员易发生髌骨劳损、伏案工作人员易发生颈椎病等都与负荷作用时间和频率有关。锐利的器械(如标枪)以一定的力接触皮肤引起的损伤有别于钝器以等值力的作用,通常力的作用面积增加,损伤的可能性与程度都会降低。

2. 负荷的方式

人体运动中,身体组织连续地受到在大小、位置、方向、持续时间、频率、可变性及速度方面变化的力的作用。在大多数情况下,身体能很好地耐受这些力,但在负荷超过正常生理范围时,身体组织结构将承受超负荷及遭受损伤。由一次或多次超负荷事件引起的损伤称为急性损伤。这些损伤经常发生在猛烈的撞击时,如汽车碰撞、橄榄球运动员的冲撞、滑雪运动员快速滑行时的失控撞击等产生急性损伤(图1-2)。重复作用的负荷导致组织损伤一般为过度使用或慢性损伤,过用性损伤取决于承载频率或持续负荷时间的长短,如长跑运动员的跟腱炎、跳类项目运动员髌骨软化症、搬运工人长时间弯腰劳作诱发腰部的各类损伤等。过用性损伤的生物学机制主要是由组织结构重建速率与破坏(吸收)速率之间的平稳关系决定的,当组织重建速率大于破坏速率时则会正向发展,反之则会产生过用性损伤。急慢性损伤通常困难不大,但两者之间存在联系。慢性损伤(过度使用性)可因组织弱化使其易发生急性损伤。例如,跑步者的跟腱慢性炎症可能导致跟腱急性断裂的发生。

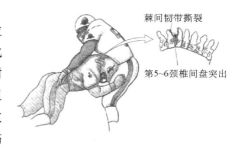

棘间韧带撕裂

第5~6颈椎间盘突出

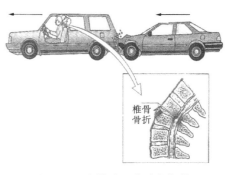

椎骨骨折

图1-2 力的作用方式与损伤

引自 Moor K L, Dalley A F, 1999. Clinically Oriented Anatomy [M]. Baltimore Maryland: Lippincott Williams & Wilkins

生物组织受到的负荷往往较复杂,涉及力的三个基本形式(张力、压力和剪切力)中的一个或多个。有些复杂的负荷方式将在后续的学习中加以讨论。

(二)运动康复生物力学的人体模型

1. 质点、刚体

质点:具有一定质量且忽略其大小、形状的几何点。

刚体:相互间距离始终保持不变的若干质点组成的连续体(刚体的定义还有其他几种表述,在此不再赘述,可以查阅相关书籍)。

自然界中,任何物体都有其大小和形态,但在研究问题中,它的大小、形状不影响研究问题的本质时,通常可将实际物体抽象化为质点或刚体,即为最基本的力学模型。例如,地球很大,当人们把它放在太阳系中研究它绕太阳转动时,可以把它近似为一个质点处理。在研究一个立柱的承载时,当它的变形很微小时,人们把它简单化为一个不可压缩的理想刚体结构进行处理。

2. 人体力学模型

人体是一个多环节的链结构,每一环节又是由多种组织构成的复合体;附着于环节上的肌肉在神经系统的控制下,依据运动的需要又表现出"多态"(不同的工作状态)特征,进而影响环节承载的力学性能。因此,人体结构的复杂性与易变性,决定人体运动测量具有测不准的特点。在生物力学研究中,为了能够应用数学方法、力学原理研究人体的运动,必须对人体进行简单化处理,即建立"人体力学模型"。生物力学研究中所涉及的人体力学模型可分为三种:质点模型、刚体模型和多刚体模型。

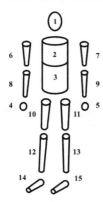

图1-3 汉纳范人体力学模型

质点模型:把人体看成一个具有一定质量,而忽略其大小、形态的几何点。在研究中,人体形态、大小对研究问题的影响可以忽略不计时,就可以简化为质点模型。例如,长跑或慢跑运动中,研究人体运动速度的分配与变化情况,就可以把人体看作具有一定质量的几何点进行描述。

刚体模型:把人体看作一个不可变形的直杆刚体结构。例如,人体直立承载或直体转动时,就可以把人体近似看作一个直杆结构进行分析处理。

多刚体模型:根据人体运动的实际情况、自然环节组合及研究需要等因素,把人体看作几个刚体通过铰链(关节)联合起来的刚体系统。这是在生物力学研究中普遍采用的物理模型。1964年汉纳范建立了由15个刚体部件组成的人体力学模型(图1-3),即头、躯干(上、下)、上臂(左、右)、前臂(左、右)、手(左、右)、大腿(左、右)、小腿(左、右)、足(左、右),并设定各刚体具有理想化的几何外形,即头为椭圆球、手为球体、躯干为椭圆柱,其他环节为圆锥台,并都有着均匀的质量分布。

五、运动康复生物力学发展

运动康复生物力学是随着现代康复医学、运动生物力学、临床生物力学等学科的发展及其相互渗透而产生的一门新的交叉学科。运动康复生物力学学科名称产生并不久远，但是，源远流长的生物力学发展历程是现代运动康复生物力学发展的基础。

有史以来，人类对自身的运动机能都在进行着不断的探索与发展，石器的发明、工具的运用，都是人类对自身运动机能的发展与探索的结果。当然，从科学的角度，探索人类、动物的结构机能与运动相对要滞后许多。公元前古希腊的哲学家、自然学家亚里士多德（公元前384～前322年）对人类、动物的运动有着浓厚的兴趣，他意识到应该从力学的角度来认识人和动物运动问题。公元2世纪，古罗马的著名医生盖伦通过对动物进行解剖实验，证明了来自大脑的运动冲动沿神经传导至肌肉，使肌肉产生收缩而引起关节运动的理论。15世纪末，伟大的意大利科学家列奥纳多·达·芬奇（1452～1519年）将人的尸体进行解剖，从解剖学和生物力学的基础上来研究人体的各种姿势和运动，并提出人体的运动必须服从于力学定律的观点。他认为："力学之所以比其他科学更为重要和实用，那是因为所有一切能够运动的生物体都遵循力学的定律而运动。"但由于在那个时期对万物之灵的人类尸体解剖是违背教义的，为了避免教会的迫害，他不得不把自己的著作收藏起来，直到过了几百年，这些著作才被人所发现。

17世纪，伟大的力学家伽利略（1564～1642年）的学生阿方索·鲍列里（1608～1679年），把解剖学与力学结合起来研究人体运动，他努力把数学公式应用到人体杠杆、肌肉运动问题上。在其《论动物的运动》（1630年）一书中，探索了各种肌肉发力的数量，肌肉发力时由于相反的机械作用而损失的数量，并区分了肌肉强直和随意收缩；利用杠杆原理测定人体总重心，并指出了人体总重心的位置；将人和动物的位移运动分为三种基本形式：蹬离地面（走、跑、跳等）、蹬离周围介质（如游泳、飞翔）和拉引（攀登、爬杆等）。美国生物力学家斯坦特勒（1879～1959年）称他是"现代运动解剖学和生物力学之父"。

进入19世纪，随着工业革命及技术的发展，人体解剖学、人体运动机能学的研究进入了一个快速发展时期。显微镜发明虽然是17世纪的事情，但其对微观世界认识的作用，还主要表现在19世纪。测量技术的发展尤其是摄影技术的发明，促使人体机能学从尸体研究转向活体运动研究。德国生理学家威廉·韦伯兄弟采用实验的方法对人体运动进行了研究。他们除用肉眼观察以外，开始用基本的带尺和秒表来测量人体运动的空间和时间特性，积累了许多有关人体位移运动的定量数值资料。到19世纪中叶，随着照相技术的出现，法国生理学家马勒对客观描记人体运动的方法进行了大量的研究，为生物力学研究提供了许多新的测试手段。1877年美国摄影师迈布里奇（1830～1904年）第一次用24部照相机排成一列，按顺序拍摄了骑马的连续动作照片，这是运动影像分析的萌芽。为纪念他对生物力学的贡献，从1987年第11届国际生物力学大会开始设立迈布里奇杰出贡献奖，以表彰那些在生物力学基础理论、研究方法及应用研究方面做出贡献的科研工作者。1882年马勒还拍摄了鸽子、蜜蜂及子弹的飞行情况，后来又和他的学生德美尼一起发明了影片运动轨迹照相法和运动轨迹连续光点照相法等，这些照相方法直到现在仍可用于研究人体运动的运动学特征。马勒1895年研制了气压式测力台，他采用摄影测量法，对人体步行下肢运动学数据结合测力台数据进行分析研究，这应该是人类最早的步态研究实验了。德国的 2 位科学家利用图像分析技术研究人体运动,在人体环节重量测量方面做出了杰出贡献。为了在图像分析中求出人体总重心的位置,德国科学家布拉温(1861~1892 年)和菲舍尔(1861~1917 年)在 1889 年解剖了 3 具尸体,分别求出了大腿、小腿、足、上臂、前臂、手、头、躯干等环节的重量比和长度比,为利用图像法求解人体总重心奠定了基础。

19 世纪末至 20 世纪初,肌肉力学、神经控制理论取得了杰出的成就。英国的生理学家查尔斯·谢灵顿提出:"肌肉收缩的重要性可以这样说,人所能够做的一切是运动的事情,而他的肌肉收缩是做到这一点的唯一手段。"苏俄时期的运动生物力学奠基人谢琴诺夫(1829~1905 年)最早提出对人体运动活动要从生理学和生物力学角度进行分析,他说:"大脑活动多式多样的外部表现,最终只能归结于一种现象——肌肉运动。"他在《人体功能概论》一书中阐述了人体运动器官的功能结构、骨骼杠杆装置,在运动中骨杠杆和肌肉拉力作用及神经支配等问题。列斯加夫特(1837~1909 年)被誉为苏联运动生物力学的奠基人,1877 年他所著的《身体运动理论》以人体形态、生理机能和生物力学观点阐述学生身体练习的任务。苏联现代运动生物力学创始人之一伯恩斯坦,从 20 世纪 30 年代开始强调以神经控制论观点来研究人体运动,他 1947 年所著的《论动作的结构》一书反映了系统论、控制论和信息论的观点。他认为对动作的控制可通过两个途径实现:一是由大脑神经中枢发出指令去指挥完成各种动作任务;二是通过运动感觉神经的反馈作用来修正完成动作过程中的偏差。伯恩斯坦关于动作系统和运动行为结构的思想,以及运动感觉修正(信息系统)的理论对于其后运动生物力学研究发展具有重要影响。20 世纪30 年代,著名的英国生理学家希尔(Hill)因对肌肉力学的研究而获得诺贝尔奖。他取青蛙的缝匠肌为试样,通过测量电刺激诱导下的肌肉收缩力、收缩速度、肌肉收缩产生的热量及肌肉维持挛缩状态所需要的热量,并按热力学第一定律构建了著名的希尔方程。希尔的研究工作为生物力学的肌肉力学研究奠定了基础。他还对人体运动时空气阻力进行研究,并提出了估算空气阻力的经验公式。

这一时期,骨的力学研究也有了长足的发展。著名的沃尔夫定律是由朱利叶斯·沃尔夫在 1892 年提出的,"一根骨在形态上,或者仅仅是在功能上的第一个变化,跟着都有它内部组织结构的某种确定的变化,这些变化都是按照数学定律进行的"。他认为骨构造的变化既是由肌肉张力,也是由身体保持直立姿势时静应力所引起的。约翰·科克在他的论文《骨的构造定律》中认为,骨的密质和松质是这样排列的,即以最少的材料产生最大的强度。又认为,在形态和结构的设计上,骨都是用最节省的方式去克服最大的压力,这种压力通常都是由体重引起的,由体重引起的压力通常大大超过由肌肉产生的张力,肌肉的作用在决定骨的组织结构中占的比重较小,因此,在分析中可以忽略不计,而埃本·凯里不同意科克的观点,他认为身体是通过骨和肌肉之间相互作用而保持直立姿势的,肌肉的动力作用可以超过体重的静压力。

综观历史的发展,19 世纪末至 20 世纪初,数学、力学、解剖学、神经生理学等学科相互交叉与渗透,在人体运动及机能研究方面取得了丰硕的研究成果,生物力学学科体系建立已完备。尤其是新的测量技术应用,使得生物力学以前所未有的速度在横向、纵向发展起来。随着横向研究的拓展、纵向研究的深入与细化,一些以特定领域或方向为主要范畴的子学科孕育而生,如以骨、关节力学为主要研究内容的"骨关节生物力学";以生物材料、仿生材料为主要研究内容的"生物材料力学";以人体机能、劳动工效与防护为主要研究内容的"生物工程学""劳动工效学"等;在器官层面上研究其力学性质的"软组织力学""器官生物力学";以血管、血流变为主要研究内容的"血液流变学"等;以竞技体育为主要研究内容的"运动生物力学"等。20 世纪 60 年代后,随着现代科学技术的发展与应用,生物力学又有一些新的子学科出现,如"组织工程""细胞生物力学""仿生学""微重力学""运动康复生物力学"等。

运动康复生物力学是随着现代临床康复医学的发展、运动生物力学向临床康复领域的渗透而产生的一门新的交叉学科。社会发展与进步,人们对于健康与康复的认识也在不断提高,病后需康复、无病需预防已成为人们的基本理念。20 世纪 80 年代,在全国体育院校、高师体育院系,体育保健学是针对运动训练、体育教育专业学生开设的一门专业课程。随着西方康复医学的发展与传播,一些从事体育保健学专业教学的学者开始倡导体育保健专业的建设工作。在教育委员会的大力支持下,1989 年上海体育学院在全国高校内率先筹建了体育保健康复专业,培养了一大批运动康复专业人才,为我国运动康复专业的发展做出了重要的贡献。进入 20 世纪 90 年代,全国各大医院开设康复科,部分医学院校纷纷开设康复医学专业,使得我国临床康复进入快速发展期。"运动"是康复治疗中的重要内容与手段,因此,国内各体育院校都开设了运动康复专业,1997 年教育部把这个专业统一并到运动人体科学学科中。到目前为止,全国各大体育院校、部分医学院校都设有运动人体科学、运动康复、康复治疗学专业,以培养大量的康复专业人才。上海体育学院自 1989 年开设体育保健康复专业以来,生物力学一直是作为一门专业基础课程而开设的。在长期的教学与研究工作中,逐渐形成了针对运动康复专业教学的生物力学课程体系,并进行了自编教材的编写。2003 年应教学计划改革之需要,针对课程的特点,提出运动康复生物力学概念,并进行系统的课程建设工作。

运动康复生物力学不仅涉及康复治疗中的力学问题,而且涉及大众健身、运动损伤预防的力学问题。随着科学技术的发展,运动康复生物力学在现代康复医学、健康促进、疾病与损伤预防中将有更为广阔的应用前景和应用价值。

复习题

1. 名词解释
(1) 运动康复生物力学　　(2) 质点、刚体　　(3) 人体力学模型
2. 简述影响人体运动损伤的力学因素。
3. 分析人体运动损伤的负荷方式。
4. 简述人体模型的类型及其应用。

第二章
人体平衡与控制

　　人体直立、双脚行走,60%质量分布于人体上半身,从力学角度来讲,是一个极不稳定的力学系统,但人体却表现出超乎寻常的稳定与控制能力。人体平衡在遵循一般力学原理的基础上,又有其生物体平衡的特殊性。因此,人体平衡分析中一定要考虑人类的生物学特性。

　　人体是多环节连接的生物复合体,在其各种活动与承载过程中,表现出明显的变形特征,但刚体平衡力学的原理与分析方法,依然适用于人体静态平衡的研究。人体运动大多属于动态动作,这种动态也可看作不同瞬时各种静态动作的组合与叠加。因此,人体各种静态姿势、动态运动某一瞬时的各种力的相互关系,都可应用静力学的理论与方法加以分析与求解。

第一节　平衡与人体平衡

一、基本定义

　　平衡是指物体相对于地面保持静止或做匀速直线运动的状态,它是物体运动状态的一种特殊情形,是一种最基本、最典型的运动形式。这一特殊状态下的各种作用力之间相互关系的基本理论与分析方法,形成了静力学研究的基本范畴。

　　从平衡的力学定义可知,维持平衡的最基本条件是作用于物体上的合外力、合外力矩为0。即

$$\begin{cases} \sum F = 0 \\ \sum M = 0 \end{cases}$$

　　人体平衡是指人体保持某一姿态的稳定性或动态中的控制、协调能力。解剖生理学、人体机能学从平衡的生理机制、人体行为状态出发,把人体平衡划分为静态平衡与动态平衡。静态平衡是指静态动作下身体稳定性,如坐、立、持物(如手持书报阅读)等动作的稳

定性。动态平衡主要是动作过程中的控制与协调。动态平衡控制是人体运动的重要技能表现,它有着明显的后天训练的获得性与适应性特征,如人类的生长、发育,坐—爬—直立—行走的技能发展过程,运动员、杂技演员各种复杂高难动作的技能学习等,都表现出了人体动态平衡与控制能力的获得性特征。人体静态平衡与动态平衡控制在其生理机制上有差异,但二者又有明显的依存关系,即人体动态平衡与控制能力,是以静态平衡为基础的,没有良好的静态平衡能力,动态控制也不能很好地形成与发展。不论是身体的静态平衡还是动态协调稳定性控制都有赖于感觉系统的信息输入。精细、灵敏的感觉信息感受与输入是实现身体控制的前提条件。因此,人体平衡控制起始于感觉,没有感觉信息输入就没有人体的控制。理解人体平衡控制的这一生物学特征对大众健身与临床康复治疗方案的制定都有着重要的指导意义。

从力学的角度,运用力学参量对人体动、静状态下的身体姿态进行稳定性与失衡可能性的定性与定量分析,便形成了生物力学中的人体平衡与控制研究的基本方法与范畴。

二、人体平衡动作分类

(一)根据身体重心与支撑点之间的位置关系分类

人体平衡分为上支撑平衡、下支撑平衡和混合支撑平衡三类。

上支撑平衡:支撑点在身体重心上方,为上支撑平衡,人体的悬垂类动作即为上支撑平衡。例如,人体的绳索悬挂、单杠悬垂动作等,其主要力学特征是支撑点位置坐标高于身体重心位置坐标(图 2-1a)。

下支撑平衡:支撑点在身体重心下面的平衡动作为下支撑平衡,如人体的直立类动作。身体的各种站立即为下支撑动作,其主要力学特征是身体重心的位置坐标高于支撑点位置坐标(图 2-1b)。

混合支撑平衡:在身体重心上、下方都有支撑点,即为混合支撑,如公交车内手握防护把手的直立动作、肋木侧身平衡动作等(图 2-1c)。

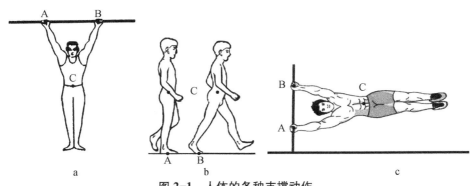

图 2-1 人体的各种支撑动作

A,B 为支撑点;C 为身体重心

（二）根据平衡动作的稳定程度分类

人体平衡可分为稳定平衡、有限稳定平衡、不稳定平衡和随遇平衡四类。

稳定平衡：平衡物体在力的作用下偏离平衡位，当作用力撤除后又能恢复到原来平衡位的平衡动作，如单杠悬垂、荡秋千（图 2-2）等。人体各种上支撑平衡均为稳定平衡。此类平衡的力学特征是当平衡动作偏离平衡位时，重心是升高的，同时产生恢复力矩（稳定力矩）。

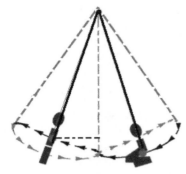

图 2-2 荡秋千——稳定平衡

不稳定平衡：平衡物体稍偏离平衡位置后就打破了平衡态，失去了恢复原有平衡位可能性。人体的点支撑或线支撑类平衡动作即为不稳定平衡，如武术中的一指禅、芭蕾舞足尖支撑等。此类平衡的力学特征是当平衡物体偏离平衡位时，重心是降低的，重力矩形成了一个倾倒力矩。

有限稳定平衡：平衡物体在一定限度内的是稳定平衡，超过这一限度为不稳定平衡。人体的下支撑动作多为有限稳定平衡，如人体站立、头手倒立等。此类平衡的力学特征是，一定偏离限度内，重心升高，超过这一限度，重心则降低（图 2-3a）。

随遇平衡：物体在任何位置上都能保持平衡，如放在水平面上的匀质球体。此类平衡物体偏离平衡位置时，其重心高度不变（图 2-3b）。

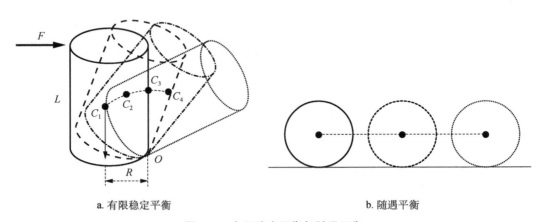

a. 有限稳定平衡　　　　　　　　　　　b. 随遇平衡

图 2-3 有限稳定平衡与随遇平衡

F 为作用力；L 为母线长；R 为底面圆半径；$C_1 \sim C_4$ 为质心位置

三、影响人体下支撑动作稳定性的因素

人们的日常生活、劳作及体育活动中所涉及的平衡动作大多是下支撑平衡，实际上是有限稳定平衡。因此，需要讨论影响人体下支撑平衡稳定性的一些因素。

（一）支撑面大小

支撑面是指支撑点及其支撑点边缘连线所围成的面积。一般来说,支撑面大稳定性大,支撑面小稳定性小,但也不是绝对的。例如,人体稍息姿势比立正姿势稳定,马步站桩比直立稳定;而蹲踞式起跑的预备动作时,身体有4点支撑,面积较之直立要大,但身体向前的稳定性很小。图2-4a 所示为人体稍息时的支撑面,图2-4b 为两足自然开立时的支撑面,图2-4c 为单足站立时的支撑面,支撑面积大小从a 至c 依次减小,相应地,稍息时的稳定性最大,单足站立时的稳定性最小。支撑面指图中所示虚线包围的面积。

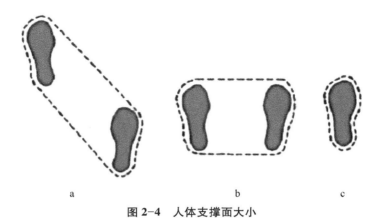

a   b   c

图2-4 人体支撑面大小

（二）重心的高度

在支撑面不变的情况下,人体或物体的重心位置低,稳定性高;重心位置高,稳定性低（图2-5）。在实践中,人们一般用身体重心的相对高度评价稳定性,即身体重心高度与身体高度的比。例如,幼儿期的身体重心的绝对高度要比成人低得多,但其重心的相对高度要高于成人,所以,幼儿的身体稳定性较之成人要低得多。

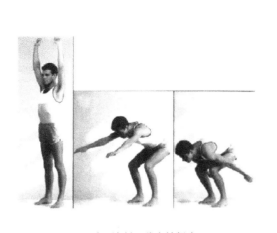 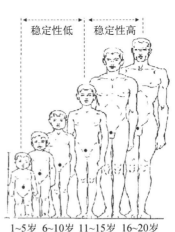

a. 重心降低,稳定性提高   b. 人体重心相对高度变化与稳定性

图2-5 人体重心高低

（三）稳定角

稳定角是指重力作用线和重心至支撑面边缘相应点的连线间的夹角（图 2-6 中的 α 角）。稳定角综合地反映了支撑面积大小、重心高低及重力作用线在支撑面内的相对位置这三个因素对稳定性的影响。重心高度相同，支撑面越大，稳定角越大；支撑面相同，重心越高，稳定角越小。稳定角越大，物体的稳定性越高；稳定角定量说明物体在多大范围内倾倒时，重力仍产生恢复力矩使物体回复到原来的平衡位置上。一旦物体倾斜角度大于稳定角时，重力就产生倾倒力矩使物体倾倒。对于下支撑平衡而言，重心至支撑面边缘连线有无数条，因此，稳定角有无数个。实际应用中，一般选择下支撑类动作某些方向的稳定角进行比较以分析稳定性差异。

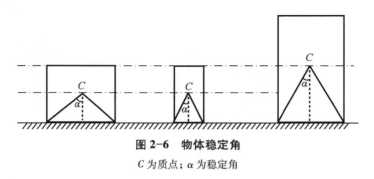

图 2-6　物体稳定角

C 为质点；α 为稳定角

（四）平衡角

平衡角等于某方位平面上两个稳定角的总和（图 2-6）。平衡角在不同方位平面上可能是不同的。它可以说明物体在某方位上总的稳定程度，通常称为稳度。运动实践中通常采用平衡角来确定人体的稳定性。

（五）稳定系数

一个物体是否平衡，取决于该物体重心垂直投影线是否落在支撑面内。例如，落在支撑面内，就保持平衡；落在支撑面之外，就可能失去平衡。

人体平衡的类型取决于重力矩的作用性质。稳定平衡的人体在偏离平衡位时（如单杠悬垂动作），人体的重心是升高的，则势能增大，重力对支点形成重力矩作用总是使人体恢复到原来的姿态位置。

在下支撑有限稳定平衡中，平衡体偏离量在一定限度内，即重力作用线（或质心在水平面上的投影）未越出支撑面的边界，重力形成稳定力矩，可以恢复平衡姿态位置。若继续施力，平衡体的重心投影越过支撑面边界，则重心降低，重力矩变成倾倒力矩（图 2-3a）。因此，此类平衡中重力矩在一定限度内是稳定力矩，超过这一限度则为倾倒力矩。为了定量评价这类平衡的稳定性，引入了稳定系数的概念。

稳定系数定义为稳定力矩与倾倒力矩的比值（参考图 2-3a），即

$$K = \frac{M_{稳}}{M_{倾}} = \frac{GR}{FL}$$

K 为稳定系数,当 $K>1$ 时,物体本身的重力所产生的恢复力矩足以抵抗倾倒力矩的作用,即稳定力矩大于倾倒力矩,此时倾倒力矩不能使物体倾倒失去平衡;当 $K<1$ 时,物体稳定力矩对抗不了倾倒力矩,倾倒力矩将使物体失衡,即稳定姿势改变。由此可见,物体越重,其稳定力矩越大,抵抗倾倒作用的能力也越强。

四、人体平衡的生物学特点

人体平衡既要符合刚体平衡的力学原理,又要有生物学的特征。这种生物特征主要体现在人体高级神经活动的控制,人体不仅可以保持平衡,而且在平衡遭到破坏时还能恢复平衡。人体平衡的生物学特征具体表现为以下几个方面:

第一,人体不能处于绝对的静止状态。呼吸运动引起胸廓的开大与缩小、血液循环周而复始地进行、肌肉的收缩存在着形态上的变化,这一系列因素都在影响着躯体质量分布的改变,因此,人体不能像刚体一样处于绝对的静止状态,人体的平衡是相对的。

第二,人体内力在维持平衡中发挥重要作用。人体质量的 60% 分布在上半身,身体站立时类似于倒立的钟摆。身体摆晃过程中的姿态维持及重心的调节控制主要由人体内力(在此主要指骨骼肌的力量——肌肉收缩或紧张)完成。

第三,生物体在平衡控制中有补偿动作。人体多环节连结结构的特点,使人体可以通过调节环节位置关系调节人体平衡。这种通过身体环节位置改变,调整身体重心的偏移称为身体补偿动作。例如,人体一侧提携重物,身体与重物的合重心向一侧偏移,此时人体能自动地完成一系列动作,身体的一部分向对侧倾斜或向对侧伸出手臂以调整身体的平衡。

第四,人体具有自我控制与调节的能力。人体不仅能维持平衡,在有失去平衡的趋势时,通过视觉和本体感觉,在大脑皮质的控制调节下,使肌肉收缩以控制和调节平衡。例如,人们在第一次学习骑自行车时,身体在车上比较僵硬,很难形成"人-车"合一,很难找到有效的平衡点。当经过一个阶段的练习而会骑自行车时,身体在自行车上可以调控自如,杂技演员可以在自行车上做出高难度的动作。

第五,人体平衡受到心理因素的影响。环境场景、条件及事件的重要程度都会给人们心理产生一定的影响。这种心理上的压力,会反射性引起人体协调控制机制失调,造成平衡控制能力降低。例如,人们第一次站在大型舞台面对众人的时候,会感觉到身体在发抖,这是场景给人的心理压力反应。也许好多同学还记得参加高考的第一场考试,有的同学在考场里很长时间不能很好地控制手臂,流畅地书写,这是事件的重要程度影响着人们的心理,导致协调控制能力下降。人们站立在地面上与站立在一个高高的板凳上拿取同一个物体的控制感觉是不一样的,这是条件因素对人的心理影响。心理压力的缓解与释放,可以有效地提高平衡控制能力。

第六,人体平衡过程中消耗大量的能量。从力学角度讲,静止状态不能引起机械功,因为力的作用没有引起任何位移。刚体的平衡不能消耗能量。然而,人体的平衡离不开肌肉的收缩作用,必然消耗一定生理能,长时间的平衡,能量消耗增多,肌肉出现疲劳会使人体平衡与控制能力下降。因此,把刚体平衡原理用于人体平衡分析,应该充分考虑人体的生物学特点。

第二节 人体平衡与控制的力学基础

一、力与力系

（一）力

1. 力的概念

力是物体间的相互作用,力的作用离不开物体。在这里,强调了力一定是存在于物体之间,若只有一个物体,力也就不存在了。"万有引力"的存在,说明两个物体之间的吸引,若只有一个物体,这种引力也就不存在了;"一个巴掌拍不响",一句非常通俗的民间俗语,浸透着深刻的力学道理。

2. 力的作用效应

力作用于物体上会产生一定的效应。用力推静止的物体,可以使它动起来;拳击手用力打击对手,可以把对方击倒;用球拍击球可以使球改变运动速度与方向,这一系列的现象都是力作用的外在表现形式。其实在这种外在表现的同时,还有另一种现象存在,即物体的变形。例如,球碰撞地面,一方面发生反弹;另一方面球体碰撞过程中也发生着球体的形变。一个铅球,落地时把地面击了一个坑,铅球似乎没有变形,其实在这一过程中,也发生了铅球的变形,只是变形量很微小而已。力作用过程中的这种作用表现,称为力的作用效应。由上述可知,力的作用效应可分为两个方面,外效应及内效应。力的作用表现为物体运动状态的改变,即产生加速度,称为外效应;力使物体发生的形变称为内效应（图 2-7）。

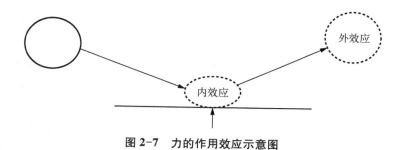

图 2-7 力的作用效应示意图

3. 影响力的作用效应的基本因素

影响力的作用效应的因素取决于三个方面,即力的大小、方向、作用点,称为力的三要素。

力具有方向性,是一个矢量。在几何上可将力表示为一段带有箭头的线段。线段长短代表力的大小,箭头代表力的方向,线段的起点为力的作用点。

在国际单位制中,力的单位为牛顿,用 N 表示。1 千克力约等于 9.8 牛顿,即 1 kgf ≈ 9.8 N。

4. 内力与外力

内力与外力的划分和力学系统的选择有关。若将整个人体作为一个生物力学系统,那么人体内部各部分相互作用的力称为内力,人体外部的作用力称为外力。人体内力一般为肌力、韧带张力、关节中的骨对骨力等。其中肌力是人体内力中的主动力,其他一般是被动的约束力。内力是系统内各部分之间的相互作用力,虽然可引起系统内部各部分之间的相对运动,但不能引起整个系统总质心运动的改变。

内力、外力的区分是由所选择的力学系统而确定的,因此,内力、外力的确定不是绝对的。当力学系统改变时,内力、外力的属性也会发生变化。

(二) 力系

1. 力系基本定义

人体或物体在与外界相互作用过程中,往往受到不止一个力的作用,更多的情况是受到多个力,即一群力的作用。力学中把作用于一个物体上的一群力称为力系。若物体受到一个力系的作用而处于平衡态,则该力系称为平衡力系。

若作用于物体上的力可以用另外一个力系代替,且对物体作用的效应不变,则称这两个力系为等效力系。若一个力系和另外一个力等效,则这个力是该力系的合力。

2. 基本公理

(1) 二力平衡

设在直杆 AB 的两端分别受到 F_A 和 F_B 的作用(图 2-8)。由实践经验可知,要使直杆 AB 平衡,则这两个力必须大小相等、方向相反,并且作用在同一直线上。

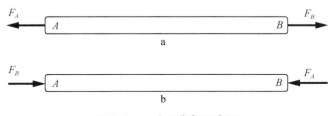

图 2-8　二力平衡杆示意图

作用于刚体上的两个力(F_A、F_B),使刚体处于平衡状态的充分和必要的条件是两个力大小相等、方向相反、作用在同一条直线上。这一性质为二力平衡原理,此二力互为平衡力。若以 F_A 和 F_B 表示,则其关系为 $F_A = -F_B$。二力平衡仅适用于单一刚体,不适用于变形体、多刚体系。

(2) 加减平衡力系原理

在已知力系上加上或减去任意一个平衡力系,与原力系对物体的作用等效(图 2-9)。

由加减平衡力系原理可以推论,作用于物体是某一点的力,可以沿着力的作用线移到物体内任意一点,并不改变力对物体的作用效应,此为力的可传递性原理。

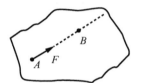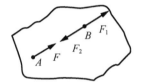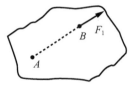

图 2-9　力系加减平衡原理与力的可传递性

例如,力 F 作用于刚体的 A 点,在力 F 的作用线 AB 上任取一点 B,加上一对平衡力 F_1、F_2,其力值大小与 F 值相等,且作用在同一直线上,此时,力系对刚体作用的外效应不变(加一对平衡力),即力 F 与力系(F、F_1、F_2)等效。力系(F、F_1、F_2)中 F、F_2 是一对平衡力,把它们去掉并不影响原来力系对刚体的外效应(减一对平衡力)。如此加、减平衡力系变换,就完成了力 F 沿作用线由 A 点移到了 B 点,而对刚体的外效应不变。

必须指出"力的可传递性"仅在讨论力的"外效应"时才是适用的,而在讨论力的内效应时是不适用的。力传递没有导致力作用的外效应变化,但对物体的内力、变形却有着不同的影响。图 2-8 中,a 与 b 两种情况下 AB 杆的内效应是不一样的(a 是拉伸效应,b 是压缩效应)。

（3）力的平行四边形法则

作用于刚体上的力有时不止一个,而是两个或更多,此时,为了使问题简化,常需要在不改变力的作用效果的前提下,设法用一个力来代替几个力(或力系),以简便、直观地认识物体的运动与稳定问题。

作用于物体上同一点的两个力可以合成为一个合力,该合力也作用于该点,合力的大小和方向可用以两分力为邻边所组成的平行四边形的对角线表示,这就是力的平行四边形法则。图 2-10a 中,F_R 为两分力 F_1、F_2 合力,方向为 φ_1(或 φ_2)。或者说,合力矢等于这两个分力矢的几何和。

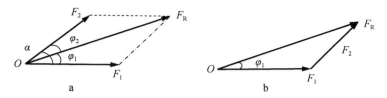

图 2-10　力的平行四边形、三角形法则

由此可知,两个力相加(合成)不能简单地求算术和,而要用力的平行四边形法则求几何和(矢量和)。分力 F_1、F_2 和合力 F_R 之间的矢量关系为 $F_R = F_1 + F_2$,亦可作力三角形,求两汇交力合力的大小与方向,如图 2-10b 所示。把 F_2 平移至 F_1 的末端,封闭 F_1、F_2 的首末段呈三角形,即求出 F_1、F_2 的合力。

几何作图法中,通过选取适当的比例尺作平行四边形,然后直接从图上量取对角线长度,按比例量得合力 F_R 的大小,对角线与任一分力之间的夹角表示为合力的方向,可用量角器量出。

实际工作中,更多的是用几何关系计算 F_R 大小和方向。如已知 F_1、F_2 和它们的夹角 α,则由余弦定理可得

$$F_R^2 = F_1^2 + F_2^2 - 2F_1F_2\cos(180° - \alpha)$$
$$= F_1^2 + F_2^2 + 2F_1F_2\cos\alpha$$

所以合力的大小是

$$F_R = \sqrt{F_1^2 + F_2^2 + 2F_1F_2\cos\alpha}$$

为了求合力 F_R 与分力 F_1、F_2 之间的夹角 φ_1、φ_2,可应用正弦定理:

$$F_1/\sin\varphi_2 = F_2/\sin\varphi_1 = F_R/\sin(180° - \alpha)$$

所以

$$\sin\varphi_1 = F_2\sin\alpha/F_R, \quad \sin\varphi_2 = F_1\sin\alpha/F_R$$

(4)作用和反作用定律

当一物体 A 对另一物体 B 有一个作用力 F_1,另一个物体 B 同时也对该物体 A 有一个反作用力 F_2 的作用。作用力与反作用力的大小相同,方向相反,在同一直线上分别作用于不同物体,即

$$F_1 = - F_2$$

这一定律可以用实验证明。用两个弹簧秤对钩,当用力拉动它们时可以看到两个弹簧秤读数相同,拉动的方向相反,两弹簧秤在同一直线上。必须注意,作用力和反作用力不是作用于同一物体上,而是分别作用在相互作用的两个物体上,因此对每一个物体来说,不能把作用力和反作用力说成是一对平衡力。

作用力和反作用力相互对立,相互依存,同时出现,同时消失。

3. 力系的分类

作用于物体或人体的力系,根据其各分力的作用线是否在同一平面,可分为平面力系和空间力系。如果力系中各分力的作用线在同一平面内,则称为平面力系,否则称为空间力系。平面力系的是空间力系的特殊情形,在实际受力中,有好多情形都可简化为平面力系来处理。平面力系中,根据各力作用线的基本情况,又分为平面汇交力、平行力系和一般力系。如果力系中各力的作用线相交于一点,称为汇交力系;如各分力作用线相互平行,则为平行力系,若力系中各力的作用线是任意分布的,则为一般力系。各类力系简化的结果及其平衡条件将后续介绍。

二、力矩、力偶、力偶矩

1. 力矩的概念

力矩亦称为"转矩",表示力对物体作用时产生转动效果的物理量。物体受力绕某定

点或定轴转动时,力的转动效果除了取决于力的大小和方向外,还取决于所绕定点或定轴
到力的作用线的垂直距离。如图 2-11a 所示,力 F 在垂直转轴 OZ 平面内,O 是平面内的
任一点,d 是从 O 点至力 F 作用力的垂距(称为力臂),则 F 对于 O 点(或 OZ 轴)的力矩
是 F 与 d 的乘积,以 M 表示,则有

$$M_O = F \cdot d = Fr\sin \alpha$$

如果力 F 不在垂直转轴 OZ 的平面内,图 2-11b,F 为作用于 p 点,且与该平面的夹角
为 α。可把力 F 分解为与转轴平行的 F_1,以及垂直于转轴平面内的分力 F_2。F_2 与转轴的
垂直距离为 d,使物体产生转动的力矩为

$$M_O = F \times r = F_2 \cdot d = Fr\cos \alpha \sin \beta$$

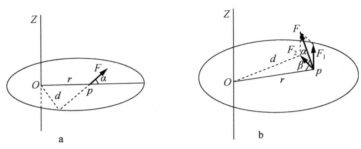

图 2-11 力矩计算示意图

力使物体绕点或轴转动,通常规定:从轴的正面看,力使物体按逆时针方向转动时,力
矩为正;力使物体按顺时针方向转动时,力矩为负。

国际单位制中,力矩单位用牛·米(N·m)表示。

同轴力矩的合成适用代数加法,即 $\sum M = M_1 + M_2 + \cdots + M_n$。不同轴的力矩不
可相加。

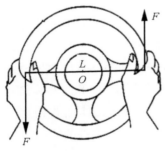

图 2-12 方向盘的力偶作用

2. 力偶、力偶矩

在研究力对物体的转动时,我们还会遇到这样一种情
况:大小相等、方向相反、作用力互相平行但不重合的两个力
作用于物体上,物体同样会产生转动,这对力称为力偶。如
拧钥匙开锁、汽车司机用双手转动方向盘所施加的力就是一
个力偶(图 2-12)。力偶可以产生单纯的转动效应。

其转动效能即为力偶矩,其大小为 $M = F \times L$。

力偶的重要性质如下:

(1)力偶无合力,其在任一轴上投影的代数和为零,即
力偶不能用一个力来代替,它是一个不能合成的特殊力系。

(2)只要保持力偶矩不变,可以相应地改变其力和力偶臂的大小,而对物体作用效应
不变。

（3）力偶对物体的作用与矩心无关,即它对平面上任一点的矩保持不变,并且等于力偶矩,故可以在不改变力偶矩的条件下,可将力偶在平面内任意移动。

三、自由度与约束

自由度是指确定一个力学系统在给定时刻的运动状态所需要的独立变量的个数。一个空间中自由质点,可以有三个维度上的线运动（直线或曲线）;一个空间中自由物体可以有六个维度上的运动,即可以在上下、左右、前后三个方向上的线运动（三个线位移）和绕三个互相垂直的基本轴的旋转运动（三个角位移）,如航行中的飞机、飞翔中的鸟等。一个可以在空间中任意方向上运动的物体称为自由体。自由体为质点则有三个自由度,自由体为一刚体则有六个自由度。例如,一个自由质点的空间位置,可由 (x, y, z) 一组坐标值来确定;一个自由刚体空间位置姿态可由 x、y、z、α、β、γ 六个独立变量确定。由此可见,物体自由度的多少与受到的约束情况有关。

所谓约束是指限制物体某些运动的条件,如放置于地面的物体,地面对其有限制条件;悬吊的物体,绳索对其有限制条件;行驶的火车,轨道对其有限制条件。形成约束的限制条件,是由被约束物体周围其他物体所组成。无约束物体称为自由体,有约束物体则称为非自由体。

非自由体的自由度多少由约束条件确定。如物体有一点固定（加了三个约束）,物体在上下、左右、前后方向的线运动受到限制,它只能绕三个基本轴做旋转运动,亦即该物体只具备三个自由度（图 2-13a）。若物体有两点固定,这相当于对物体加了五个限制（三个线位移和两个角位移）,它只能绕两点的连线做定轴转动,即物体具有一个自由度（图 2-13b）。如果物体有三点固定,且三点不在一条直线上,则相当于对物体加了六个位移限制（三个线位移和三个角位移）,物体不能运动,即该物体的自由度等于零,如图 2-13c 所示,三角架的三个支点确定一个平面。

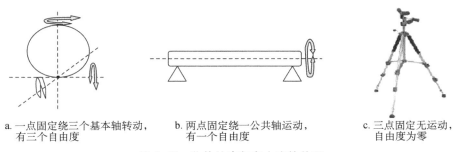

　　a. 一点固定绕三个基本轴转动,　　　b. 两点固定绕一公共轴运动,　　　c. 三点固定无运动,
　　　　有三个自由度　　　　　　　　　　　有一个自由度　　　　　　　　　　自由度为零

图 2-13　物体约束与自由度的关系

人体是由多环节借骨连结而构成的生物结构系统。骨连结是人体环节的约束条件,因此,骨连结的方式决定了环节的自由度的多少。如直接连结,自由度为零;间接连结（关节）的关节面结构不同,形成不同的约束方式,也就有不同的自由度。如单轴、双轴和多轴关节的自由度分别为 1、2、3 个自由度。表 2-1 提供了身体内主要关节的关节面形状、自

由度及其运动方式。另外,肌肉、韧带、关节囊也是人体内的基本约束结构,这类约束类似于绳索约束,主要是拉伸约束方式。

表 2-1　身体主要关节面形状及其自由度

关节名称	关节面形状	自由度	关节运动
胸锁关节	球窝	3	(肩带)上提、下降;前伸、后缩;(锁骨)旋转
肩关节	球窝	3	(上臂)屈、伸、外展、内收;旋前、旋后;环转
肱尺关节	滑车	1	(前臂)屈、伸
桡尺关节	车轴	1	(前臂)旋前、旋后
腕关节	椭圆	2	(手)屈、伸;内收、外展;环转
第1掌指关节	鞍状	2	(拇指)屈、伸;内收、外展
掌指关节	球窝	3	(手指)屈、伸;内收、外展
指间关节	滑车	1	(手指)屈、伸
髋关节	球窝	3	(大腿)屈、伸;内收、外展;旋前、旋后;环转
膝关节(股-胫)	椭圆	2	(小腿)屈、伸;内收、外展;环转
膝关节(股-髌)	滑车	1	(小腿)屈、伸
踝关节(距上)	滑车	1	(足)足背屈、跖屈
踝关节(距下)	复合型	1	(足)足内、外翻
跖趾关节	球窝	3	(趾)屈、伸;内收、外展
趾骨间关节	滑车	1	(趾)屈、伸
寰枕关节	椭圆	2	(头)屈、伸;左右侧屈;头环转
寰枢关节	车轴	1	(头)左右旋转

多个环节由关节连结而成运动链。一个运动链中的全部自由度叫作运动链的活动度。为了计算一个运动链的活动度,通常采取以下约定:外部的参考框架固定在不动的环境中,可作为这个运动链的附加环节。根据这一约定,在运动链的关节数要加1,形成一个虚构关节,可以有 6 个自由度,因此,一个运动链的空间活动度计算方式为

$$n = 6(N - k) + \sum_{i=1}^{k} n_i$$

这一公式称为格鲁伯勒方程,其中 N 是运动链环节的数目,k 是关节的数目,n_i 表示第 i 关节的自由度数目。

一个开放链,关节的数目与环节数目相同,则有

$$n = \sum_{i=1}^{k} n_i$$

一个闭锁链,关节要比环节多一个,即 $k = N+1$,则有

$$n = \sum_{i=1}^{k} n_i - 6$$

一个运动链平面活动度要用格鲁伯勒方程以下形式计算:

$$n = 3(N - k) + \sum_{i=1}^{k} n_i$$

计算一个闭锁链的平面活动度用以下公式:

$$n = \sum_{i=1}^{k} n_i - 3$$

引入自由度概念,就可以理解为什么人体四肢的末端灵活性很大,能做各种精巧的动作;不但能进行旋转运动,还能在近侧端旋转运动的配合下做线运动。这主要是由于四肢运动链的多关节连结,使末端环节活动度加大。由此可见,肢体的灵活性不但取决于骨连结的形状、类型,关节面的大小差异,还取决于肢体参与运动的关节数目。

约束对物体的限制作用在其力学分析中以力的形式表示出来,这一力称为约束反力。约束反力的大小随着物体受力情况而定。例如,用绳索悬挂物体,这一约束反力的大小由物体的重量而定。物体重量大,约束反力大,物体的重量小,则约束反力也小,故约束反力又被称为被动约束力。约束反力的大小一般总是未知的,可用平衡条件将其求出。约束反力的方向与约束所阻碍的物体运动的方向相反,约束反力的作用点在约束接触的表面。约束反力以外的力(如重力、肌力、电磁力)通常称为主动力。物体所受的主动力往往是给定的或是可测量的,而物体所受的约束反力则必须根据约束的性质进行分析求解。

四、力的平移定理

在分析运动时,往往需要了解力对整个人的作用情况,通常需要把力平移到重心上加以分析。这样做是否会改变力对身体的作用效果呢?现在我们看下面的问题:如图 2-14a 所示,如果力 F 作用于通过刚体中心 B 点,则刚体可产生平动,若将力 F 平移到 C 点(图 2-14b),刚体在力 F 的作用下除了产生平动外还要有转动,这与作用于 B 点的原力 F 作用不等效。 那么如何才能等效呢? 如图 2-14c 所示,设有力 F 作用于 A 点[图 2-14c(1)]。现任取一 O 点,并在 O 点加上一对平衡力 F' 与 F''[图 2-14c(2)],使其大小等于 F,且作用线与 F 平行。由于 F' 与 F'' 为一对平衡力,刚体在力系(F、F'、F'')的作用下与原力 F 单独作用的运动效应并没有发生变化,即与原力作用等效。在此,F 与 F'' 是一对大小相等、方向相反、力线平行但不重合的一对力,即为一个力偶。力偶的运动效应是一个单纯的转动,可用一个力偶矩 M 来表示[图 2-14c(3)]。于是,作用于 A 点的力 F 由作用于 O 点的力 F' 和力偶矩 $M = Fd$ 来代替,即完成了力 F 由 A 点平移到 O 点。

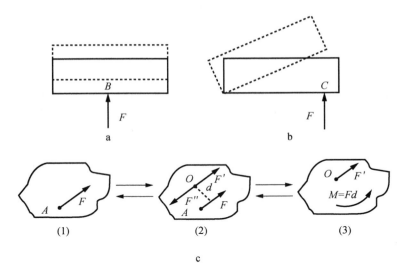

图 2-14　力平行移动示意图

　　因此,力的平移定理:刚体上的力可以平行于自身移动到任一点($F \rightarrow F'$),但需添加一力偶,其力偶矩等于原力(F)对于新作用点(O点)的力矩 $M = M_O(F)$。

五、人体平衡分析中的一些基本力

(一) 重力

　　重力(G)是指地球上的物体所受到的地球引力。在地面上的人和物都不可避免地受到重力的作用。如果物体的质量为 m,物体所受的重力大小为

$$G = mg$$

式中,g 是重力加速度,方向一直垂直于地平面并指向地心。重力随着重力加速度的变化而变化,重力的方向与重力加速度的方向一致。重力是一个质量力,它均匀地分布作用在物体的质量上。构成物体的质点均受到重力的作用,这些重力合力的作用点就是物体重心。在分析问题时,可以认为整个物体重力作用在物体重心上,人体也不例外,人体各环节均受到重力的作用,各环节所受到的重力的合力即为整个人体的重力。人体重力的作用点即为人体重心。

　　重力亦称为重量,重量与质量是两个不同的物理量。质量是物体内所含物质的多少,是物体本身的属性,是物体惯性的量度。质量的大小不随物体位置的变化而变化。重量是物体所受地球吸引力的大小,其大小随物体位置的变化而有所变化。同一物体在不同的纬度或不同的海拔,其重量稍有变化。其原因是不同的纬度、海拔,重力加速度有所变化。在赤道上重力加速度 $g = 9.78 \ \text{m/s}^2$,在两极重力加速度 $g = 9.83 \ \text{m/s}^2$,由于重力加速度的变化,重力也有着一定的变化;随海拔的增加,重力加速度也随之有所变小。如在月球上的重力加速度约为 $1/6g$,一个物体在月球上的重量约为地球上的重量的 $1/6$。

人体平衡与控制,主要是对人体重力作用点即重心的调整与控制。人体通过肌肉收缩调整各环节的相对位置关系,完成身体重心位置的调整,以维持身体的平衡。在人体平衡控制或运动过程中,重力有时表现为阻力,有时表现为动力。当运动方向与重力方向相反时,重力为阻力效应;当运动方向与重力方向一致时,则为动力效应。

(二)弹性力

发生变形的物体,要恢复原来的形状而作用在与之相接触的物体上的力,称弹性力。弹性力发生在直接接触的物体之间,并以物体发生形变为先决条件。如图 2-15 所示,撑杆跳高运动员通过有力的弓杆(变形)形成弹性力,这一弹性力作用于杆与人体之间,撑杆在恢复变形的过程中,弹性力释放,推动身体高度提升与完成过杆动作。另外,弹簧的压缩、弓箭拉弓、球拍的碰撞,在其作用过程中的形变,都有着弹性力的贮备。

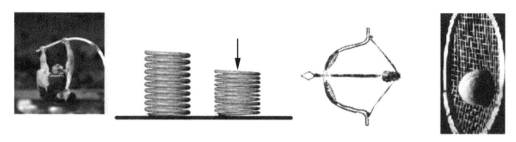

图 2-15　弹性力形成

实验证明,在弹性限度内,弹性力 F_e 与弹性变形 ΔX 成正比,即有

$$F_e = -K\Delta X$$

这一定律称为胡克定律。K 为弹性系数,其大小与弹性物体的材料及形状有关,其单位为"牛/米"。ΔX 的单位为米,F_e 的单位是牛顿。负号表示弹性力与变形的方向相反。

对于弹性力的认识,不能仅限于生活中习以为常的弹性体的认识。人体的生物组织,如肌肉、肌腱、筋膜等都是黏弹性组织,在其拉伸变形的过程中,同样有其弹性能量的贮备。这类黏弹性组织的弹性力在人体运动与防护中有着重要的作用。例如,人体高处下落缓冲,大部分冲击能量是由肌肉、肌腱的拉伸吸收并贮备。若这些组织结构的功能退化,在较大强度的运动或碰撞中,损伤的可能性就会加大。

(三)摩擦力

相互接触的两物体,在接触面上发生的阻碍相对运动或相对运动趋势的相互作用力,称为摩擦力。物体所受的摩擦力的方向总是与其运动(趋势)的方向相反。两个物体必须是相互接触,存在正压力;并且必须有相对运动或相对运动趋势,这是摩擦力存在的前提。阻碍相对运动(或趋势)是摩擦力的基本性质(图 2-16)。摩擦力包括滑动摩擦力与滚动摩擦力(滚动摩擦力在此不做介绍)。滑

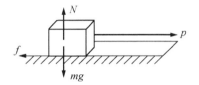

图 2-16　滑动摩擦力示意图

N 为地反力;p 为拉力;f 为滑动摩擦力;mg 为重力

动摩擦力又可分为静滑动摩擦力(简称静摩擦力)与动滑动摩擦力(简称动摩擦力)两种情况。摩擦力的基本分类总结如下。

1. 静摩擦力

相互接触的两物体有相对滑动趋势时,存在于接触面上阻碍其相对滑动的摩擦力称为静摩擦力。静摩擦力的大小在 0 与 F_{max} 之间,其数值多少应根据受力具体情况进行分析,即 $0 \leqslant F \leqslant F_{max}$;其中:

$$F_{max} = \mu_0 N$$

式中,F_{max} 为最大静摩擦力,μ_0 为静摩擦系数,N 为正压力。

2. 动摩擦力

当两个接触的物体相对滑动时,存在于接触面上阻碍其相对滑动的摩擦力称为滑动摩擦力,即

$$f = \mu N$$

式中,f 为动摩擦力;μ 为动摩擦系数,其大小与物体本身的材料性质、接触面的光滑程度有关;N 为相互接触的两物体之间的正压力。

从摩擦力方程可知,改变摩擦力的大小有两个途径:一方面改变两物体间的正压力,另一方面改变接触面的性质、材料性质,以改变摩擦系数的大小。

摩擦是自然界中普遍存在而又非常重要的力学现象。人体的平衡控制及其运动都与摩擦力有关。在日常生活或体育运动中,有些情况下需要通过增加摩擦系数而增大摩擦力以提高运动效果或身体稳定性。例如,鞋底橡胶材料应用及底纹、结构设计等能够有效增加鞋底与地面的摩擦系数,有利于人体站立与行走。为了增加摩擦性能,短跑运动员训练比赛时会穿钉鞋、足球运动员会穿专业足球鞋等。摩擦系数的大小因运动项目、场地表面材料的不同而不同,这就是不同运动项目的运动鞋在结构设计、材料应用、硬度需求等方面有着较大差别的原因。瓦利恩特(Valiant)在 1987 年就提出 0.8 的静摩擦系数可以为运动员的运动提供足够的摩擦力,并认为更大的摩擦系数可能是不安全的。在快速的跑、跳、急停等动作中,较大的摩擦系数形成较大的地面制动力致使相关关节承受较高的损伤风险;若摩擦系数较小,人体运动中不能获得足够大的摩擦力形成稳定支撑(如支撑足在支撑面上滑动),则会导致人体运动的机械功率输出和稳定控制能力下降。人体走、跑、跳的运动中,支撑足对地面的作用力可以正交分解为水平分力($F_{水平}$)和垂直分力($F_{垂直}$),当 $F_{水平}/F_{垂直}$ 小于静摩擦系数 μ_0 时则保持稳定支撑,否则有滑倒风险。滑动风险可用如下方程评估,即

$$R = F_{水平}/F_{垂直} - \mu_0$$

人体运动中有些情况下需要减小摩擦系数,实现减阻的力学效应。例如,在滑冰和滑雪运动中,降低冰刀与冰面、滑雪板与雪面间的摩擦力对提高运动成绩有着重要影响。

人体关节通过光滑的关节面软骨与关节滑液形成了良好的润滑机制,使得人体关节

面间的摩擦系数可以达到 0.001~0.003 水平,因而人体正常关节活动时的摩擦伤害可以忽略不计。随着年龄增大或不正常的运动方式等可能导致关节损伤,甚至影响关节的润滑机制而致关节功能障碍。

(四)支撑反作用力

人体处于支撑状态时,支撑物体对人体形成约束,这一约束所形成的反作用力称为支撑反作用力。当人体处于静态时,这一支撑反作用力称为静态支撑反作用力,其大小等于人体重力。如人体站立地面静止不动时,重力使人体压向地面(支点),地面的支撑反作用力即静态支撑反作用力作用于人体。支撑反作用力(R)与人体所受重力(G)相等,人体保持平衡(图 2-17a)。当人体处于支撑状态,而人体局部环节做加速运动,这一状态下的支撑反作用力称动态支撑反作用力。局部环节加速运动有两种情况,一是加速垂直离开支点,如人体垂直向上摆臂、蹬离地面等,这时支撑反作用力大于人体重力,增大的值与运动环节质量及其加速度成正比(图 2-17b);二是加速垂直朝向支点,如在人体下蹲动作中,支撑反作用力小于人体重力,减小的值也与运动环节的质量及其加速度成正比(图 2-17c)。动态支撑反作用力一般是未知变量,实践中可以用测力设备或通过力学计算来获得,即 $R=G\pm ma$。

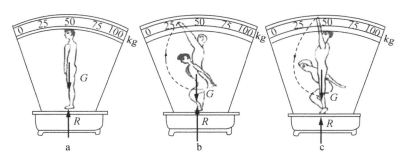

图 2-17 支撑反作用力的各种形式

G 为重力;R 为地面的支撑反作用力

(五)肌力

肌力是骨骼肌收缩产生的力量。从力学上来看,人体的平衡与控制及其各种运动是以骨为杠杆、关节为枢纽、肌肉的收缩为动力而实现的。肌肉是主动部分,骨及骨连结是被动部分。骨骼肌是随意肌,其肌力的表现受神经系统控制。神经系统根据人体的姿态、方位及其运动的需要,来调整肌肉的紧张程度及其肌力的大小。

肌肉收缩力所产生的力学效应,在实际分析中是根据其肌拉力线同关节轴之间的关系来确定的。所谓肌拉力线,是指肌肉收缩合力的作用线。对于肌纤维走行无转弯的肌肉,其拉力线是从止点到起点的几何中心的连线;对于肌纤维走行转弯的肌肉,是从止点几何中心到转弯处的切点的连线(图 2-18)。

(六)骨-骨约束反力

人体各环节借骨连结构成人体的支架系统。构成关节的两个骨面形成彼此约束,完

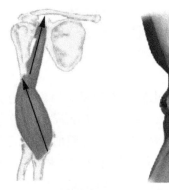

a. 肱肌、喙肱肌肌拉力线　b. 股四头肌肌拉力线

图 2-18　肌拉力线示意图

成运动与力的传递。因此,构成关节的两个骨面,在承重与力的传递过程中所形成的约束力,称为骨-骨约束反力。它是环节受力分析中的基本力。

六、力系的简化和平衡

(一) 共线力系的简化和平衡

力系(F_1, F_2, F_3, $\cdots$, F_i, $\cdots$, F_n)中,各力的作用力在同一直线上的力系称为共线力系。

非平衡共线简化的结果是一个合力 F_R,大小等于各力的代数和,即

$$F_R = F_1 + F_2 + F_3 + \cdots + F_i + \cdots + F_n = \sum_{i=1}^{n} F_i$$

合力的作用线为原有各力的作用线,合力的方向取决于 $\sum F_i$ 的正负号。

共线力系的平衡方程是

$$\sum F_i = 0$$

(二) 平面汇交(共点)力系的简化和平衡

所谓平面汇交力系是指各个力的作用线都位于同一平面内,且都相交于同一点的力系。不平衡平面汇交力系简化的结果必定是一个合力。设有一作用于点 O 的平面汇交力系,包括力 F_1, F_2, F_3, $\cdots$, F_i, $\cdots$, F_n,共 n 个力(图 2-19a)。令坐标原点与点 O 重合,将任一力 F_i 正交分解为 F_{ix} 和 F_{iy} 两个分力, 即有

$$\begin{cases} F_{ix} = F_i \cos \alpha_i \\ F_{iy} = F_i \sin \alpha_i \end{cases}$$

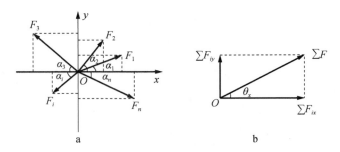

图 2-19　平面汇交力系示意图

力系中所有各力的 F_{ix} 成为一个在 x 轴的共线力系;F_{iy} 为一个在 y 轴上的共线力系。据共线力系的合成原理(实际计算中根据力的方向确定分量式的"+""-"),则有

$$F_x = \sum F_{ix} = F_{1x} + F_{2x} + F_{3x} + \cdots + F_{ix} + \cdots + F_{nx}$$

$$= F_1\cos\alpha_1 + F_2\cos\alpha_2 + F_3\cos\alpha_3 + \cdots + F_i\cos\alpha_i + \cdots + F_n\sin\alpha_n$$

$$F_y = \sum F_{iy} = F_{1y} + F_{2y} + F_{3y} + \cdots + F_{iy} + \cdots + F_{ny}$$

$$= F_1\sin\alpha_1 + F_2\sin\alpha_2 + F_3\sin\alpha_3 + \cdots + F_i\sin\alpha_i + \cdots + F_n\sin\alpha_n$$

由图 2-19b 中得知,合力 F 的大小为

$$\sum F = \sqrt{\left(\sum F_{ix}\right)^2 + \left(\sum F_{iy}\right)^2}$$

合力 F 与 x 轴向所成的角度(方向)为

$$\theta_x = \arctan\frac{\sum F_{iy}}{\sum F_{ix}}$$

合力 F 的作用线必经过原有各力的汇交点 O。平面汇交力系的平衡,必须满足基本条件:

$$\sum F = 0 \quad \begin{cases} \sum F_x = 0 \\ \sum F_y = 0 \end{cases}$$

(三) 平面平行力系的简化与平衡

平面内各力的作用线相互平行的力系称为平面平行力系。

合力矩原理:在平面平行力系中,所有各力对于其平面内任一点力矩的代数和,等于这个力系的合力对于该点的力矩。

如图 2-20 所示,力系 $(F_1, F_2, \cdots, F_i, \cdots, F_n)$ 中各力的力线平行于 y 轴,形成一个平面平行力系。据合力矩原理,则有

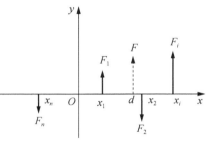

$$\sum M_0 = F_1 x_1 + F_2 x_2 + \cdots + F_i x_i + \cdots + F_n x_n$$

$$= Fd$$

图 2-20　平面平行力系示意图

一个不平衡平面平行力系简化的结果是一个合力或一个合力偶。

1. 合力

如果这个平面平行力系简化结果是一个合力,则这个合力 F 必与原有力系平行,它的大小是

$$F = \sum F_i$$

合力 F 的作用线与 y 轴的距离 d,可用力矩原理求得

$$\sum M_0 = Fd, \qquad d = \frac{\sum M_0}{F}$$

2. 合力偶

如果合力 $F = \sum F_i = 0$，而此力系仍不平衡，则简化结果必是一个力偶，其效应只有转动，没有平动。其力偶矩大小为 $M = \sum M_A$。$\sum M_A$ 表示力系中所有各力对于其平面内任一点 A（包括原点）的力矩的代数和。

据上述分析，平面平行力系的平衡方程为

$$\sum F = 0; \quad \sum M_A = 0 \quad 或 \quad \sum M_A = 0; \quad \sum M_B = 0$$

式中，A、B 是平面内任意点，但通过点 A 与 B 的直线不得与原有各力平行。

（四）平面一般力系的简化与平衡

平面一般力系是由汇交力系与平行力系组合而成的。平面汇交力系简化结果是一个合力；平面平行力系简化结果是一个合力或一个合力偶。故一个平面一般力系的简化结果服从于平面平行力系，即一个合力或一个合力偶。

一个不平衡的平面一般力系的平衡方程同平面平行力系。

七、受力分析

在研究物体、人体平衡和运动问题时，首先要选择研究对象并分析其受力情况，即进行受力分析。

对研究对象进行受力分析时，首先应将研究对象单独画出，即从与其联系物体系统中分离出来，也就是解除约束。根据所受的各种约束性质，以约束反力替代约束。同时，将物体所受的主动力一并标记在研究对象上。这种被分离出来的物体称为隔离体，隔离体上标有所受各种力的图称为受力图。画受力图是力学分析中的关键一步，它决定着分析结论的正确与否。

受力分析的基本步骤可总结为：①确定研究对象，画隔离体；②标记所受的各种外力；③列出平衡方程并求解未知参量。下面列举不同约束状态下的物体受力图。

画受力图应该注意如下几个方面：

（1）重力作用于重心上，方向指向地心（图 2-21～图 2-23）。

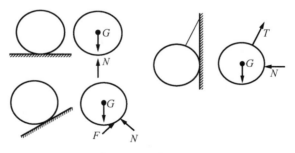

图 2-21　球体不同约束状态下的受力图

G 为重力；T 为绳索拉力；N 为地面、墙面约束反力；
F 为地面静摩擦力

（2）光滑约束，约束反力过切点，并垂直于切线（图2-21、图2-22）。

（3）柔软绳索类约束提供拉力，力线与绳索拉引方向一致。不光滑约束，摩擦力在接触面上、过切点，方向指向运动或运动趋势的反方向（图2-21、图2-23）。

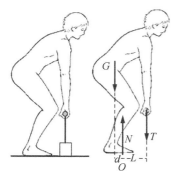

图2-22　人体垂直提拉重物受力图

G 为重力；N 为地面支撑力；T 为手臂拉力；O 为脚的地面支撑力作用中心；L 为拉力 T 对 O 点的力臂；d 为重力 G 对 O 点的力臂

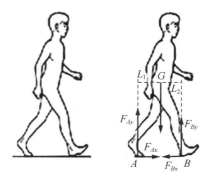

图2-23　行走双支撑时相受力图

A、B 为左右脚的地面支撑力作用点；F_{Ax}、F_{Ay}、F_{Bx}、F_{By} 为 A、B 点地面支撑力正交分解的分力；L_1 为 F_{Ay} 对重心的力臂；L_2 为 F_{By} 对重心的力臂

（4）约束反力的方向无法确定时，可在支点以轴向分力表示（图2-23～图2-25）。

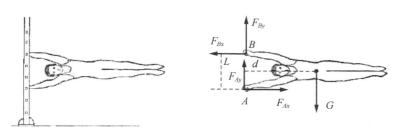

图2-24　肋木侧身平衡受力图

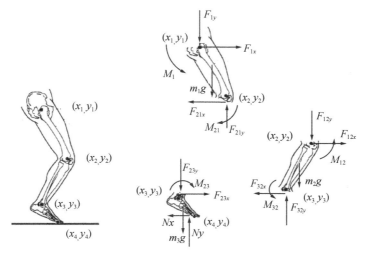

图2-25　下肢三环节受力图

根据受力图,列平衡方程,求解未知参量。

如图 2-22 所示,在无摩擦力作用的情况下,人体的受力为平面平行力系,其平衡方程为

$$\begin{cases} N - G - T = 0 \\ Gd - TL = 0 \qquad (对支点取矩) \end{cases}$$

如图 2-23 所示,行走的人体,在给定的时刻受一平面一般力系的作用(设该瞬时为静态平衡),其平衡方程为

$$\begin{cases} F_{Ax} - F_{Bx} = 0 \\ F_{Ay} + F_{By} - G = 0 \\ GL_2 - F_{Ay}(L_1 + L_2) = 0 \quad (对 B 点取矩,F_{Ax} 力线过 B 点) \end{cases}$$

如图 2-24 所示,肋木上人体侧身平衡,为一平面一般力系,其平衡方程为

$$\begin{cases} F_{Ax} - F_{Bx} = 0 \\ F_{Ay} + F_{By} - G = 0 \\ F_{Ax}L - Gd = 0 \quad (对 B 点取矩,F_{Ay} 力线过 B 点) \end{cases}$$

第三节　人体重心测量

重心在人体平衡控制中有着极其重要的意义。首先,重心的位置能直接影响人体的平衡和稳定性。其次,人体直立、行走等动作分析中,重心是重要分析变量。此外,运动损伤的力学机制分析、康复治疗,都会应用到重心变量。因此,对人体重心的理论认识及实验测量,也是人体平衡研究中的重要内容。

一、人体重心

在地球上的任何物体的每一微小质点都作用着一个铅锤向下的地心引力,现以 P_1,P_2,…,P_n 表示。严格地说,这些力组成一个汇交力系,它们相交于地心附近的某一点上。但在地球上的一有限体积物体的大小较地球要小得多,加之远离地心(地球半径 $\approx$ 6 400 km),即使物体的长度沿地球经线方向延伸到 30.9 m,其两端重力作用线的夹角也不过为 1 秒。因此可将物体上这些微小质点的地心引力看成平行力系来处理,此时,该平行力系的合力为 $P = \sum P_i$,称为物体的重量(重力),而此平行力系的合力中心(平行力系中心)称为物体的重心。

就人体而言,人体由头、躯干、上臂、前臂、手、大腿、小腿、脚等各环节组成。每一环节都有其重力作用在每一环节的重心上。组成身体的各环节重力的合力中心,即为人体重心。由此可知,人体重心是人体整体重量分布的加权平均位置,是人体重力的作用点。它

在身体上仅仅是一个几何点,而不是一个实在的器官。

人体环节的重心,位于各环节纵轴的某一点上,它在环节上的位置基本上不变(或变化不大)。但人体重心并不固定在身体的特定位置上,而是随着环节重心之间的相对位置变化而变化(图 2-26)。

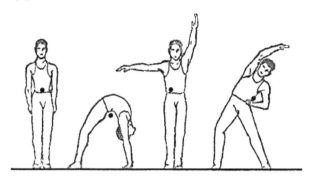

图 2-26　身体姿态与身体重心变化关系

人体以标准解剖姿势直立时,身体重心一般在身体正中面上第 3 骶椎上缘前方大约7 cm 处。随着呼吸、血液循环的进行,身体重心位置也在一定范围内变化,其变化幅度为1.5~2 cm。

人体重心位置有其性别方面的差异,男子重心位置一般比女子高。在自然站立时,男子重心高度大约是身高的 56%,女子大约是身高的 55%(图 2-27)。体型对身体重心有着明显的影响。下肢肌肉发达的足球运动员较之上半身体肌肉发达的体操运动员,身体重心的相对高度要低一些。身体肥胖者、孕妇腹部的过分隆起,都会导致身体重心的前移以增加腰背部的负担。年龄变化对身体重心也有着明显影响。幼儿、儿童早期,身体重心相对较高,随着年龄增长,四肢发育及肌肉强壮,身体重心位置有所下移(图 2-5b)。进入

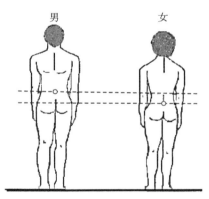

图 2-27　人体重心高度的性别差异

老年期,随着肌肉的萎缩及功能性退化、脊柱前倾加大等,身体重心有所前移,因此老年人借助支具维稳是必要的。

二、人体重心测量

人体是由多环节组成的力学系统,系统中某一环节的位置变化都会引起总重心的变化。因此,运用简易、快速、准确的人体重心测量方法获得人体重心位置及其运动特征,一直是运动人体科学中研究的基本问题之一。目前人体重心的测量方法可分为:一维平衡板测量法、二维平衡板测量法、图像解析法和回归方程计算法。本章节主要介绍一维平衡板测量法、图像解析法及回归方程计算法。

（一）一维平衡板测量法

1. 基本原理

一维平衡板测量人体重心的基本原理是力矩平衡原理,即平衡态的平行力系,各分力对力系内任一点取矩,其力矩代数和为零。

2. 基本配置

一块特制的一定长度的均质木板,板上 A、B 点长度为 L,板重为 W,还有体重计及三角支架等。如图 2-28 所示进行组装。

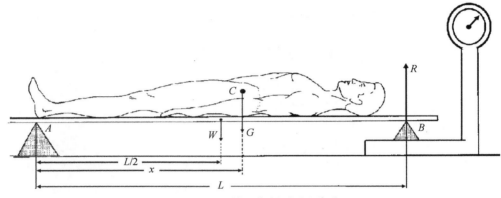

图 2-28　一维平衡板测重心高度

注意事项:三角支架的顶点对准均质木板的 A、B 点。精确测量受试者体重 G。受试者于平衡板上,脚跟对准 A 点,踝关节呈 90°位,两臂自然放于体侧。受试者自然呼吸,待身体平稳后读取 B 点支撑反力 R 的数值。

3. 计算方程

对平衡的平行力的 A 点取矩,则有 $\sum M_A(F) = 0$,即

$$\sum M_A = RL - W\frac{L}{2} - Gx = 0$$

得

$$x = \frac{2R - W}{2G}L$$

例如,某运动员体重为 66 kg,身高为 1.75 m,体重计的读数为 36 kg,板上两支点距离为 2 m,板重为 10 kg。求该运动员重心高度占身高的百分比。

已知:$G = 66$ kg,$L = 2$ m,$R = 36$ kg,$W = 10$ kg,代入计算方程,有

$$x = \frac{2R - W}{2G}L = \frac{2 \times 36 - 10}{2 \times 66} \times 2 \approx 0.94(\text{m})$$

重心高度占身高的百分比为 $0.94/1.75 \approx 53.7\%$。

（二）图像解析法

人体重心的一维平衡板测量是获取标准姿态下的身体重心高度的重要方法，在人体形态测量及体质评价中有着重要的理论与实际意义。但在更多情况下，需要对人体某种特定姿态下的重心位置、运动过程中的身体重心的动态变化特征进行分析，这就需要应用图像解析法完成身体重心的测量。

1. 基本原理

图像解析法测量身体重心的基本力学原理是质点系的合力矩原理，即把人体按照选用的人体模型看成由多环节组成的多刚体系统，依据所选用模型的基本模型参数，计算各环节的重心（质心）位置坐标，再依据合力矩原理计算质点系总重心（质心）坐标。

2. 人体重心计算的两个重要模型参数

人类的每一生命个体，由于身高、体重、体型、年龄的不同，身体各环节的长度、重量及环节重心位置也有着较大的差异性。但身体各环节的重量在整体中所占比例、每一环节重心在各环节中的相对位置，却有着人类的一致性。根据这种一致性特点，科学家通过实验测量，完成了人类各环节的模型参数测定。

（1）环节半径系数

人体环节重心在各环节中几乎都有一个较固定的位置。纵长环节的重心一般位于环节的纵轴上，略靠近近侧端。由于环节长度的不同，环节重心到近侧端关节的长度也不同。但每一环节的重心到近侧端的长度占该环节长度的比例，却不受环节长短、重量的影响。因此，定义环节半径系数为环节重心到近侧端长度与环节长度的比值（图2-29），即人体环节半径系数=环节重心到环节近侧端长度/环节长度。人体各环节的半径系数见表2-2、表2-3。

表 2-2　成年男性各环节半径系数　　　　　　　　　　　　　　　单位:%

环节	菲舍尔-布拉温（1889）3例	菲舍尔（1906）1例	克劳塞（1969）13例	松井秀治（1958）2例	扎齐奥尔斯基（1978）2例	郑秀媛等（1992）50例青年人
头	—	37	47	—	50.02	45.7
上躯干					50.66	54.3
中躯干	39	43	38	52	45.02	43.6
下躯干					35.41	
大腿	44	47	37	42	45.49	47.9
小腿	42	36	37	41	40.49	41.0
足	43	46	45	50	44.15	54.3
上臂	47	49	51	46	44.98	48.6
前臂	42	44	39	41	42.74	41.9
手	—	47	48	50	36.91	37.0

注："空"表示无数据，"—"表示省略，全书同。

表 2-3　成年女性各环节半径系数　　　　　　　　　　　　　　　　单位:%

环节	松井秀治 （1958） 1 例	基德森 （1972） 76 例	扎齐奥尔斯基（1978）		郑秀媛等 （1992） 50 例青年人
			游泳运动员 9 例	击剑运动员 6 例	
头	45	50	51.6	55.6	45.7
上躯干	52	57	45.0	45.4	54.3
下躯干					43.6
大腿	42	43	46.1	47.4	46.1
小腿	42	42	40.3	39.0	40.8
足	50	50	40.1	44.6	54.3
上臂	46	46	44.0	45.0	46.9
前臂	42	43	42.6	43.0	42.3
手	50	46	35.0	37.9	32.2

应用环节半径系数,依据环节的长度,可以计算各环节重心到近侧端的长度;也可以依据环节的关节点坐标,计算重心坐标。

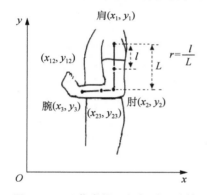

图 2-29　环节半径系数与质心计算

依据动作图像获取环节长度 L,根据环节半径系数可计算出环节重心到近侧端的长度 $l(l=r \cdot L)$（图 2-29）。

依据环节两端点坐标,计算质心坐标:

$$\begin{cases} x_{12} = x_1 + (x_2 - x_1) r_{上臂} \\ y_{12} = y_1 + (y_2 - y_1) r_{上臂} \end{cases}$$

$$\begin{cases} x_{23} = x_2 + (x_3 - x_2) r_{前臂} \\ y_{23} = y_2 + (y_3 - y_2) r_{前臂} \end{cases}$$

据上述基本算法可总结出如下定义:

除了头与手在图像解析时已经得到了它们的重心位置以外,其他环节的重心坐标需要根据模型参数进行如下计算:

$$x_{ic} = x_j + (x_k - x_j) \times r_i$$
$$y_{ic} = y_j + (y_k - y_j) \times r_i$$

式中,下标 ic 表示环节的重心;下标 j 表示环节近侧关节中心;下标 k 表示环节远侧关节中心;r_i 表示该环节的环节半径系数。即环节重心坐标=近侧端坐标+（远侧端坐标−近侧端坐标）×环节半径系数。

（2）环节相对质量

人体每一环节的质量与人体总质量之比,定义为环节相对质量。即人体环节的相对质量=环节质量/人体质量。

不同个体的每一环节的质量有其差异性,但其相对质量基本上是相近的。成年男性各环节的相对质量见表 2-4。

表 2-4 成年男性各环节相对质量 单位:%

环节	菲舍尔-布拉温 (1889) 3 例	克劳塞 (1969) 13 例	松井秀治 (1958) 2 例	扎齐奥尔斯基 (1978) (2 例)	郑秀媛 (1992) 50 例青年人
头	7.06	7.9	7.7	6.94	8.62
上躯干				15.96	16.82
中躯干	42.70	50.7	47.9	16.33	27.23
下躯干				11.17	
大腿	11.58	10.3	10.1	14.17	14.19
小腿	5.27	4.3	5.4	4.33	3.67
足	1.79	1.5	1.9	1.37	1.48
上臂	3.36	2.6	2.7	2.71	2.43
前臂	2.28	1.6	1.5	1.63	1.25
手	0.84	0.7	0.9	0.61	0.64

3. 质点系质心计算方程

若干质点 m_1,m_2,m_3,$\cdots$,m_i,$\cdots$,m_n 构成的力学系统称为质点系。n 个质点的质点系内,任取一点 O 为原点建立直角坐标系。各质点的坐标如图 2-30 所示。质点系的质量分布中心称为质心。设该质点系的质心坐标(x_c,y_c),总质量 M。根据平衡原理,则有如下关系:

$$\begin{cases} \sum m_i x_i = m_1 x_1 + m_2 x_2 + \cdots + m_i x_i + \cdots + m_n x_n = (m_1 + m_2 + \cdots + m_i + \cdots + m_n)x_c = Mx_c \\ \sum m_i y_i = m_1 y_1 + m_2 y_2 + \cdots + m_i y_i + \cdots + m_n y_n = (m_1 + m_2 + \cdots + m_i + \cdots + m_n)y_c = My_c \end{cases}$$

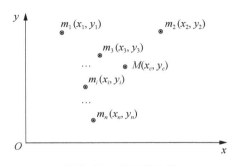

图 2-30 质点系坐标

质点系质心坐标计算方程：

$$
\begin{cases}
\begin{aligned}
x_c &= \dfrac{m_1 x_1 + m_2 x_2 + m_3 x_3 + \cdots + m_i x_i + \cdots + m_n x_n}{m_1 + m_2 + m_3 + \cdots + m_i + \cdots + m_n} \\[2ex]
&= \dfrac{m_1 x_1 + m_2 x_2 + m_3 x_3 + \cdots + m_i x_i + \cdots + m_n x_n}{M} \\[2ex]
y_c &= \dfrac{m_1 y_1 + m_2 y_2 + m_3 y_3 + \cdots + m_i y_i + \cdots + m_n y_n}{m_1 + m_2 + m_3 + \cdots + m_i + \cdots + m_n} \\[2ex]
&= \dfrac{m_1 y_1 + m_2 y_2 + m_3 y_3 + \cdots + m_i y_i + \cdots + m_n y_n}{M}
\end{aligned}
\end{cases}
$$

上述关系推广到三维坐标系,依然成立。

4. 人体环节的划分

构建人体多刚体模型系统时,首先要确定模型的基本环节构成。因此,要系统地学习本部分内容,有必要了解人体环节划分的基本原则。

目前划分人体环节的方法概括起来有两种:一种是以人体的结构功能为依据,分割环节的切面通过关节转动中心,并以关节中心间的连线作为环节的长度;另一种是以人体体表骨性标志点作为划分环节的参考标志,并以此确定环节长度。前者划分方法与人体结构功能相适应,在影像解析时更符合运动规律,但在图像数字化过程中随机误差相对较大。后者划分方法易于测量者对关节点的定位,但模型构建的理论误差相对较大。

在影像解析中,需要根据受试者的性别、种族等实际情况选择较适宜的人体模型参数,而不同研究者所提供的人体模型参数所采用的环节划分有一定的区别,因而应用研究中应该了解各种模型参数的环节划分规则。

德国、美国模型基本上是依据人体结构功能划分环节;日本、苏联、中国模型基本上是依据人体体表骨性标志点划分环节(表2-5)。

表 2-5　不同模型的人体环节划分规则

环节		德国	美国	日本	苏联	中国
头		—	头顶点—颅底点	头顶点—耳屏点	头顶点—颈椎点	头顶点—颈椎点
颈		—	—	耳屏点—颈窝点	—	
躯干	上躯干	肩关节点连线中点—髋关节连线中点	颅底点—会阴点	颈窝点—大转子点	颈椎点—胸骨下点	颈椎点—胸骨下点
	中躯干				胸骨下点—脐点	
	下躯干				脐点—髂前上棘点	胸骨下点—会阴
上臂		肩关节中心点—肘关节中心点	肩关节中心点—肘关节中心点	肩峰点—肱桡点	肩峰点—肱桡点	肩峰点—桡骨点

续　表

环节	德国	美国	日本	苏联	中国
前臂	肘关节中心点—腕关节中心点	肘关节中心点—腕关节中心点	肱桡点—桡骨茎突点	肱桡点—桡骨茎突点	桡骨点—桡骨茎突点
手	—	腕关节中心点—中指第1掌指骨突出点	桡骨茎突点—中指第1掌指骨突出点	桡骨茎突点—中指指尖点	桡骨茎突点—中指指尖点
大腿	髋关节中心点—膝关节中心点	髋关节中心点—膝关节中心点	大转子点—胫骨点	髂前上棘点—胫骨上点	髂前上棘点—胫骨点
小腿	膝关节中心点—踝关节中心点	膝关节中心点—足关节中心点	胫骨点—外踝点	胫骨上点—胫骨下点	胫骨点—内踝点
足	跟点—趾尖点	跟点—趾尖点	外踝点—足底	胫骨下点—趾尖点	内踝点—足底

注:颈窝点为颈静脉切迹;颈椎点为第7颈椎棘突;胸骨下点为胸骨体下缘与正中矢状面交点;肱桡点为肱桡连线中点,即肘关节外侧中点。

5. 人体环节关节点的标定与棍图连接

关节点应是关节瞬时转动中心;关节中心一定是位于两环节纵轴的交点处,使得环节两端与关节纵轴接触。关节点的判定主要参照骨性体表标志,因此不同的测量人员应该有统一的标定规则。根据模型构建的基本要求,对关节点标定的基本规则总结如下:

(1)肩关节

根据组成肩关节的两个环节的连结形式,在实际标定过程中将上臂上端(包括肩峰)看成球形几何体,肩关节转动中心位于球心(若三角肌发达,明显隆起,关节中心确定在球心;若三角肌不发达,隆起不明显,则关节中心确定在球心稍上位置)。

(2)肘关节

正面观:肘横纹中点(肘窝中心)。

侧面观:肱骨下端内/外上髁。

后面观:尺骨鹰嘴隆起中心。

(3)腕关节

尺骨茎突高度水平线中点或腕横纹中点。

(4)手

模型构建中将手简化为圆球结构。图像处理中将直接标示重心位置。

背面观:第3掌指关节处。

掌面观:掌心。

前面观:虎口中心。

后面观:拳心处。

腕关节中心至手质心的连线为手环节的纵轴。

(5)髋关节

髋关节的转动中心位于大转子顶的高度。侧面观位于大转子顶点,或位于棘结间线

（髂前上棘至坐骨结节连线）中点附近；正面观位于腹股沟线（约相当于髂前上棘至耻骨结节的连线）中点附近；后面观位于臀线中垂线平大转子高度点。

（6）膝关节

正面观：髌骨高度中点。

侧面观：股骨内/外上髁。

后面观：腘窝中心。

（7）踝关节

正/后面观：腓骨外髁隆起至胫骨内髁下缘连线中点。

侧面观：腓骨外髁隆起或内髁下缘处。

（8）足

第 2 跖趾关节。

侧面观：经常是根据屈曲的跖趾关节来定位的（或内侧为第 1 跖趾关节，外侧为第 5 跖骨端点）。

（9）头

模型构建中将头简化为椭圆球，图像处理时直接标志头的重心位置。

侧面观：耳道中点。

前面观：眉宇中点。

后面观：枕外隆凸中点。

（10）躯干

躯干纵轴由两肩关节连线中点至两髋关节连线中点间的连线表示（图 2-31）。

根据选用的人体模型对关节点标示之后，对每一环节，用一直线代表，即绘成人体棍图。躯干是从肩轴中点到髋轴中点连线（图 2-31）。

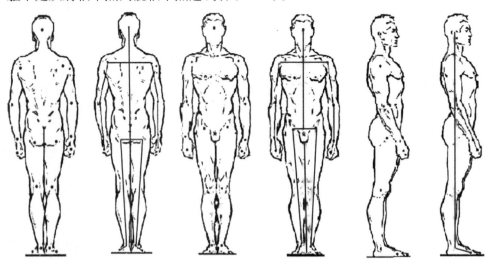

图 2-31　人体关节点标志与棍图连接
侧面图根据动作的特点采用透视法，确定对侧的关节点

例题：计算如图 2-32 所示时的人体重心坐标（按表 2-6 逐项填写）。

计算步骤：

（1）按图 2-32 绘出直角坐标系 Oxy。

（2）确定肩、肘、腕、髋、膝和踝关节点的位置。

（3）确定头和手的重心位置。头的重心在耳郭边缘中点，正面观时在两眉间，手的重心在中指的掌指关节处。

（4）连接关节点构成人体棍图。

（5）测量各环节的相片长度（以 mm 为单位），填入表 2-6 的"环节长度"栏内。

（6）选用菲舍尔-布拉温男性模型，把每一环节的半径系数填入"半径系数"栏内（表 2-6）。

（7）环节长度乘以环节半径系数，填入"环节重心到近侧端长度"栏内。例如，左上臂 $10 \times 0.47 = 4.7$，填入第三行第三列内。要说明两点，躯干半径系数 0.44 是指躯干重心到两肩关节连线（肩轴）中点的长度与躯干长度（肩轴中点与髋轴中点连线的长度）比值。足的半径系数 0.44 是指足重心到跟结节的长度与足长的比值（足长一般指足末端标志点到跟结节的长度）。

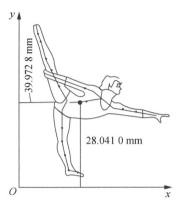

图 2-32 人体运动图像质心计算

（8）按"环节重心到近侧端长度"一栏的数据，在相片上的环节上，点出各环节重心位置。头和手的位置依据重心标志规则直接点出。

（9）从相片上测量各环节重心的 x、y 坐标。填入表 2-6"环节重心坐标"栏内。

（10）把选用人体模型的环节相对重量数据填入表 2-6。

（11）计算各环节对轴之矩 P_x 和 P_y，如左上臂 $P_x = 0.033\ 6 \times 47 = 1.579\ 2$，$P_y = 0.033\ 6 \times 36.5 = 1.226\ 4$，分别填入第三行的最后两列内。

（12）求出 P_x 之和即为人体重心 x 的坐标，P_y 之和即为 y 坐标，即（28.041 0，39.972 8）为人体重心坐标。

（13）在相片中点出人体重心。

表 2-6 图像解析法计算人体重心

环节	环节长度（mm）	半径系数	环节重心到近侧端长度（mm）	环节重心坐标		环节相对重量 P	P_x	P_y
				x	y			
头	—	—	—	41.0	48.0	0.070 6	2.894 6	3.388 8
躯干	17.0	0.44	7.5	31.0	40.5	0.427 0	13.237 0	17.293 5
左上臂	10.0	0.47	4.7	47.0	36.5	0.033 6	1.579 2	1.226 4
右上臂	9.0	0.47	4.2	30.0	46.3	0.033 6	1.008 0	1.555 7
左前臂	9.0	0.42	3.8	56.1	34.7	0.022 8	1.279 1	0.791 2
右前臂	10.5	0.42	4.4	21.1	50.2	0.022 8	0.481 1	1.144 6

环节	环节长度（mm）	半径系数	环节重心到近侧端长度（mm）	环节重心坐标		环节相对重量 P	P_x	P_y
				x	y			
左手	—	—	—	64.0	33.5	0.008 4	0.537 6	0.281 4
右手	—	—	—	13.0	53.0	0.008 4	0.109 2	0.445 2
左大腿	15.0	0.44	6.6	19.5	28.5	0.115 8	2.258 1	3.300 3
右大腿	14.0	0.44	6.2	18.5	47.0	0.115 8	2.142 3	5.422 6
左小腿	14.0	0.42	5.9	21.0	16.0	0.052 7	1.106 7	0.843 2
右小腿	15.4	0.42	6.5	15.0	54.0	0.052 7	0.790 5	2.845 8
左足	7.0	0.44	3.1	25.5	7.0	0.017 9	0.456 5	0.125 3
右足	7.6	0.44	3.3	9.0	72.0	0.017 9	0.161 1	1.288 8
Σ							28.041 0	39.972 8

（三）回归方程计算法

研究者通过大样本量的测量，建立回归方程计算人体重心位置。

1975 年扎齐奥尔斯基建立了男子重心高度绝对位置的多元回归方程（参数单位：cm）：

$$H = 11.066 + 0.675x_1 - 0.173x_2 - 0.289x_3$$

式中，x_1 为身高，x_2 为小腿围，x_3 为躯干长度。

1976 年莱琴娜建立了计算女子运动员（自行车、网球、游泳运动员）重心高度的多元回归方程（参数单位：cm）：

$$H = -4.667 + 0.289x_1 + 0.383x_2 + 0.301x_3$$

式中，x_1 为腿长，x_2 为卧姿身长，x_3 为臀宽。

20 世纪 90 年代，郑秀媛教授以国人为研究对象，建立身体重心高度的多元回归方程：

$$H_男 = -160.328 - 2.834\,9x_1 + 0.643\,9x_2 + 0.115\,0x_3 + 0.051\,9x_4$$

式中，x_1 为体重（kg），x_2 为身高（mm），x_3 为胸围（mm），x_4 为腰围（mm）；

$$H_女 = -205.392 - 1.551\,8x_1 + 0.642\,2x_2 + 0.089\,4x_3 + 0.164\,0x_4 + 0.065\,6x_5$$

式中，x_1 为体重（kg），x_2 为身高（mm），x_3 为胸围（mm），x_4 为腰围（mm），x_5 为臀围（mm）。

第四节 人体姿势控制与老年人防跌倒训练

人体的姿势控制与平衡是中枢神经系统对感觉系统信息分析、整合，通过对运动系统支配与控制来实现的。人体姿势是身体在空间位置上的外在表现,平衡控制是身体维持在特定空间位置上的稳定性,是人体的一种综合能力。人体平衡与控制包括人体静态下的稳定能力,动态下的控制、调节与协调能力;人体平衡、姿势控制的稳定性对人体的运动及防跌倒能力有着重要影响。

平衡控制能力是人类乃至生物界最基本的运动技能之一。人的平衡控制能力,在一生中经历了"提高—稳定—衰退"这样一个自然的、不可逆转的生理过程。影响人体平衡与控制的因素很多,如年龄、性别、神经控制能力、肌肉力量、身体状况(如特殊疾病)、药物使用、运动疲劳等。

人至老年,随着增龄性肌力流失、运动机能的下降,视、听、本体感觉灵敏性的降低等,老年人抗跌倒能力下降。加拿大1991年的流行病学调查报告表明:15~49岁跌倒死亡率为3.2/10万,70~79岁为27.3/10万,80岁以上达185.8/10万,80岁以上约是15~49岁这个阶段的58倍。2006年,国家疾病监测系统死因监测数据表明:中国65岁以上老年人跌倒死亡率男性为49.56/10万,女性为52.80/10万。在美国老年护理院,平均每年有一半以上能行走的老年人发生跌倒;65岁以上老年人每年发生跌倒的比例约为30%。可见,随着人体机能的下降,尤其是身体平衡与控制能力衰退,跌倒问题是影响老年人的身体健康、生活质量,乃至死亡的重要因素之一。

本部分对人体姿势控制及老年人平衡训练方面进行简单的介绍,希望为同学在这一领域的进一步学习打下基础。

一、人体姿势控制的基本理论

姿势控制是指人体在执行某一目标任务时控制身体在一定空间位置的稳定性与方向性的能力。姿势稳定性是指控制身体质心与支撑面的相对位置关系的能力。姿势方向性是指保持身体(或身体部分)与任务环境间的相对空间位置关系的能力。本节主要对人体的静态站立及运动干扰状态下的姿势控制作简单的介绍。

(一) 静态站立的姿势控制

静态站立的稳定性通常被称为静态平衡,从生物力学特征上理解人体的静态站立并非是绝对静态,实际上可以认为是动态控制的特殊状态。正确理解这一点对认识人体站立时姿势控制有着重要意义。人体站立时处于微小的、自发的并具有一定周期性特征的摆动状态,这是人体静态平衡的生物学特点。维持人体势稳定的影响因素较多。首先,身体的对线能够降低重力作用的影响,身体各环节重力的作用通常倾向于把身体质量分布推离中线位置(即质心相对于支撑面中心位的偏离)。其次,肌肉张力对抗重力作用,维持身体站立姿势的稳定;若没有肌肉张力作用,身体在重力作用下会发生瘫软。肌肉张力包括肌张力和姿势张力。

1. 对线

标准姿势下,身体重力垂线是沿乳突、肩关节前方、髋关节(或刚好在其稍后方)、膝关节中央的稍前方、踝关节前方向下作用的。理想对线是允许以最少内能消耗保持身体平衡并维持这一垂线作用的相对稳定。身体对线的生理机制是本体感觉的反馈调节控制,身体对姿态位置的本体感受信息是实现姿势控制的基础,因此,人体控制始于感觉,若没有感觉就失去了控制。

2. 肌张力

肌张力指的是肌肉被拉长时产生的内部阻力,也就是肌肉本身的僵硬度(刚度)。肌肉非神经和神经机制对肌张力或僵硬度有着重要影响。正常人在清醒放松状态下,肌肉表现出一定的肌张力水平,但肌电测量却不能采集到此状态下的肌电活动,由此人们认为:肌张力是肌肉的非神经因素影响的结果,即肌纤维内少量游离钙引起了低水平的持续的横桥循环的结果。肌张力的神经机制是抵抗重力的牵张反射。

3. 姿势张力

人体站立时,抗重力作用的肌肉活动增加,这种因身体站立对抗重力的需要而形成的肌张力增加称为姿势张力。肌肉的姿势张力受多系统的感觉输入影响。例如,脊神经后根(感觉)损伤会减少姿势张力,表现了本体感觉输入对姿势张力的影响;头的方位变化激活颈部本体感觉器,引起躯干肢体的姿势张力改变;视觉、前庭系统的输入也会影响姿势张力变化。

身体姿势控制的力学分析主要关注质心相对于支撑面的控制,包括质心的摆动位置与速度、质心在支撑面内投影的包络线与包络面特征、支撑面内压力中心与质心之间的相对关系,以及运用表面肌电分析某些功能肌群在姿势控制中的调节作用等。但我们应该认识到,人体姿势控制是多系统协同的复杂控制问题。

(二)站立时的运动干扰的调节

身体站立时不可能处于绝对的静止状态,而是在有限的范围内摆动,并且这种摆动主要表现在前后方向上,这就是早期研究更大程度上关注人体在矢状面稳定性探讨的主要原因。近十多年来,研究人员开始关注身体站立时其他方向上稳定控制机制问题。研究表明,质心在矢状面上移动后用于恢复稳定性的运动模式主要是踝调节策略、髋调节策略及迈步调节,或称作固定支撑面(踝、髋)和改变支撑面(迈步)调节。

1. 前后方向的稳定性调节

(1)踝调节

传统上,踝调节及其相应的肌肉协同是控制站立位摆动的首要模式。踝调节通过主要集中在踝关节的身体运动来恢复质心稳定性位置。图2-33a为人体在突然向前失衡时典型的踝调节策略及其肌肉协同特征。脚下平台突然向后平移,90~100 ms腓肠肌激活,产生一个跖屈力矩;之后20~30 ms腘绳肌、竖脊肌激活协同。腓肠肌的跖屈力矩,以远固定牵拉胫骨近端向后,但身体的膝上部分继续向前运动;腘绳肌、竖脊肌激活协同,保持伸髋伸膝,以调节控制身体的前移,从而控制了身体的质心的前移并恢复控制到平衡位置。若没有腘绳肌、竖脊肌的协同,仅有腓肠肌的激活,无法阻止身体的向前惯性运动,也就无法实现身体的平衡控制。如图2-33b所示,脚下平台突然向前平动,身体向后失衡,踝调节策略首先激活胫骨前肌,之后有股四头肌、腹肌的协同来完成身体平衡控制。

踝调节通常是在平衡干扰较小并且支撑面固定的情况下应用,应用踝调节要求踝有完好的关节运动幅度和力量。但是如果干扰太大或超出踝关节肌肉产生力量所能控制的情况下,就需要其他控制策略的参与。

（2）髋调节

髋调节是通过髋关节产生与踝调节反相位的较大且快速的运动来实现身体的质心的运动控制。图 2-34 为髋调节相关的典型肌肉协同活动。人体站在一个窄的横梁向前摆动与其站在固定平台上的向前摆动在控制模式上是不同的。如图 2-34a 所示,肌肉控制首先由腹肌开始,在干扰发生后 90～100 ms,腹肌收缩,之后是股四头肌激活参与控制过程。在身体向后失衡时,竖脊肌、腘绳肌同时参与这一控制过程（图 2-34b）。

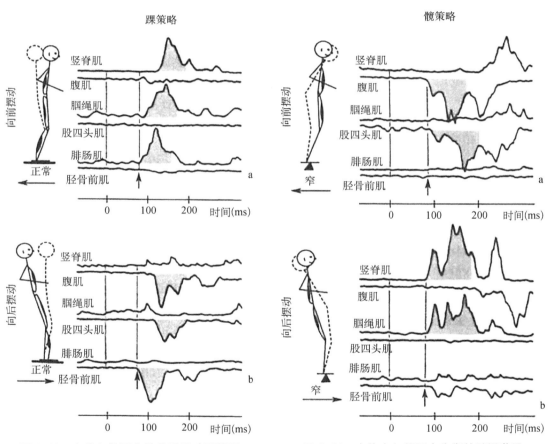

图 2-33　人体矢状面内的前后运动干扰踝调节及相应的肌肉协同

引自 Shumway-Cook A, Woollacott M H, 2009. 运动控制原理与实践［M］. 3 版. 毕胜,燕铁斌,王宁华,译. 北京:人民卫生出版社

图 2-34　人体在矢状面内失衡的髋调节及相应肌肉协同

引自 Shumway-Cook A, Woollacott M H, 2009. 运动控制原理与实践［M］. 3 版. 毕胜,燕铁斌,王宁华,译. 北京:人民卫生出版社

霍拉克(Horak)和纳什弥(Nashner)研究认为,髋调节是对较大、较快干扰或在支撑面有顺应性与支撑面比足小的情况下的调节控制。

人体的踝、髋调节过程实质上不是截然独立的,当施加于人体的运动干扰在幅度、速度较小时,可由单纯的踝调节来控制身体稳定,当运动干扰强度逐渐加大时,身体控制则由单一的踝调节到踝调节加髋调节,这是一个连续的调节过程。

（3）迈步调节

当踝调节和髋调节不足以恢复平衡时,身体就会通过迈步重组质心下的支撑面,以实现新的平衡。早期人们认为这种支撑面调节仅仅是对质心运动到支撑面外的干扰反应,近期研究发现,在许多情况下即使身体的质心保持在支撑面内,同样也会出现迈步和(或)伸手支撑的调节模式。

（4）侧方稳定性调节

侧方稳定性调节是指身体在左右侧方的稳定性调节与控制。身体的下肢踝、膝几乎不可能有侧方位的运动,因此,身体的侧方稳定性调节主要是由髋和躯干的调节来实现的。躯干节段对线及髋内、外侧肌肉激活的调控是侧方稳定性调节的主要因素。作为人体远端支撑的膝、踝稳定是实现侧方稳定性调节的基础。在人体的前后稳定性调节中,肌肉激活模式是由远到近(踝—髋),而在侧方稳定性调节中,肌肉激活模式是由近到远(髋—踝)。

（5）多方向稳定性调节

上述论及关节调节与肌肉协同仅限于单一轴向的摆动与平衡控制,每种单独的协同都有其唯一的肌肉群。当人体在360°的方向上承受连续的运动干扰时,其控制稳定性响应模式也是一个连续的、复杂的、多维度的控制模式。

人体骨骼肌是一个三维空间的连续结构,因此,每块肌肉都可属于多种协同模式。在单一协同内,单块肌肉有唯一的或固定的权重因子,表现为肌肉的激活水平;当人体承受多维度的复杂运动干扰时,反应性姿势控制的肌肉募集是中枢的复杂组织过程,协同内的肌肉可紧密配合,但其他肌肉的激活程度有高度的可变性,因此,不能用简单的反射机制和固定的肌肉协同本身来解释。

二、人体衰老与姿势控制

衰老所致身体姿势控制的变化涉及人体运动系统、神经肌肉控制、感觉系统及认知能力等多方面的相关内容,本部分仅对衰老所致的肌力流失、关节活动度、平衡控制等相关内容作简单介绍。

（一）衰老与肌力流失

肌力是指肌肉收缩过程中所表现出来的力量。肌力可随着功能实施、运动训练而增长,也可以随着肌肉损伤与废用而降低。随着年龄的增长,肌肉力量会表现出增龄性肌力流失,即肌力流失特征。正常人肌力(一块肌肉最大收缩时产生的力的总量)在30~80岁可减少40%。休斯(Hughes)等对60岁老年人的增龄性肌力流失进行了为期10年的追踪研究,结果表明:老年人在 60~70 岁的 10 年中,膝关节屈、伸肌力减少 12%~17%。

肌肉亚极量持续收缩的能力,即肌肉耐力,随年龄增长而下降。随着年龄增长,肌肉几何尺寸变小、肌肉质量下降,这种功能性退化在下肢肌肉表现更为明显。肌细胞死亡后被结缔组织和脂肪取代。在肌肉结构性变化方面,肌肉首先丢失的是肌纤维类型。研究结果表明:Ⅰ 型肌纤维(慢肌纤维,用于姿势控制、长跑等活动)和 Ⅱ 型肌纤维(快肌纤维,用于跳跃等爆发力动作)都存在年龄相关性丢失。以前人们认为在衰老过程中,Ⅱ 型肌纤维的丢失速度比 Ⅰ 型肌纤维快,但新的研究认为,更多的肌纤维只是变成有 Ⅰ 型和 Ⅱ 型两者特性的混合体。在神经肌肉控制方面,支配肌肉的运动单位数量随着衰老与身体功能退化而降低,粗、细有髓神经纤维都有减少。在肌肉收缩力学特性方面,肌肉最大等长收缩力减少,更易疲劳,张力产生的速度更慢;肌肉的向心收缩比离心收缩、快速收缩比慢速收缩受到年龄相关性改变的影响更为明显。

(二)衰老与关节活动度

老年人关节僵硬、活动度减小及脊椎结构的弹性下降或丧失导致身体屈曲、驼背,形成典型的老年性身体姿势特征。同其他关节比较,脊椎的屈伸能力随年龄的增长而降低更为明显。70~84 岁的老年人脊柱的伸展柔韧性比 20~29 岁者减少 50%,这可能与人们日常劳作、活动类型更多的是向前屈曲,而很少有向后伸展动作有关。脊椎柔韧性的下降与丢失可能与其他因素改变一起影响着身体姿势对线能力,老年人的身体重心投影点向脚跟移位与这种功能退化有关。在姿势控制中有着重要影响的踝关节柔韧性,在 55~85 岁的 30 年间下降 50%(女性)或 35%(男性)。

(三)衰老与平衡控制

1. 静态站立

静态站立时身体的自发性摇摆测定是评估人体平衡功能的传统方法,多种类型静态平衡测量设备都是基于这一理论设计与开发的。谢尔顿(Sheldon)对 6~80 岁各年龄段的人群进行了静态测试,结果表明,6~14 岁年龄段与 50~80 岁年龄段较其他年龄段更难于控制身体的自发性摇摆。图佩(Toupet)等对 40~80 岁年龄段人群进行测试,研究认为,人体的姿势摇摆随着年龄增长而递增,80 岁老年人的身体自发性摇摆最多。沃尔夫森(Wolfson)将(35±12)岁的年龄段同(76±5)岁的年龄段进行比较研究,结果表明,这两个年龄段的人群身体自发性摇摆仅有 3% 的差异,差异无统计学意义。帕特拉(Patla)等提出了“正常静态站立时身体自发性摇摆并不是评估老年人的平衡与失控的恰当方法”的观点,并认为身体站立时的压力中心的偏移幅度与平衡控制能力有关。

2. 干扰状态下的运动方式的改变

伍拉科特(Woollacott)等测试了运动干扰下身体姿势控制的年龄相关性。研究结果表明,老年人组(61~78 岁)和年轻人组(19~38 岁)身体姿势控制的肌肉反应策略基本相同,即反应首先在踝背伸肌中被激活,然后向上反射到大腿的肌肉,两组间不同的是老年人在肌肉响应时间上有所滞后,此外,有一些老年人肌肉反应的协同关系出现混乱,即近端肌肉比远端肌肉更早被激活,老年人某些关节主动肌和拮抗肌共同激活的趋向较年轻人明显。另有研究表明,较之年轻人,老年人会更明显频繁地使用髋调节策略,这可能与踝关节肌力减弱及本体感觉功能下降有关。

三、老年人平衡训练

针对老年群体或接诊个体设计较为有效的通用型或特异型的运动方案是每一位康复工作者应具有的基本能力。本部分仅针对老年人群体性特征提出一些一般性训练手段与方法,为同学在实践中具体运动方案设计提供参考。

(一)老年人肌肉力量与控制方面

1. 提踵练习

身体直立,上肢自然下垂于体侧(或背手于体后,或双手交叉于头后);挺胸、立腰、收腹,做双脚提踵练习,练习次数依据自己的体能状态。体弱者最好不低于 15 次。体质好者,也可以做单脚练习。

该练习可以延缓中老年人的小腿三头肌肌力退化,对加强踝关节的稳定有重要意义。

2. 半蹲起练习

身体直立,双脚与肩同宽,上肢自然下垂于体侧(或背手于体后,或双手交叉于头后);膝关节做屈伸练习。屈膝角度以大腿与地面相平或相接近为宜。在重心下降时,动作不宜过快,要求练习者有意识控制动作,体会肌肉用力的过程。

该练习可以有效保持股四头肌肌力,延缓肌力流失的速度,也可以同靠墙静态半蹲结合应用。

3. 高抬腿练习

身体直立,上肢自然下垂于体侧;挺胸、立腰、收腹;高抬大腿于水平位,双侧交替进行。要求动作缓慢,注意肌肉用力控制。

该练习对髋关节的屈肌(主要是髂腰肌)有良好的训练效果。

4. 健走练习

身体直立,上肢自然于体侧直臂大幅度摆动,躯体要求挺胸、立腰、收腹;下肢以较大步幅行走。

该练习对下肢、躯干的肌肉控制有着重要影响。

5. 背向行走

练习者于安全地段,进行背向行走,速度根据自己的体能状况而定。

该练习对腰背肌、下肢正常行走反相位肌肉有着较好的作用效果。

6. 交叉步行走

练习者于安全地段,进行交叉步行走。强调上、下肢的协调。

该练习可以加强髋关节内、外侧肌肉的训练效果,对髋关节的侧位平衡控制有一定的实际意义。

7. 单腿站立

稍微抬起一只腿,单脚站立持续一定时间(不低于 5 s),进行多次重复,并进行双侧练习。如果在完成动作的过程中有难度,可以扶其他辅助物体(墙体、树木等)完成动作。

8. 脚趾触地锻炼

自然站立,双脚与肩同宽;屈肘(约 90°)外展双臂至水平位、掌心向下自然放松。向前伸出右臂和左腿,左脚趾最大远度地触及地面保持身体稳定姿势之后返回原位。双侧肢体交替重复该练习动作至少 5 次。

9. 背桥练习

身体仰卧于床上(或垫上),上肢放于身体两侧,掌面向下;以双脚、背部为着力点,用力抬起身体成桥状。练习者根据自己的体能状况进行重复练习。

该练习可以有效地锻炼腰背部肌力,对身体控制有着重要影响。

10. 半身俯卧撑

身体俯卧于床上(或垫上),双手支撑抬起上体。

该练习不仅可以有效地延缓上肢肌力的流失,而且对腰背伸展的练习有着重要影响。

11. BOSU 球练习

可以站立或上肢支撑于 BOSU 球上,进行控制能力练习。

这是不稳定支撑的练习方式,有利于多功能肌群的协同训练。

12. BOSU 球双腿下蹲

双脚站在 BOSU 球上,身体保持直立。然后上体保持正直,双膝积极弯曲后呈半蹲。

该练习适用于中年人,对于老年人、体弱者不建议使用。

13. 爬山或楼梯行走

爬山或楼梯行走对下肢肌肉的训练是一种值得推荐的方法。对老年人群应根据自己的体能及关节健康状况进行适量应用。

14. 太极拳

太极拳是我国传统健身的运动。太极拳在练习时动作轻缓,适合广大的老年人。研究发现太极拳可以降低老年人跌倒的概率。它除对人的呼吸系统、神经系统、心血管系统、骨骼系统等有良好作用外,还是老年人保持平衡能力最有效的锻炼方式之一。

(二)老年人伸展性方面

伸展性练习对老年人的平衡控制、协调有着重要的意义。

1. 跪坐支撑、盘腿坐

上体直立,下肢跪坐支撑,踝关节跖屈,以身体重量有节奏地拉伸膝、踝关节。

上体直立、立腰,双腿交叉,进行有节奏的盘坐练习。

2. 正压腿、耗腿、正踢腿练习

练习者以适宜的高度进行正压腿、正踢腿练习,并在练习过程中结合耗腿练习,促进练习效果。

3. 体前屈与后伸

身体直立,进行最大幅度的体前屈,达最大幅度持续 3~5 s,之后进行最大幅度后伸,达最大幅度持续 3~5 s。可以配合腰部摇环动作练习。

4. 瑜伽

瑜伽对老年人的关节伸展性、肌肉弹性有着积极作用。

(三)老年人协调性方面

交谊舞、排舞、太极柔力球、打鼓等活动,可以加强中老年人的协调与反应能力,对本体感觉有着较好的影响。

四、人体平衡测量技术

人体的平衡能力对身体稳定、姿势维持、日常生活劳作、运动技能形成及抵抗外界干扰等有着决定性作用。因此,在儿童青少年的体质测量评价、老年人机能衰退与跌倒风险评估、脑卒中患者的康复评定及某些特殊职业人群的身体机能测试等方面,人体平衡都是最基本的测试内容。

理论上人体平衡分为静态平衡和动态平衡,因此人体平衡测量也有静态平衡和动态平衡测试的区分。静态平衡测试方法主要是人体站立在稳定支撑面上,完成人体生理性摇摆的测试。测试方式主要包括开眼、闭眼单、双脚站立测试。评价技术上主要是通过支撑面的压力传感完成人体站立时的压力中心变化,以测评身体的不同维度上的摆动。动态平衡测试方法主要是人体站立在不稳定支撑面上或支撑面突然扰动;也可以依据测试要求受试者完成规定性测试动作。测试方式主要包括不稳定支撑面上开眼、闭眼站立测试,不同方向功能性伸展动作或稳定极限动作测试等。

随着计算机技术、传感技术的发展与应用,一些应用方便、量化准确、分析全面的人体平衡测试专用设备为人体平衡控制领域的研究提供了方便。本部分对较为通用的人体平衡测试系统进行简单介绍。

1. 静态平衡测试系统

静态平衡测试通常应用三维测力台或静态平衡测试仪。测试系统通过测力传感器获取的压力信息,分析人体静态站立压力中心的变化,以评价人体静态站立的平衡能力,主要参数包括:重心位置,重心移动路径总长度和平均移动速度,左右向和前后向质心位移平均速度,质心摆动功率谱,睁眼、闭眼质心参数比值等。

目前比较通用的测力平台有瑞士的 Kistler、美国的 AMTI 和 Bertec 等(图 2-35)。

目前国内较为通用的静态平衡测试仪主要有以色列的 Tetrax 平衡测试系统;芬兰的 Good Balance 平衡测试系统、HUR Labs 开发的 iBalance premium 平衡测试与训练系统;美国 Neurocom 公司的静态系列产品,如 BASIC Balance Master 系统、Balance Master 系统、便携式 BASIC Balance Master 系统;美国 Bertec 公司的 Bertec's Balance-CheckTM 系统;德国的 Bismarck Super Balance 系统等(图 2-36)。

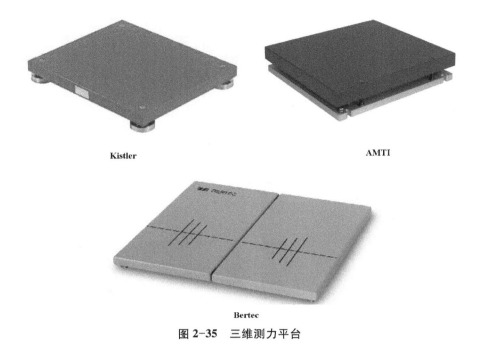

Kistler   AMTI

Bertec

图 2-35 三维测力平台

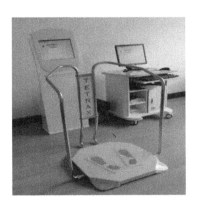

Tetrax平衡测试系统

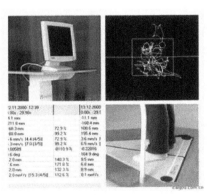

Good Balance平衡测试系统

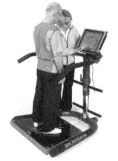

iBalance premium平衡测试与训练系统

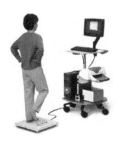

BASIC Balance Master系统

图 2-36 静态平衡测试设备

2. 动态平衡测试系统

动态平衡测试系统主要是在静态平衡测试系统基础上将其固定的受力平台加以控制,使其可以水平移动、偏转或施加外力扰动等,有的测试系统提供一定视觉干扰,模拟一系列运动环境。动态平衡测试仪可以记录人体在不同运动状态和姿势改变时的重心变化,绘制动态姿势图(computerized dynamic posturography,CDP),比较能精确地测量人体重心的位置、移动的面积和形态,评估平衡障碍的部位和程度等。相关产品主要有美国Neurocom公司的智能化平衡测试的系列产品,主要包括 EquiTest、Smart EquiTest、SMART Balance Master、PRO Balance Maste 等。目前常见的动态平衡测试系统有美国身体康复管理服务公司的 Secure Balance™ 动态平衡测试系统;美国 Biodex 公司的 Balance System SD 系统等(图 2-37、图 2-38)。

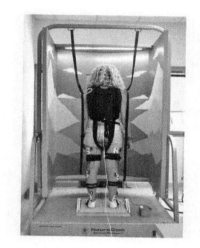
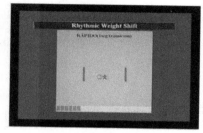
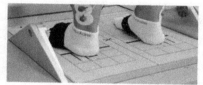

图 2-37　Smart EquiTest 系统

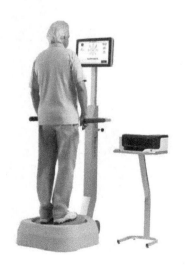
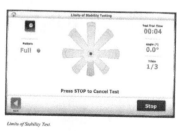
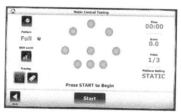

图 2-38　Balance System SD 系统

复习题

1. 名词解释

（1）人体平衡　　　（2）稳定平衡　　　（3）稳定角　　　（4）有限稳定平衡

（5）支撑面　　　　（6）平衡角　　　　（7）稳定系数　　　（8）力与力矩

（9）力偶　　　　　（10）自由度　　　　（11）约束　　　　（12）支撑反作用力

（13）力平移定理　　（14）重心　　　　（15）环节半径系数　（16）环节相对质量

（17）对线　　　　　（18）踝调节　　　　（19）髋调节

2. 简述人体平衡的基本力学条件及生物学特点。

3. 举例说明力的作用效应。

4. 简述影响人体下支撑动作稳定性的基本因素。

5. 分析稳定平衡的力学特征。

6. 简述影响老年人身体姿势控制能力衰退的主要因素。

7. 已知体重为 M 的人体上肢运动链 3 关节点及手的质心坐标分别为：肩 (x_1, y_1)、肘 (x_2, y_2)、腕 (x_3, y_3)、手 (x_4, y_4)；请写出上肢 3 环节点质心坐标的算法表达式（应用菲舍尔-布拉温模型参数）。

第三章

人体运动学

物体的机械运动都是在一定的空间、经历一定的时间发生的。因此,运动物体在空间的位置、运动时间变化及其规律便构成了运动学研究的基本内容。人体运动学就是从几何学的角度来观察分析人体运动在空间和时间等方面所表现出的差异特征与规律,即人体运动所表现出的外在特征与规律,但并没有考虑导致人体运动状态改变的原因。

第一节　人体运动学基础理论

运动是绝对的、是物质存在的固有属性,这是一个哲学概念,而机械运动是相对的,是一个物体相对于另一个物体的位置变化。因此,在描述一个物体的机械运动时,首先要选择另一个物体作为参考,才能对物体运动进行具体、客观的描述。

一、参考体选择与坐标系的建立

1. 参考体与坐标系

描述物体运动时选作参考的物体或物体群称为参考体。由机械运动的相对性可知,参考体的选择不同,所描述的运动结果也不同。所以,描述物体运动时需要指明所选择的参考体。参考体的选择应根据研究对象、目的而确定,选择适当参考体可使研究问题得以简化。

依据选定的参考体,对运动物体只能做定性的描述。要对运动物体做定量研究,必须在参考体上标定尺度,即建立坐标系。在人体运动学研究中,最常用的是直角坐标系。

直角坐标系分为一维坐标系、二维坐标系和三维坐标系(图 3-1)。一维坐标系是有起点、方向并标定比例尺、单位的一维数轴。一维坐标系用于描述一个方向的线运动。例如,计算人体百米跑的分段速度时,人体重心的运动轨迹可近似地看作直线运动,可取跑道作为坐标轴、起点为原点建立一维坐标系。由 2 个数轴 x、y 正交于 O 点建立的坐标系 Oxy,称为二维坐标系。二维坐标系用于研究人体的平面运动。例如,研究人体百米跑的身体重心在水平方向的速度变化的同时,还要研究人体重心在垂直方向的上下波动情况,需要应用二维坐标系。由 3 个数轴 x、y、z 正交于 O 点的坐标系 $Oxyz$,称为三维坐标系。三维坐标系应用于研究物体的三维空间运动。例如,研究百米跑身体重心水平与垂直方向的运动的同时,还要研究身体重心的左右晃动情况,需要应用三维坐标系。实际工作中,坐标系的建立应该根据研究问题的需要而确定坐标系的维度。

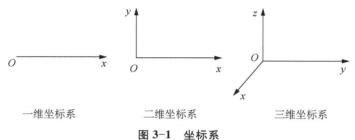

一维坐标系　　　　　二维坐标系　　　　　　三维坐标系

图 3-1　坐标系

2. 时间参考系

一切物体运动都要经历一定的时间而发生。在描述运动体的空间位置变化与规律时,往往要涉及与时间的对应关系,没有时间参考的运动描述,往往会失去描述实际的意义。因此,在此提出时间参考系的概念。

所谓时间参考系,就是以时间为单位的一维数轴。运动体在时间参考系中的位置变化,是研究工作中经常运用的描述方式。

时间度量涉及"瞬时"和"时间间隔"两个概念。瞬时是指某个确定的时刻,抽象为时间参考系上的一个点,用 t 表示;时间间隔是指 2 个瞬时之间的一段时间,是时间参考系上的一个区间,用 Δt 表示:$\Delta t = t_2 - t_1$。

3. 惯性与非惯性参考系

把相对于地球静止的物体或相对于地球做匀速直线运动的物体作为参考标准的参考系,叫作惯性参考系,又称为静参考系或静系。把相对于地球做变速运动物体作为参考标准的参考系叫作非惯性参考系,又称为动参考系或动系。运用动参考系研究人体运动时,要考虑物体间的相对运动及矢量运算问题。

二、人体运动学的基本力学参量

(一) 人体运动位移及其姿态位置描述参量

用以描述人体位置改变及其身体姿态位置的主要内容包括运动轨迹、路程与位移、关节角度与角位移等。

1. 运动轨迹

运动轨迹是指运动质点的运动路线。例如,人造地球卫星的运行轨迹为一椭圆(图 3-2)。研究人体运动时,把代表人体重心的点或反映人体运动重要特征的某一特殊点(如关节点)依照时间序列用坐标值确定的位置点连接起来,就是点的运动轨迹。例如,人的跑动中,由于人体处于支撑与腾空的周期性运动中,人体重心的运动轨迹是一条

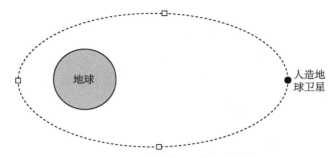

图 3-2　人造地球卫星的运动轨迹

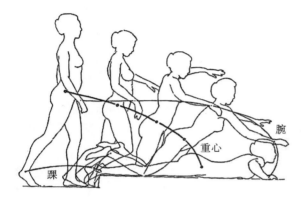

图 3-3　人体跌倒过程重心、腕、踝运动轨迹

上下波动的曲线。跳远运动中，人体经过助跑、踏跳、腾空与落地这一过程；跳水运动中，人体经过起跳、翻转下落、展体入水，其人体的重心运动轨迹是一条抛物线；人体突然跌倒时，身体不同点运动轨迹因转动半径不同而表现出差异性（图 3-3）。运动轨迹的描记与分析，是人体运动分析中的重要内容。

2. 路程与位移

路程和位移是用来描述物体运动位置变化的重要物理量。路程是指物体从一个位置移到另一个位置时的实际运动路线的长度，也就是运动点的轨迹长度 S（图 3-4）。路程只有数值的大小，没有方向，是标量。但是在很多情况下，不仅需要了解运动路线的长度，同时也需要了解运动的方向。为了同时表明位置变化的这两个方面，通常引入位移这个概念。位移 ΔX 是指运动点的始点到终点的直线距离，其方向由始点指向终点（图 3-4），是矢量。除了直线运动中位移与轨迹重合外，在曲线运动中，位移与轨迹一般不重合，因而除了直线运动外，位移的大小并不等于路程，一般小于路程。位移和路程单位有米（m）、千米（km）和厘米（cm）等。国际单位制中用米作为位移、路程的单位。

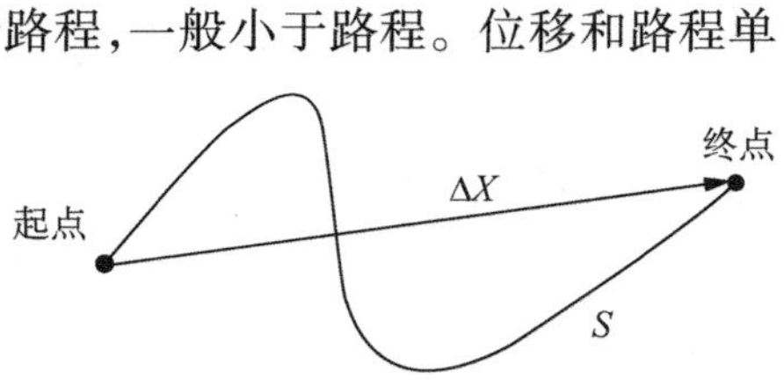

图 3-4　路程与位移

3. 关节角度与角位移

身体姿态与位置的变化是人体运动分析中的重要内容，而身体姿态位置变化是由关节角度变化体现的。所谓关节角度是指构成关节的两个环节长轴，以关节转动中心为顶点所形成的角度。在一些分析系统中，对关节角度的定义方式有所不同，实际应用中应注意系统对关节角度的定义方法。

对于绕关节转动中心转动的环节，环节内各点都绕着转动中心或关节基本轴做圆周运动。环节内各点在相同时间内的位移与路程各不相同，但各点到转动中心的半径所转过的角度却是相同的。因而对于环节的空间位置变化可用这一转动角度表示,此转动角度定义为角位移。角位移是指转动物体经过 Δt 时间所转过的角度(图 3-5)。通常规定,从转轴的正方向看,物体逆时针转动角位移为正,顺时针转动角位移为负。

角位移常用单位是度、弧度(rad)、周等。但在力学计算中,更多的是使用弧度作为角位移的单位。1 弧度角的大小等于长度与半径相等的弧长所对应的圆心角。因半径为 R 的圆周长为 $2\pi R$,所以,1 周(360°)相对应的弧度为 $2\pi R/R = 2\pi$,且有 $1\ \mathrm{rad} = 360°/2\pi = 57.3° = 57°18'$。

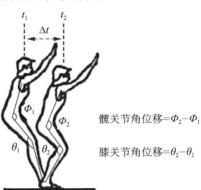

髋关节角位移=$\Phi_2-\Phi_1$

膝关节角位移=$\theta_2-\theta_1$

图 3-5　角位移——关节角度变化

(二) 人体运动位移及姿态位置变化快慢的描述参量

人体运动描述中,在考虑人体位移及其姿态位置变化的同时,必须考虑运动所经历的时间问题,没有时间参考的运动描述其实是没有实际意义的。参考运动时间因素的人体运动描述,主要体现在人体运动的快慢方面。力学中以速率和速度反映点的线运动快慢、用角速度反映体转动的角运动快慢。

1. 速率

速率是路程与通过这段路程所经历的时间之比,即

$$v(\text{速率}) = \frac{\Delta S(\text{路程})}{\Delta t(\text{时间})} \tag{3-1}$$

该公式计算的速率是运动体通过路程 ΔS 的平均速率。

2. 速度

速度是位移与通过这段位移所经历的时间之比,即

$$v(\text{速度}) = \frac{\Delta X(\text{位移})}{\Delta t(\text{时间})} \tag{3-2}$$

该公式计算的速度是运动体通过位移 ΔX 的平均速度。与位移和路程的关系一样,只有在直线运动中而且沿同一方向运动时,平均速率和平均速度才在数值上相等。如果运动体做曲线运动,二者在数值上则不相等。

例如,运动员在田径场上跑 200 m,成绩为 22 s(图 3-6)。运动员跑动的平均速率为

$$v = \Delta S/\Delta t = 200/22 \approx 9.1(\mathrm{m/s})$$

运动员跑动速度则为

$$v = \Delta X/\Delta t = \sqrt{D^2 + L^2}/\Delta t$$
$$= \sqrt{(36 \times 2)^2 + 85.9^2}/22 = 112.1/22 \approx 5.1(\mathrm{m/s})$$

由此可见,在轨迹是非直线运动的情况下,速率和速度是不等值的。速度是矢量,既

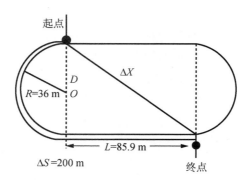

图 3-6　运动员跑 200 m 的路程和位移示意图

有大小又有方向;而速率是标量,只有大小没有方向。

在运动康复与健康促进的训练方案设计中,人们更多关心的是人体的运动量及其强度,体现运动量的主要指标是路程与运动时间的长短,运动强度主要由运动速率的大小体现。在人体的非线性运动中,位移参量不能反映运动量的大小。实际工作中,事实上不少人习惯于把平均速率当成平均速度使用。因此,在采用这两个物理量描述运动时,要根据问题的具体情况具体分析。

3. 瞬时速度

物体在某一时刻或通过运动轨迹上某一点的速度称为瞬时速度,又称即时速度。在匀速直线运动中,每个时刻的速度都相同,且等于平均速度。在变速直线运动中,每个时刻都具有一个瞬时速度,并且每个时刻的瞬时速度都不相同。因为瞬时速度能反映运动中每个时刻或各个点上的运动情况,而用平均速度则不能准确反映任意时刻物体运动的快慢,只能反映运动的大致情况。在人体运动分析中,重要的往往是瞬时速度。例如,人体跑动触地瞬间的速度大小与方向,影响着脚底与地面的冲击能量及下肢各关节承载力的大小。

要精确描述一个变速运动,就必须把每一时刻(或每一位置)的运动状况反映出来,这实际上就提出了"瞬时"问题。瞬时的概念在数学上是一个"极限"问题。简而言之,就是把运动时间间隔无限划小,把质点的运动过程也无限划小,使得时间间隔趋向于即刻,使运动的路程趋向于一点,使运动参数转化为即刻参数。

瞬时速度就是由平均速度的计算方法,使得时间间隔 Δt 取得足够短以至接近于 0 时,在这样短暂的时间间隔内,质点的运动速度几乎来不及变化,运动则可看成匀速的,这样求出的平均速度与实际的瞬时速度就几乎完全一致。这样相当于用很多段非常短暂的匀速直线运动来代替变速直线运动。如此,由每一个无限短的时间,所得出的值就定义为瞬时速度。瞬时速度等于平均速度在时间间隔 Δt 趋近于 0 时的极限值,即

$$v = \lim_{\Delta t \to 0} \Delta X / \Delta t \qquad (3-3)$$

由电影图片计算人体运动的瞬时速度就是根据这个原理进行的。当摄影拍摄频率足

够高(如 100 帧/秒)时,每两个图片之间的时间间隔也就相应足够短,在这样短的时间内,人体的运动可以近似看作匀速的,从图片中量出人体的位移,用求平均速度的方法所得出的速度值在人体运动分析中就可以认为是瞬时速度。

运动分析中,经常提到人体运动的初速度、末速度等问题。所谓的初与末,都是即时概念。应该注意的是,初速度和末速度是相对而言的。随着研究问题的不同,命名有所变化。例如,当研究跳远的助跑时,运动员开始跑的速度是初速度(这时的 $v_0 = 0$),运动员上板踏跳瞬间的速度是助跑的末速度;但是研究跳远的踏跳技术时,上板瞬间的速度(助跑的末速度)又是踏跳时的初速度。

4. 角速度

物体在单位时间内转过的角度称为角速度,通常用 ω 表示。设物体在 Δt 时间内角位移为 $\Delta\varphi$,那么物体转动的快慢可用平均角速度 $\bar{\omega}$ 来描述:

$$\bar{\omega} = \Delta\varphi/\Delta t \tag{3-4}$$

当时间 Δt 趋于无限小时的极限值,称为瞬时角速度,是转动物体在某一时刻转动快慢的反映,即

$$\omega = \lim_{\Delta t \to 0} \Delta\varphi/\Delta t \tag{3-5}$$

角速度的单位为"弧度/秒",角速度的方向由右手定则确定。

(三) 人体运动速度变化快慢的描述参量

人体运动快慢变化程度主要用加速度、角加速度来反映。加速度是用以描述机械运动速度变化特征的物理量,是单位时间内速度的变化量。

1. 平均加速度

如一个物体沿 Ox 方向做变速直线运动,在 x_1 和 x_2 处的速度分别为 v_1、v_2,其对应的时刻为 t_1、t_2(图 3-7),在时间间隔 $\Delta t = t_2 - t_1$ 内,速度的变化量是 $\Delta v = v_2 - v_1$,速度变化量 Δv 与所经历的时间 Δt 的比值定义为时间间隔 Δt 内的平均加速度。由计算式可知,加速度单位是"米/秒²"(m/s^2)。

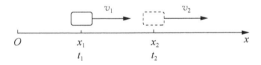

图 3-7　运动体的速度变化

$$a = \frac{v_2 - v_1}{t_2 - t_1} = \frac{\Delta v}{\Delta t} \tag{3-6}$$

加速度是一个矢量,有大小和方向。根据加速度的定义可知,其取值有正值、0 和负值三种情况,分别代表着不同的运动特性。

当加速度 a 取正值,即 $a>0$ 时,则有 $v_2>v_1$,表明运动速度增大,加速度与速度同向,为加速运动。

当 $a=0$,即有 $v_2=v_1$,表明运动速度不变,为匀速运动。

当加速度 a 取负值,即 $a<0$ 时,则有 $v_2<v_1$,表明运动速度减小,加速度与速度方向相反,为减速运动。

由此可见,加速度的正负仅反映加速度方向与速度方向的关系,而加速度数值大小则反映物体运动速度变化快慢。

$\Delta v = v_2 - v_1$ 是一矢量式,Δv 可以是速度量值的变化,也可以是速度方向上的变化,也可能二者兼有,因此,对加速度的分析有时需要考虑 Δv 的性质加以判定。

2. 瞬时加速度

用平均加速度描述物体速度变化是比较粗糙的,它只能反映一定时间间隔内速度变化的平均情况,不能精确反映每一时刻速度变化情况。所以在研究变速运动时,常常引用瞬时加速度这个变量。求瞬时加速度的思维和方法与求瞬时速度的思维和方法是一样的。当取的时间 Δt 很短以至接近于 0 时,平均加速度就转化为瞬时加速度。瞬时加速度的表达式为

$$a = \lim_{\Delta t \to 0} \frac{\Delta v}{\Delta t} \tag{3-7}$$

瞬时加速度又简称为加速度。

与平均加速度一样,瞬时加速度值可取正值、0 和负值。这三种情况反映了运动的三种状态,即 $a>0$,表示加速运动;$a = 0$,表示匀速运动;$a<0$,表示减速运动。

3. 角加速度

点或体绕定点或定轴转动的角速度的变化程度,可用角加速度这一物理量描述。角加速度是指转动体在单位时间内角速度的变化量,即

$$\beta = \frac{\omega_t - \omega_0}{\Delta t} \tag{3-8}$$

角加速度的单位为"弧度/秒^2",非国际单位制中也可用"度/秒^2"。

(四) 运动体线量与角量的关系

线量是指描述运动物体线性运动特征的物理量,如物体运动的路程、位移、速度、加速度等参量。角量是指描述物体转动特性的物理量,如角位移、角速度、角加速度。运动质点或体绕定点或定轴转动中(体的转动也是体内各质点绕定点或定轴做同心圆的转动),对运动点(转动体内的任意质点)本身来说进行的是线运动,因此,运动物体的线量与角量之间一定存在确定的转换关系。

如图 3-8a 所示,一动点以 R 为半径、绕 O 点做匀速圆周运动。t_1 时刻位于 A 点,速度为 v_A、角速度为 ω_A;经过 Δt 运动到 B 点,速度为 v_B、角位移为 $\Delta \varphi$、角速度为 ω_B($\omega_A = \omega_B = \omega$),点运动的位移 ΔX 为弦 AB 的长度,路程 S 为弧 AB 的长度。依据数学定理可知,弧 AB 等于半径 R 与圆心角的乘积,即

$$S = R\Delta\varphi$$

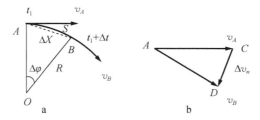

图 3-8　点运动线量、角量与速度变化

当 $\Delta t \to 0$ 时,则有

$$\Delta X \approx S = R\Delta\varphi \qquad (3-9)$$

点在 Δt 时间内的平均速率为

$$v = v_A = v_B = \frac{S}{\Delta t} = \frac{R\Delta\varphi}{\Delta t} = R\omega \qquad (3-10)$$

当 $\Delta t \to 0$ 时,点运动的瞬时速度为

$$v = \lim_{\Delta t \to 0} \frac{\Delta X}{\Delta t} \approx \frac{R\Delta\varphi}{\Delta t} = R\omega$$

由于速度的矢量性,做匀速圆周运动的动点在 A 点的速度 v_A 与 B 点的速度 v_B 虽然数值相等,但其方向的变化形成了速度差 Δv(图 3-8b)。当 $\Delta t \to 0$ 时,根据速度三角形 ACD 与半径三角形 OAB 的相似(图 3-8),可求得

$$\Delta v_n = \frac{v^2 \Delta t}{R}$$

因此,由速度方向改变所产生的加速度为

$$a_n = \frac{\Delta v_n}{\Delta t} = \frac{v^2}{R} = R\omega^2 \qquad (3-11)$$

当 $\Delta t \to 0$ 时,Δv 的方向指向圆心,因此,a_n 方向指向圆心,即为向心加速度。

若运动点做变速圆周运动,$v_A \neq v_B$,$\Delta v = v_B - v_A$ 包含速度方向的变化与速度量的变化两部分,速度量级变化为 $\Delta v_t = |v_B| - |v_A| = R\omega_B - R\omega_A = R(\omega_B - \omega_A) = R\Delta\omega$。

由速度量级变化所产生的加速度定义为切上加速度,即

$$a_t = \frac{\Delta v_t}{\Delta t} = \frac{R\Delta\omega}{\Delta t} = R\beta \qquad (3-12)$$

由式(3-9)~式(3-12)可知,运动物体的线量与角度之间存在着半径 R 倍数的关系。

三、质点运动学

质点运动学是人体运动分析的基础。人体运动研究中,有时为了把问题简化,把人体

看成一个运动点来处理。人体整体分析中,有时需要了解人体内某些特征点的运动特征与规律,如身体的质心、各环节的质量中心、关节的转动中心或环节上某一特征点等,都是以点的运动学理论来分析的。

质点运动学中最基本的问题,是描述点在某参考系中位置随时间变化的规律,这种点的运动规律的数学表达式称为点的运动方程,确定了点在参考系中的运动方程后,就能求出点在空间运动所行经的路线——点的运动轨迹;点在空间位置的变化——位移;点运动时位移变化的快慢——速度;点速度变化的快慢——加速度等。

为了便于运动学基本理论的认识,更好地掌握运动分析方法思路,首先介绍运动的基本特性——运动独立性原理。

(一)运动独立性原理

1. 运动的独立性(运动的叠加原理)

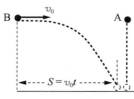

图 3-9　水平斜抛与自由落体

例如,同一高度上的 A、B 两个小球,在同一瞬间,A 球自由落下,B 球以初速度 v_0 在水平方向射出(图 3-9)。虽然 A、B 两球的运动轨迹不同(A 球是直线,B 球是抛物线),但两球总是在同一瞬时落到地面;B 球在水平方向的飞行距离等于水平速度与下落时间的乘积。又如,在匀速直线行驶的车上,一人竖直上抛一球,此球经一定时间又落回此人的手中,而且所经历的时间与在静止的地面上以同等速度上抛小球后又落回手中的时间相同。

上述现象表明,球体在垂直方向上自由落体,或竖直上抛运动并没有因水平方向的运动而改变;水平方向的匀速运动也没因垂直方向竖直上抛与自由落体运动而改变飞行距离。对于匀速直线行驶车上的抛球运动,在车内观察为一竖直上抛运动,而在地面上观察(惯性参考系)则为一斜抛运动,即竖直上抛与水平方向的匀速运动的叠加(图 3-10)。由此可见,若一物体同时参与几个运动(称为分运动),则每一分运动彼此独立,互不影响。物体合运动是由各个彼此独立的分运动叠加而成。这一原理称为运动的独立性原理,也称为运动的叠加原理。

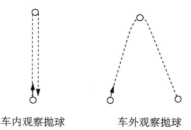

车内观察抛球　　　　车外观察抛球

图 3-10　不同参考系观察匀速直线行驶车上抛球运动

人体运动是复杂多样的,无论多么复杂的运动,都是若干个简单的分运动叠加而成的,因此,在分析人体复杂运动形式时,往往分解为几个分运动进行处理。

每一分运动的独立性,意味着不仅在其运动轨迹的独立性,而且在其运动速度及加速度等矢量性参数中,也具有其独立性特征,且在其分量与合量之间遵循矢量运动法则。

2. 速度矢量的合成和分解

（1）速度的合成

如果已知两个分运动的速度（分速度）,求合运动的速度（合速度）,称为速度的合成。

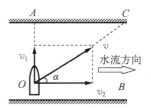

图 3-11　速度合成

如图 3-11 所示,渡船航速为 v_1,水流速度为 v_2。此时船参与两种不同方向的运动,船的合运动就是这两个彼此独立的分运动的合成。由经验知道,船的合成运动既不是沿船航行的方向 OA 到达正对岸 A 点,也不是沿水流方向 OB 冲向下游,而是沿着 OC 方向运动到对岸。船的合成运动速度 v 也不等于 v_1 和 v_2 数值相加,而是等于渡船航速和水流速度的矢量和,由平行四边形法则可得合速度的大小:$v = \sqrt{v_1^2 + v_2^2}$,方向:$\alpha = \arctan \dfrac{v_1}{v_2}$。

人体运动很多情况下是由几个分运动合成的,依据运动的独立性原理,在已知分运动的情况下（也就是已知描述这些分运动的速度）,可以运用矢量运算方法得到人体运动的合速度,以此来描述人体总的运动情况。很多情况下,人体运动速度是垂直速度与水平速度的合成。例如,跳跃项目中,助跑使人体获得一定的水平速度,而在踏跳中又使人体获得一个垂直速度,这时人体腾起的速度为两个相互垂直的分速度的合成。这两个分速度的大小比例关系,将决定合速度的大小和方向,而合速度的大小和方向又决定了运动的效果。例如,在跳远起跳时,水平速度较之垂直速度大得多,因此合速度方向偏向水平方向,腾起角度较小,即 α 较小;而跳高运动中,垂直速度较之水平速度大,则合速度的方向偏向垂直方向,腾起角度较大,即 α 较大;这与项目的要求相一致。因此,运动实践中应根据动作的目的性,考虑两个分速度的比例关系,分析动作特征。

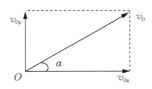

图 3-12　正交分解求分速度

（2）速度的分解

人体运动分析中,有时需要根据已知的合速度求解各分运动的速度,从分运动的基本力学参量分析运动技术特征。由已知合速度求解分运动速度的过程称速度的分解。速度的分解是速度合成的逆运算,同样遵循平行四边形法则。即以合速度为对角线作平行四边形而得分速度。依据几何学公理可知,在只有一条对角线的条件下可以画出无限多个平行四边形,即有无限组解。因此,只有附加一些条件才能得出唯一确定性解。如已知两个分速度的方向,求它们的大小;或已知其中一个分速度的大小和方向,求另一个分速度的大小和方向。在人体运动分析中,在求解人体运动的分速度时一般采用"正交分解"的方法,即把一个合速度分解为一个水平分量和一个竖直分量（图 3-12）,则有

$$\begin{cases} v_{0x} = v_0 \cos \alpha \\ v_{0y} = v_0 \sin \alpha \end{cases} \tag{3-13}$$

3. 质点的复合运动

如果一个物体同时参与几个分运动,研究其总的运动情况,以其各分运动叠加合成即可,而人体是多环节结构,运动有其复杂性。例如,人体的走、跑、跳跃中腿、臂的摆动,肢体绕关节转动的同时,关节又随整个人体在运动。又如,投掷运动中,器械的出手速度是由助跑速度与挥臂速度复合而成的。由此定义,于非惯性参考系(或动参考系)内的动点的运动,称为质点的复合运动。质点的复合运动中,根据其参考系的选择及运动的性质,可分为质点的绝对运动、相对运动和牵连运动。

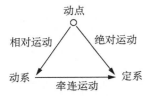

图 3-13 质点复合运动基本定义示意图

绝对运动:运动的质点(动点)相对于静参考系的运动。

相对运动:动点相对于动参考系的运动。

牵连运动:动参考系相对于静参考系的运动。

应该指出,绝对运动和相对运动都是指动点的运动,而牵连运动则是指动参考系的运动,也就是与动参考系固连着的刚体的运动。

相对运动、牵连运动和绝对运动之间的联系见图 3-13。

(1)质点复合运动的速度合成

动点的绝对速度等于其牵连速度与相对速度的矢量和,即

$$v_a = v_e + v_r \tag{3-14}$$

式中,v_a 为绝对速度;v_e 为牵连速度;v_r 为相对速度。

式(3-14)具有普遍意义,不管牵连运动是何种运动都成立。

例题:如图 3-14 所示,一小船划行速度为 1.3 m/s,方向是指北偏西 30°,水流速为 5 000 m/h,向东,求小船实际航行速度。

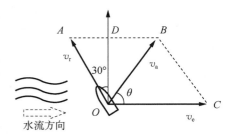

图 3-14 小船航行的速度与方向

解:以地面为静参考系,水为动参考系,有牵连速度 $v_e = 5\ 000$ m/h $= 1.39$ m/s,相对速度 $v_r = 1.3$ m/s,指北偏西 30°,根据式(3-14),在三角形 OBC 中有

$$v_a^2 = v_e^2 + v_r^2 - 2v_e v_r \cos \angle C$$
$$\angle C = 180° - \angle COA = 180° - 120° = 60°$$

所以

$$v_a = \sqrt{1.39^2 + 1.3^2 - 2 \times 1.39 \times 1.3 \times \cos 60°}$$
$$\approx 1.35 (\text{m/s})$$

v_a 的方向：

$$v_a / \sin 60° = v_r / \sin \theta$$

$$\theta = \arcsin(v_r \cdot \sin 60° / v_a)$$

$$= \arcsin(1.3 \times \sin 60° / 1.35)$$

$$\approx \arcsin 0.833\ 95$$

$$\approx 56°31' \quad （指东偏北）$$

（2）质点复合运动的加速度合成

当牵连运动为平动时，在任一瞬时，动点的绝对加速度（a_a）等于动点的牵连加速度（a_e）与相对加速度（a_r）的矢量和，即

$$a_a = a_e + a_r \qquad\qquad (3-15)$$

当牵连运动为转动时（转速 $=\omega$），在任一瞬时，动点的绝对加速度（a_a）等于动点的牵连加速度（a_e）、相对加速度（a_r）与科里奥利加速度（简称科氏加速度）（a_c）的矢量和，即

$$a_a = a_e + a_r + a_c \qquad\qquad (3-16)$$

当上臂在转动，而前臂相对于上臂而运动时，就有科氏加速度出现。科氏加速度等于牵连运动的角速度（ω）与动点的相对速度（v_r）的矢积的 2 倍，即

$$a_c = 2\omega \times v_r$$

质点的科氏加速度是由于质点既有相对运动又有动参考系的转动两者共同起作用的结果。

（二）质点运动描述

1. 矢量法

（1）点的位置

在参考系上选定一确定的参考点 O（相对参考系固定不动）。设动点 M 在空间做曲线运动，则动点 M 在某一瞬时 t 的位置，可由 O 点向动点 M 作矢径 r 来确定（图 3-15），称为 M 点相对 O 点的位置矢量 r。

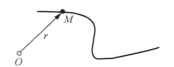

图 3-15　动点 M 的位置矢量

当动点 M 运动时，矢径 r 的大小和方向随时间 t 而变化，所以，矢径 r 是变矢量，为时间 t 的单值连续矢函数，即

$$r = r(t) \qquad\qquad (3-17)$$

式（3-17）完全确定了动点 M 在空间的位置，称为以矢量表示动点 M 的运动方程。

当动点运动时，矢径端点所描绘出的曲线，称为矢径 r 的矢端曲线，也就是动点 M 的运动轨迹。

（2）点的速度

设点于不同时刻 t 和 $t + \Delta t$ 在定参考系中处于不同位置，分别以 M 和 M' 表示（图 3-16），则动点在 Δt 时间内经过的路程为 $\overset{\frown}{MM'}$；对应的位移矢量（自 M 引向 M'）为弦 MM'，它等于 M' 和 M 位置的矢量 $r' = r(t + \Delta t)$ 和 $r' = r(t)$ 之差，记作 Δr，即

$$\Delta r = r' - r = r'(t + \Delta t) - r(t)$$

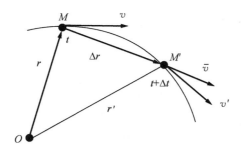

图 3-16 动点 M 的位置矢量、速度矢量

点在很短时间 Δt 内的位移由点的起止位置完全确定，与所走的路径无关。

将位移矢量 Δr 除以位移所经历的时间间隔 Δt，定义为点在 Δt 时间间隔内的平均速度，则平均速度 $\bar{v} = \dfrac{\Delta r}{\Delta t}$。当 Δt 趋近于 0 时，平均速度的极限值定义为点在 t 时刻的瞬时速度，简称为点的速度，记作 v，即

$$v = \lim_{\Delta t \to 0} v = \lim_{\Delta t \to 0} \frac{\Delta r}{\Delta t} = \frac{\mathrm{d}r}{\mathrm{d}t} = \dot{r} \tag{3-18}$$

因此，点的速度 v 等于点的矢径 r 对于时间 t 的一阶导数，其方向就是 Δt 趋近于零时 Δr 的极限方向，即沿着动点的轨迹在该点的切线，指向运动前进的方向。

速度 v 的模为 $|v|$，量纲为 $[长度][时间]^{-1}$，在国际单位制中，速度常用单位为米/秒（m/s）或千米/小时（km/h）。

（3）点的加速度

设点在相邻时刻 t 和 $t+\Delta t$ 的速度分别为 v 和 $v' = v + \Delta v$，Δv 为点在 Δt 时间间隔内的速度增量（图 3-17a），将 Δv 除以 Δt，定义为点在 Δt 时间间隔内的平均加速度，则平均加速度 $\bar{a} = \dfrac{\Delta v}{\Delta t}$。当 Δt 趋近于零时，其极限值定义为点在 t 时刻的瞬时加速度，简称为点的加速度，记作 a，即

$$a = \lim_{\Delta t \to 0} a = \lim_{\Delta t \to 0} \frac{\Delta v}{\Delta t} = \frac{\mathrm{d}r}{\mathrm{d}t} = \dot{v} = \ddot{r} \tag{3-19}$$

因此，点的加速度 a 等于动点 M 的速度 v 对于时间 t 的一阶导数，或是矢径 r 对于时间 t 的二阶导数。

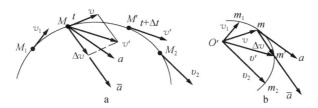

图 3-17　动点 M 的速度与速度矢量图

加速度的方向沿 Δt 趋近于零时 Δv 的极限方向。一般而言,加速度的方向与速度的方向不会重合。当动点 M 做曲线运动时,其速度的大小和方向都随时间的变化而变化,即速度是变矢量。将图 3-17a 中不同瞬时的速度矢量移到同一点 O',这些速度矢量的末端便描绘出一条连续的曲线,如图 3-17b 所示,称为速度矢端图。那么,加速度 a 等于速度矢量 v 的端点 m 沿速度矢端图运动的方向。由此可知,加速度矢量的方向沿着速度矢端图在 m 点的切线方向。

加速度模为 $|a|$,量纲为 $[\text{长度}][\text{时间}]^{-2}$,在国际单位制中,加速度常用单位为米/秒^2($\text{m/s}^2$)或厘米/秒^2($\text{cm/s}^2$)。

2. 直角坐标法

(1) 点的位置

在固定点 O 上建立一个固定的直角坐标系 $Oxyz$,坐标系内的任意确定点 M,都有着一组且唯一的一组坐标值与之对应,即 (x, y, z)(图 3-18)。由直角坐标系内的一组坐标值确定该点的位置。

当动点 M 做空间曲线运动时,如动点从 $M_1(x_1, y_1, z_1)$ 点移动到 $M_2(x_2, y_2, z_2)$ 点。由于矢径 r 是时间 t 的单值连续函数,所以 x, y, z 也是时间 t 的单值连续函数。因此直角坐标的运动方程为

$$\begin{cases} x = f_1(t) \\ y = f_2(t) \\ z = f_3(t) \end{cases} \quad (3-20)$$

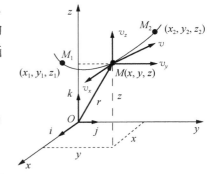

图 3-18　直角坐标系与矢量 r、速度的关系

若已知函数 $f_1(t)$、$f_2(t)$、$f_3(t)$,则动点在空间的位置就完全确定。

动点的运动方程解析式表示为

$$r(t) = x(t)i + y(t)j + z(t)k \quad (3-21)$$

式中,i、j、k 分别为沿三个坐标轴单位常矢量(图 3-18)。

(2) 点的速度

将式(3-21)对时间求一阶导数,有

$$v = \frac{\mathrm{d}r}{\mathrm{d}t} = \frac{\mathrm{d}x}{\mathrm{d}t}i + \frac{\mathrm{d}y}{\mathrm{d}t}j + \frac{\mathrm{d}z}{\mathrm{d}t}k \tag{3-22}$$

设动点 M 的速度 v 在直角坐标系上的投影为 v_x、v_y、v_z，即

$$v = v_x i + v_y j + v_z k \tag{3-23}$$

比较式（3-22）和式（3-23），得

$$\begin{cases} v_x = \dfrac{\mathrm{d}x}{\mathrm{d}t} = \dot{x} \\[2mm] v_y = \dfrac{\mathrm{d}y}{\mathrm{d}t} = \dot{y} \\[2mm] v_z = \dfrac{\mathrm{d}z}{\mathrm{d}t} = \dot{z} \end{cases} \tag{3-24}$$

因此，速度在直角坐标轴上的投影等于动点各对应坐标对时间的一阶导数。

（3）点的加速度

将速度 v 的解析式（3-23）代入式（3-19）得

$$a = \frac{\mathrm{d}v}{\mathrm{d}t} = \frac{\mathrm{d}v_x}{\mathrm{d}t}i + \frac{\mathrm{d}v_y}{\mathrm{d}t}j + \frac{\mathrm{d}v_z}{\mathrm{d}t}k \tag{3-25}$$

设动点 M 的加速度 a 在直角坐标上的投影为 a_x、a_y、a_z，即

$$a = a_x i + a_y j + a_z k \tag{3-26}$$

比较式（3-25）和式（3-26）得

$$\begin{cases} a_x = \dfrac{\mathrm{d}v_x}{\mathrm{d}t} = \dfrac{\mathrm{d}^2 x}{\mathrm{d}t^2} = \ddot{x} \\[2mm] a_y = \dfrac{\mathrm{d}v_y}{\mathrm{d}t} = \dfrac{\mathrm{d}^2 y}{\mathrm{d}t^2} = \ddot{y} \\[2mm] a_z = \dfrac{\mathrm{d}v_z}{\mathrm{d}t} = \dfrac{\mathrm{d}^2 z}{\mathrm{d}t^2} = \ddot{z} \end{cases} \tag{3-27}$$

动点的加速度在直角坐标系下的投影，等于该点速度的对应投影方程对时间的一阶导数，也等于该点的对应坐标方程对时间的二阶导数。

式（3-27）完全确定了 a 的大小和方向，其大小为

$$a = \sqrt{a_x^2 + a_y^2 + a_z^2}$$

其方向余弦为

$$\begin{cases} \cos(a, i) = \dfrac{a_x}{a} \\[2mm] \cos(a, j) = \dfrac{a_y}{a} \\[2mm] \cos(a, k) = \dfrac{a_z}{a} \end{cases}$$

（三）质点运动分类

质点是具有一定质量,而忽略其大小与形状的几何点,其运动形式只有线性运动。根据质点线性运动的轨迹、速度、加速度的特点可做进一步分类,见图 3-19。质点运动分类的掌握,对分析人体运动有着重要意义。

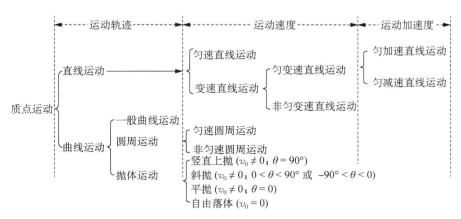

图 3-19　质点运动分类

竖直上抛、自由落体运动,运动轨迹是直线,在此,依照力学对抛体运动的定义进行分类

1. 直线运动

质点始终在一条直线上运动,即质点运动轨迹是一条直线。在人体运动中,直线运动较为少见,只有近似的直线运动,如人体在平滑的冰面上滑行。根据运动过程中速度变化与否,直线运动分为匀速直线运动和变速直线运动。

（1）匀速直线运动

质点始终以相等的速度在一条直线上运动,在任何相等的时间间隔内,质点通过的路程或位移都相等,即速度为一常数。据式（3-18）可知:

$$\mathrm{d}x = v\mathrm{d}t$$

设 $t_0 = 0$, $x_0 = 0$,当动点运动在 t 时刻,则有 $\int_0^x \mathrm{d}x = \int_0^t v\mathrm{d}t$,因 v 为常数,得

$$x = vt \tag{3-28}$$

此为质点做匀速运动的运动方程。

（2）变速直线运动

动点的运动速度是变化的,即在任何相等时间内通过的路程或位移都不相等。在变速运动中,由于速度不断变化,所以有加速度存在。根据加速度值是否变化,可分为匀变速直线运动和非匀变速直线运动。匀变速直线运动根据加速度方向与速度方向的关系,可分为匀加速直线运动与匀减速直线运动。自由落体运动、竖直上抛运动属于典型的匀变速直线运动。匀变速直线运动中加速度为常数。据式（3-19）可知:

$$\mathrm{d}v = a\mathrm{d}t$$

设 $t_0 = 0$，$v = v_0$，当动点运动在 t 时刻，则有 $\int_{v_0}^{v} \mathrm{d}v = \int_0^t a\mathrm{d}t$，因 a 为常数，得

$$v - v_0 = at$$

即有

$$v = v_0 + at \tag{3-29}$$

将 $v = \dfrac{\mathrm{d}x}{\mathrm{d}t}$ 代入式（3-29），得

$$\frac{\mathrm{d}x}{\mathrm{d}t} = v_0 + at$$

由此，得

$$\mathrm{d}x = v_0\mathrm{d}t + at\mathrm{d}t$$

设 $t_0 = 0$，$x_0 = 0$，$v = v_0$；当动点运动在 t 时刻，则有 $\int_0^x \mathrm{d}x = \int_0^t v_0\mathrm{d}t + \int_0^t at\mathrm{d}t$，因 a 为常数，得

$$x = v_0 + \frac{1}{2}at^2 \tag{3-30}$$

此为匀变速直线运动的运动方程。

由式（3-29）和式（3-30），消去时间 t 可得

$$v_t^2 - v_0^2 = 2ax \tag{3-31}$$

式（3-29）~式（3-31）是匀变速直线运动的三个基本方程，其他一些特定条件下的匀变速直线运动方程都是这三个基本方程在变量符号上的变化。

1）自由落体运动：如果物体只在重力作用下，由静止开始下落的运动称为自由落体运动。一切物体由于重力（地球引力）所产生的加速度，在同一地点都具有同样大小的数值，这个加速度称为重力加速度，通常用 g 来表示，g 的大小可由试验测定。在地球上的不同地点，g 的数值略有一些差别。例如，在赤道 $g = 9.78\ \mathrm{m/s^2}$，在北极 $g = 9.83\ \mathrm{m/s^2}$，在北京 $g = 9.80\ \mathrm{m/s^2}$，在上海 $g = 9.78\ \mathrm{m/s^2}$ 等，在一般计算中，可近似取 $g = 9.8\ \mathrm{m/s^2}$。

既然自由落体的加速度是一个常量（$g = 9.8\ \mathrm{m/s^2}$），加速度方向又是沿着重力作用的方向，故自由落体的运动是匀加速运动，所以在上节中所得的公式完全适用。须注意：当垂直向下或垂直向上抛物体时，在运动过程中虽只受到重力加速度作用（略去空气阻力影响），此时，物体具有一定的初速度（v_0），但在物体上升过程中，重力加速度 g 的方向与运动方向相反，故 g 应为负值，物体下降过程中，g 的方向与运动方向相同，故 g 为正值。

自由落体的基本方程为

$$
\left.\begin{aligned}
x &= v_0 t + \frac{1}{2}at^2 \\
v_t &= v_0 + at \\
v_t^2 - v_0^2 &= 2ax
\end{aligned}\right\}
\Rightarrow
\left\{\begin{aligned}
h &= \frac{1}{2}gt^2 \\
v_t &= gt \\
v_t^2 &= 2gh
\end{aligned}\right.
$$

2）竖直下抛运动：一个初速度不为 0 的自由落体运动，其基本方程为

$$
\left.\begin{aligned}
x &= v_0 t + \frac{1}{2}at^2 \\
v_t &= v_0 + at \\
v_t^2 - v_0^2 &= 2ax
\end{aligned}\right\}
\Rightarrow
\left\{\begin{aligned}
h &= \frac{1}{2}gt^2 \\
v_t &= gt \\
v_t^2 &= 2gh
\end{aligned}\right.
\Rightarrow
\left\{\begin{aligned}
h &= v_0 t + \frac{1}{2}gt^2 \\
v_t &= v_0 + gt \\
v_t^2 - v_0^2 &= 2gh
\end{aligned}\right.
$$

3）竖直上抛运动：一个初速度不为 0，运动方向与重力加速度方向相反的运动，其基本方程为

$$
\left.\begin{aligned}
x &= v_0 t + \frac{1}{2}at^2 \\
v_t &= v_0 + at \\
v_t^2 - v_0^2 &= 2ax
\end{aligned}\right\}
\Rightarrow
\left\{\begin{aligned}
h &= \frac{1}{2}gt^2 \\
v_t &= gt \\
v_t^2 &= 2gh
\end{aligned}\right.
\Rightarrow
\left\{\begin{aligned}
h &= v_0 t - \frac{1}{2}gt^2 \\
v_t &= v_0 - gt \\
v_t^2 - v_0^2 &= -2gh
\end{aligned}\right.
$$

2. 曲线运动

曲线运动是指质点的运动轨迹是一条曲线的运动形式。质点的曲线运动，运动速度与加速度的变化包括量变化和方向变化两个方面，因此描述其速度、加速度等物理量时都必须强调矢量特性。从严格的意义来说，即使是人体双腿交替支撑的直线行走，人体重心的运动轨迹也不可能形成力学意义上的直线运动。因此，人体的机械运动，多数情况下是曲线运动。但在实际应用中，人们仅把人体有明显的腾空动作，如跑动、跳跃、身体或器械飞行、转动等运动作为曲线运动处理。因此本部分内容主要介绍抛体运动与圆周运动理论。

（1）抛体运动

以一定的初速度使物体与水平方向成一角度斜向上方或下方抛出，运动体仅在重力作用下的运动叫作抛体运动，它的初速度不为 0。抛体运动依据初速度的方向分为平抛运动、斜抛运动与竖直上抛运动。理论上，抛体的飞行轨迹是一条抛物线。例如，枪弹、投掷物的飞行，人体运动中的跑动腾空、跳高、跳远等运动都属抛体运动。

理解抛体运动的问题时应注意如下三点基本性质：

第一，力学中的"抛体运动"是一种理想化的模型，即把物体看成质点，抛出后只考虑重力作用，忽略空气阻力。

第二，物体在做抛体运动时，只受到重力作用。

第三,抛体运动加速度恒为重力加速度 g。相同时间内竖直方向的速度变化量相等,即 $\Delta v = g\Delta t$;水平方向速度大小与方向不变,因此,合速度的变化受垂直方向速度的变化量影响。

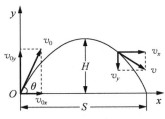

图 3-20 抛体运动速度的分解或合成

1)抛体运动的基本研究方法:研究抛体运动主要依据运动的独立性原理,进行运动分解或合成处理,从分运动的特性,研究抛体运动的规律与特征。

设抛体的抛射初速度为 v_0,与水平面成 θ 角,以抛射点为坐标原点建立直角坐标系,如图 3-20 所示。

斜上抛体运动是一个竖直上抛运动和一个水平方向上匀速运动的合运动。根据运动独立性原理,水平与竖直分运动是相互独立的。据式(3-13)可知,2 个分运动的初速度分别为

$$\begin{cases} v_{0x} = v_0\cos\theta \\ v_{0y} = v_0\sin\theta \end{cases}$$

依据水平方向的匀速直线运动和竖直方向的匀变速运动特点,斜上抛体运动的位移方程可表示为

$$\begin{cases} x = v_0\cos\theta \cdot t \\ y = v_0\sin\theta \cdot t - \dfrac{1}{2}gt^2 \end{cases} \tag{3-32}$$

抛体在任一时刻的速度为

$$\begin{cases} v_x = v_0\cos\theta \\ v_y = v_0\sin\theta - gt \end{cases} \tag{3-33}$$

对于抛体运动一般讨论的是抛射距离、高度及飞行时间等问题。

全程飞行时间 T,即抛体从抛点到落点运动所经历的时间。

当抛体上升到最高点时,竖直方向的分速度 $v_y = 0$,由方程组(3-33)得

$$v_0\sin\theta - gt = 0$$

所以

$$t = v_0\sin\theta/g = v_{0y}/g \tag{3-34}$$

因竖直上抛运动的上升时间与下落时间相等,所以竖直上抛运动的总时间 T 为

$$T = 2t = 2v_0\sin\theta/g = 2v_{0y}/g \tag{3-35}$$

最大高度 H，指抛体在竖直方向上达到的最大高度。

达到最大高度的时间为 t，由式（3-32）得

$$H = y_{\max} = v_0\sin\theta \cdot t - \frac{1}{2}gt^2 = v_0^2\sin^2\theta/2g \qquad (3-36)$$

或

$$H = \bar{v}_y \cdot t = \frac{v_0\sin\theta + 0}{2} \cdot t = \frac{v_0^2\sin^2\theta}{2g}$$

飞行远度 S_m，指抛点到落点的水平位移。

将全程飞行时间 T 的表达式代入式（3-32）中，得到水平方向的位移，即

$$S_m = v_{0x} \cdot T = v_0\cos\theta \cdot 2v_0\sin\theta/g = v_0^2\sin 2\theta/g \qquad (3-37)$$

抛体运动是由 2 个方向上的分运动叠加而成，按照运动的叠加原理，抛体运动的轨道方程，可从式（3-32）中消去 t 求得

$$y = \tan\theta \cdot x - \frac{g}{2v_0^2\cos^2\theta}x^2 \qquad (3-38)$$

例题：如图 3-21 所示，设足球运动员用 20 m/s 的初速度，向与水平面呈 30°角的方向，将足球从地面踢出，求足球可能达到的最大高度，以及在空间飞行的总时间和飞行的最大距离。

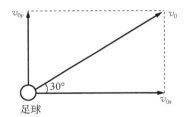

图 3-21　足球飞行的速度分解

解：已知 $v_0 = 20$ m/s，$\theta = 30°$，$g = 10$ m/s^2，

$v_{0y} = v_0\sin 30° = 20 \times 0.5 = 10$（m/s）

上升最大高度为

$$H = v_{0y}^2/2g = 10^2/(2 \times 10) = 5（\text{m}）$$

上升最大高度时间为

$$t = v_{0y}/g = 10/10 = 1（\text{s}）$$

空中飞行的总时间为

$$T = 2t = 2 \times 1 = 2（\text{s}）$$

水平方向的速度为

$$v_{0x} = v_0\cos 30° = 20 \times 0.866 = 17.32（\text{m/s}）$$

球飞行的最大距离为

$$S = v_{0x} \cdot T = 17.32 \times 2 = 34.64（\text{m}）$$

2）抛点高于落点的斜上抛体运动：设抛点比落点高 h（图 3-22）。

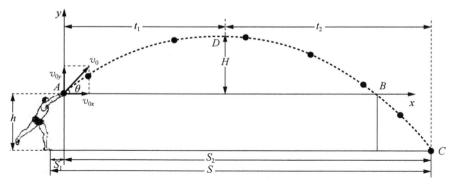

图 3-22　铅球飞行路线及飞行距离计算

实践中，如投掷类运动，器械一般多是从一定高度抛出，落在比抛点低的地面上。类似的情况如抛重物、跳远等。

把抛点取为坐标原点，建立直角坐标系。

全程飞行时间 T 为

$$T = t_1 + t_2$$

t_1 为上升到最高点 D 所需时间，即

$$t_1 = v_0 \sin \theta / g$$

t_2 为由最高点 D 下落到点 C 所需时间，这个过程在竖直方向上属于自由落体运动，下落的总位移为 $H + h$，自由落体运动方程为

$$H + h = \frac{1}{2} g t^2$$

求得

$$t_2 = \sqrt{2(h + H)/g}$$

将式（3-36）代入上式得

$$t_2 = \frac{1}{g} \sqrt{v_0^2 \sin^2 \theta + 2gh}$$

故全程飞行时间为

$$T = \frac{1}{g} \left(v_0 \sin \theta + \sqrt{v_0^2 \sin^2 \theta + 2gh} \right)$$

球体飞行的水平距离为

$$S_1 = v_0 \cos\theta \cdot T = \frac{1}{g}(v_0^2 \sin\theta \cdot \cos\theta + v_0 \cos\theta \sqrt{v_0^2 \sin^2\theta + 2gh})$$

铅球的实际距离为

$$S = S_1 + S_2 (S_2 \text{一般通过实际测量获得})$$

例题：如图 3-23 所示，跳远运动员起跳时初速度为 9.5 m/s，初速度与水平面呈 20°的夹角，起跳时身体重心高度为 1.2 m，落地瞬时身体重心高度为 0.6 m，试计算运动员空中飞行的理论远度（$\sin 20° = 0.342$，$\cos 20° = 0.94$）。

解：已知 $v_0 = 9.5$ m/s，$\theta = 20°$，起跳时身体重心高度 $h_1 = 1.2$ m，落地时重心高度 $h_2 = 0.6$ m，则重心腾起与落地时的重心刻度差 $h = 0.6$ m。

跳远运动员空中飞行的理论远度为 S_1，据抛点高于落点的飞行远度计算公式得

$$S_1 = v_0 \cos\theta \cdot T = \frac{1}{g}(v_0^2 \sin\theta \cdot \cos\theta + v_0 \cos\theta \sqrt{v_0^2 \sin^2\theta + 2gh})$$

$$= \frac{1}{10} \times (9.5^2 \sin 20° \cos 20° + 9.5\cos 20° \sqrt{9.5^2 \sin^2 20° + 2 \times 10 \times 0.6})$$

$$\approx 7.14 (\text{m})$$

答：跳远运动员的理论飞行远度为 7.14 m。

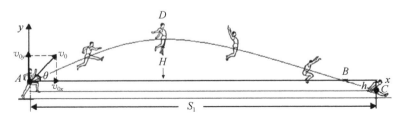

图 3-23　跳远运动员的飞行远度

3）抛体运动的规律

第一，影响抛体飞行距离的因素。在抛点和落点于同一水平面的斜抛运动中，从远度公式 $S = v_0^2 \sin 2\theta / g$ 可以看出，影响远度的因素有抛射角 θ、初速度 v_0。当 θ 角不变时，远度 S 和初速度 v_0 平方成正比。当初速度 v_0 不变时，远度 S 同抛射角 θ 2 倍的正弦（$\sin 2\theta$）成正比。其中初速度的影响是主要的。因此，要增加抛体的远度，首先要尽可能提高抛体的初速度。标枪、跳远的助跑、推铅球的滑步、投掷铁饼、链球的旋转，目的都是增加抛体的初速度。因此，在追求远度的项目中，首先强调增大初速度，其次考虑抛射角的问题。

从抛体运动的 3 个重要参量飞行时间[式（3-35）]、最大高度[式（3-36）]、远度[式（3-37）]来看，3 个重要特征参量都取决于初速度 v_0 和抛射角 θ。全程飞行时间 T 和最大高度 y_{max}（由初速度的竖直分量决定）与水平运动无关。最大高度与全程飞行时间存在如下关系：

$$y_{max} = \frac{1}{8}gT^2$$

$$T = \sqrt{\frac{8y_{\max}}{g}}$$

$$(3-39)$$

抛体远度由竖直分运动(它决定飞行时间)和水平分运动共同决定。因此,要增大远度,分运动的情况必须予以考虑。因此,在以获取远度为目的的运动中,初速度的方向(θ)是必须考虑的重要因素(因为它决定分运动的情况)。

第二,影响抛体高度的因素。从式(3-36)得知,抛体高度与初速度的垂直分量的平方成正比,故要增大抛体高度,唯有增加初速度的垂直分量,即增大抛射初速度 v_0,或增大抛射角 θ。在相同初速度 v_0 的件下,抛射角 $\theta = 90°$ 时,抛射高度获取最大值。在跳高中,为了达到最大的腾起高度,运动员应尽可能地增大起跳的腾起角。

（2）圆周运动

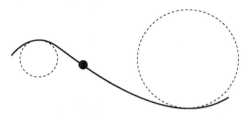

图 3-24 质点的一般曲线运动与圆周运动的关系

运动轨迹是圆的运动称为圆周运动。圆周运动是质点曲线运动中比较常见的运动形式,如行星绕太阳的运动;运动员做单杠大回环运动;旋转掷铁饼时运动员身体及铁饼的圆周运动;人体内运动环节绕关节轴转动时环节上各点都绕同轴做圆周运动。质点的一般曲线运动,理论上曲线上某一有限区域也是某一圆周的一部分(图 3-24),这类问题在实际中也是运用圆周运动理论进行处理。因此,质点的圆周运动理论是质点运动学的重要内容。

圆周运动根据运动质点的速率变化与否,分为匀速圆周运动和非匀速圆周运动(图 3-19)。

一个做圆周运动的质点,如果在任何相等的时间内通过的路程都相等,称为匀速圆周运动。做匀速圆周运动的质点,速度大小保持不变,而其方向每时每刻都在变化。

设做匀速圆周运动的质点在 Δt 时间内通过的路程(弧长)是 Δs,其运动速率为

$$v = \Delta s / \Delta t$$

质点做圆周运动的快慢也可以用角速度来描述。如果质点在 Δt 时间内经过弧长所对的圆心角为 $\Delta \varphi$,其角速度的大小为

$$\omega = \Delta \varphi / \Delta t$$

设圆周运动的半径为 R,因为有 $\Delta s = R \cdot \Delta \varphi$ 的关系($\Delta \varphi$ 以弧度为单位),所以有

$$v = \Delta s / \Delta t = R \cdot \Delta \varphi / \Delta t = R \cdot \omega$$

$$(3-40)$$

做圆周运动质点的速度方向每时每刻都在变化,故匀速圆周运动是一种变速运动。既然是变速运动,一定存在着加速度。历史上是克里斯蒂安·惠更斯(Christian Huygens,1629~1695 年)首先于 1673 年提出了向心加速度的理论(实际上牛顿在 1665~1666 年已提出了这一理论,但他在 1687 年才发表,比惠更斯迟了 14 年)。惠更斯确定向心加速度

的方法见图 3-25。运动的质点若没有加速度,质点在 Δt 的时间内从 A 点以速度 v 匀速运动到 B 点,实际上质点做圆周运动,在 Δt 时间内从 A 点运动到了 C 点,可以认为是由于质点同时参与了另一个由 B 点到 C 点的匀加速运动,所以有

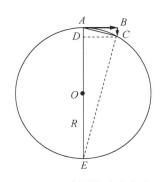

$$AB = v \cdot \Delta t$$

$$BC = \frac{1}{2}a\Delta t^2$$

图 3-25 惠更斯确定向心加速度的方法

因为 $\triangle ABC \backsim \triangle DCE$,则有

$$AB : BC = (2R - BC) : DC$$

$$AB^2 = (2R - BC) \cdot BC$$

因 Δt 很小,BC 远小于 $2R$,则有

$$AB^2 = 2R \cdot BC$$

即

$$v^2 \cdot \Delta t^2 = 2R \cdot \frac{1}{2}a \cdot \Delta t^2$$

所以

$$a = \frac{v^2}{R}$$

当 Δt 很小时,可看出 BC 是指向圆心 O 的,所以把这个加速度称为向心加速度,通常用 a_n 表示。

向心加速度也可用角速度表示,因为 $v = R \cdot \omega$,则有

$$a_n = R \cdot \omega^2$$

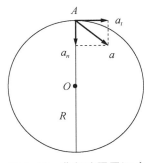

图 3-26 非匀速圆周运动的合加速度

由此可知,在匀速圆周运动中,向心加速度的大小是不变的,它的方向每时每刻都在变化,但总是指向圆心,所以匀速圆周运动既不是匀速运动,也不是匀变速运动,而是一种变加速运动。

对于非匀速圆周运动,不仅存在向心加速度,而且由于速度的大小也在发生变化,故存在一个切向加速度,其切向加速度的大小为

$$a_t = \frac{\Delta v}{\Delta t} = \frac{R \cdot \Delta \omega}{\Delta t} = R \cdot \beta$$

做变速圆周运动的质点的合加速度(图 3-26)为

$$a = a_n + a_t \tag{3-41}$$

人体环节转动时,环节内各质点做圆周运动的速度大小和方向每时每刻都在变化,故有其法向加速度和切向加速度的存在,理论上,各质点合加速度方向与其拉力方向一致。

四、刚体运动学

刚体是由无数质点组成的联合体,在点的运动学基础上可以研究刚体的整体运动及其刚体上各点运动之间的关系。

刚体的基本运动形式包括平动、转动、复合运动三种。

(一)刚体平动

人体运动中经常会见到需要保持某一姿态运行形式。例如,骑自行车时人体躯干的运动;滑冰运动员保持某一姿态的自由滑行。再如,生活中所见到的汽车、火车的车辆运行等。这类运动都有一个共同特点,即如果在物体内任取一条直线,运动过程中这条直线始终保持平行,并且长度不变,这种运动称为平行移动,简称平动。平动物体的运动轨迹可以是直线,也可以是曲线。

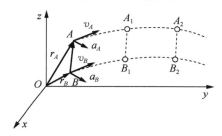

图 3-27 物体平动示意图

设物体做平动(图 3-27),在物体内任选两点 A 和 B,令点 A 的矢径为 r_A,点 B 的矢径为 r_B,则两条矢端曲线就是两点的轨迹。根据矢量运算规则可知:

$$r_A = r_B + \overrightarrow{BA}$$

当物体平动时,线段 AB 的长度和方向不变化,则 $\overrightarrow{BA}$ 是恒矢量,对时间的导数为零。

根据运动速度计算方法,则有

$$\dot{r}_A = \dot{r}_B = v_A = v_B$$

$$\dot{v}_A = \dot{v}_B = a_A = a_B$$

因为 A、B 是运动物体内任选的两点,由此可以得出:运动物体平动时,其上各点的轨迹形态相同,每一瞬时,各点的速度、加速度相同。因此,运动物体平动时,可以归结为研究物体内任一点(如质心)的运动,即应用质点运动学理论方法研究物体平动问题。

(二)刚体转动

人体的千变万化的机械运动,都是以人体环节为杠杆,以关节为支点的转动所形成的,转动是人体运动的最基本形式。因此,学习掌握转动运动学基本理论,是理解分析人体环节运动规律的基础。

所谓转动是指,运动过程中如果物体上各点都绕同一直线(转轴)做圆周运动,即物体内各质点的运动轨迹是一个圆(圆周的一部分),这一运动方式称为转动。

对于刚体转动,通常运用角位移、角速度、角加速度等力学变量进行描述。关于基本变量的定义,在本章节的"人体运动学的基本力学变量"部分已作介绍,在此不再进一步说明。

1. 匀速转动

如果刚体的角速度不变,即 ω = 常量,这种转动称为匀速转动,依照质点的匀变速运动方程,可得

$$\varphi = \varphi_0 + \omega t \tag{3-42}$$

式中,φ_0 是 $t=0$ 时的初时角位移;ω 为转动的平均角速度;t 为转动时间。

2. 匀变速转动

如果刚体的角加速度不变,即 β = 常量,这种转动称为匀变速转动。依照质点的匀变速运动方程,可得

$$\omega = \omega_0 + \beta t \tag{3-43}$$

$$\varphi = \omega_0 t + \frac{1}{2}\beta t^2 \tag{3-44}$$

$$\omega^2 - \omega_0^2 = 2\beta\varphi \tag{3-45}$$

通过上述基本方程,可以完成转动体角量之间的计算与转换,以评价物体转动的基本力学特征与规律。

3. 转动体内各质点速度特征

转动体内质点的速度是指物体绕点或轴转动时,质点的线速度。据 $v = R\omega$ 可知,转动体内任一质点的速度大小,等于转动体的角速度与该点到转轴的垂直距离(半径)的乘积,它的方向沿圆周的切线而指向转动的方向。

用一垂直于轴线的平面横截转动物体,得一截面 $ABCD$(图 3-28)。根据上述结论,在该截面上的任一条通过轴心的直线上,各点的速度按线性规律分布,速度量级形成一速度梯度三角形。

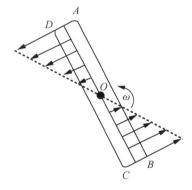

图 3-28　转动体内质点的速度线性分布

当角速度 ω 一定时,线速度 v 与半径 R 成正比。即离转轴越远,其线速度越大。当半径 R 一定时,线速度 v 与角速度 ω 成正比。

在转动中,用角速度 ω 从整体上描述物体转动的快慢,用线速度 v 具体地考察转动物体点的运动快慢。

例题: 踢球时,以膝关节为支点,设膝关节转过 85° 所用时间为 1 s,小腿长(半径)为 46 cm,求踢球时足的平均角速度 $\overline{\omega}$,足移动的距离 L(弧长)和线速度 v。若整个下肢长 86 cm,以髋关节为支点摆动整个下肢踢球,且角速度 $\overline{\omega}$ 不变,求足的运动速度 v'(线速度)。

解: 以膝关节为支点时,半径 $R = 0.46$ m,则有

$$\overline{\omega} = \frac{\Delta\varphi}{\Delta t} = \frac{85/57.3}{1} \approx 1.483 \ (\text{rad/s})$$

$$L = R \times \Delta\varphi = 0.46 \times 85/57.3 \approx 0.682 \text{ (m)}$$
$$v = R \cdot \omega = 0.46 \times 1.483 \approx 0.682 \text{ (m/s)}$$

以髋关节为支点,半径 $R' = 0.86$ m,则有

$$v' = R' \times \omega = 0.86 \times 1.483 \approx 1.28 \text{ (m/s)}$$

上面的计算表明,角速度 ω 不变时,转动半径增长,则线速度增加($v' > v$)。

(三)刚体复合运动

人体的运动往往不是单纯的平动或转动,绝大多数是既有平动又有转动的复合运动。如走、跑等四肢以相应关节为轴多级转动,与整个人体一起进行平动。在体育运动中,平动与转动的复合是极为多见的,在分析动作时,根据需要可对人体进行整体运动分析,也可以对局部肢体的运动进行分析。研究中通常将复合运动分解为平动和转动两部分分别进行讨论,然后再加以综合,以达到简化的目的。

第二节 人体运动的生物力学描述

质点、刚体运动学理论,为我们认识分析人体运动过程中的点与体的运动描述提供了理论基础,本部分基于影像解析资料,以人体运动中描述的基本算法进行简单介绍。

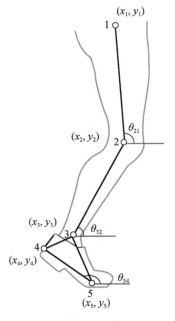

图3-29 关节点及环节角度定义

一、人体运动关节点的描述

基于运动影像资料的人体运动分析,关节点及身体内某些特征点的基本描述更多情况下应用直角坐标记录点的位置,影像资料拍摄频率决定了点记录的疏密程度。点描述的基本方法,参见质点运动学理论。

运动影像资料是以适宜的拍摄频率记录下来的运动图像资料,每一幅图像可以看作运动动作的每一瞬时每一关节点的图像位置坐标,确定点的位置(图3-29),若干幅图像的同点位置坐标连接起来,形成点的运动轨迹,从而计算点的位移、路程等参量。

关节点的每瞬时速度的计算方法如下:

根据质点运动学原理,对位移数据进行有限差计算即可求出速度。如速度公式 $v = \Delta x/\Delta t$ 可标出 x 轴方向的速度。这里,$\Delta x = x_{i+1} - x_i$;Δt 为相邻两次采样之间的时间间隔($\Delta t = 1/$ 拍摄频率)。

这样算出的速度并不代表在两个采样瞬间的速度,它是表示两采样的中间一瞬时的速度。要确定导出的速度与位移数据的对应关系时,这样计算速度会在后面产生误差,而

在时间上二者不是同步的。要解决某瞬时速度问题，应以 $2\Delta t$ 计算，而不用 Δt 为基础计算。这样在第 i 个采样瞬间的速度为

$$\begin{cases} v_{xi} = \dfrac{x_{i+1} - x_{i-1}}{2\Delta t} \\[2mm] v_{yi} = \dfrac{y_{i+1} - y_{i-1}}{2\Delta t} \\[2mm] v_{zi} = \dfrac{z_{i+1} - z_{i-1}}{2\Delta t} \end{cases} \tag{3-46}$$

关节点的瞬时合速度大小为

$$v = \sqrt{v_{xi}^2 + v_{yi}^2 + v_{zi}^2} \tag{3-47}$$

方向余弦为

$$\begin{cases} \cos \alpha = \dfrac{v_{xi}}{v} \\[2mm] \cos \beta = \dfrac{v_{yi}}{v} \\[2mm] \cos \gamma = \dfrac{v_{zi}}{v} \end{cases} \tag{3-48}$$

同样，加速度的计算如下：

$$\begin{cases} a_{xi} = \dfrac{v_{xi+1} - v_{xi-1}}{2\Delta t} \\[2mm] a_{yi} = \dfrac{v_{yi+1} - v_{yi-1}}{2\Delta t} \\[2mm] a_{zi} = \dfrac{v_{zi+1} - v_{zi-1}}{2\Delta t} \end{cases} \tag{3-49}$$

二、人体运动环节描述

（一）肢体环节的空间绝对角度计算

依据肢体环节的两端点坐标数据可以计算出环节的空间绝对角度。图 3-29 是有 5 个关节标志点的三环节系统。标志点 1 和 2 确定矢状面上大腿的位置。根据习惯用法，所有角度都是从水平向右的方向为 0° 起，按逆时针方向计算关节角度。照此，θ_{21}、θ_{32}、θ_{54} 分别是大腿、小腿及足在空间的绝对角度，其计算方法是

$$\theta_{21} = \arctan \frac{y_1 - y_2}{x_1 - x_2}$$

$$\theta_{32} = \arctan \frac{y_2 - y_3}{x_2 - x_3}$$

即按下面通式计算：

$$\theta_{ij} = \arctan \frac{y_j - y_i}{x_j - x_i} \qquad (3-50)$$

式中，i、j 分别指环节的远、近端。

根据上述两个相邻环节确定的空间绝对角度，计算出各关节的相对角度。

（二）肢体关节相对角度计算

为了便于描述角度的大小和位移方向，每个关节都有相应的习惯用法。例如，膝关节全伸时，可用180°或0°弯曲来表示，小腿相对大腿向后摆动时，定义为屈膝。根据绝对角的定义可计算出各关节的相对角度。例如，计算膝关节的相对角度：

$$\theta_k = 180° - (\theta_{21} - \theta_{32}) \quad （膝全伸时为 180°）$$

或

$$\theta_k = \theta_{21} - \theta_{32} \quad （膝全伸时为 0°）$$

如果 $\theta_{21} > \theta_{32}$，则为屈膝；如果 $\theta_{21} < \theta_{32}$，则为伸膝。

对于踝关节的相对角度的定义有所不同，踝关节平衡位时小腿和脚之间的角度是90°，因此，踝关节的相对角度为

$$\theta_a = \theta_{32} - \theta_{54} + 90°$$

如果 θ_a 为正，则为踝关节跖屈；如果 θ_a 为负，则为踝关节背屈。

例题：依据表3-1提供的影像解析数据，计算第13幅画面大腿、小腿的空间绝对角度及膝关节、踝关节相对角度，关节点序列参考图3-29。

表3-1　人体运动影像解析原始数据（下肢）　　　　　单位：cm

肢体	画面	坐标	1	2	3	4	5
	11	x	110.75	105.65	76.74	68.05	78.21
		y	104.5	64.13	34.78	32.37	21.73
	12	x	113.56	109.83	79.43	70.61	79.30
		y	104.09	63.92	36.68	35.55	23.37
右腿 （摆动）	13	x	116.33	114.28	82.53	73.73	80.96
		y	103.95	63.80	38.70	38.80	25.33
	14	x	119.01	118.88	85.98	77.31	83.31
		y	103.86	63.85	40.73	41.86	27.46
	15	x	121.58	123.51	89.75	81.23	86.39
		y	103.86	64.13	42.61	44.45	29.53

肢体	画面	坐标	1	2	3	4	5
左腿 （支撑）	11	x	114.94	130.59	134.83	129.58	145.20
		y	107.46	69.89	26.99	19.52	19.15
	12	x	117.16	132.41	134.94	129.51	145.17
		y	108.06	70.11	27.01	19.52	19.03
	13	x	119.32	134.02	135.02	129.46	145.14
		y	108.06	70.25	27.06	19.53	19.01
	14	x	121.46	135.45	135.11	129.47	145.13
		y	109.02	70.31	27.13	19.53	19.04
	15	x	134.65	136.73	135.24	129.54	145.14
		y	109.37	70.32	27.19	19.55	19.10

解：第 13 幅画面环节空间绝对角度及关节相对角度计算：

右腿：

$$\theta_{21(13)} = \arctan \frac{103.95 - 63.80}{116.33 - 114.28} = \arctan 19.585\,4 \approx 87.08°$$

$$\theta_{32(13)} = \arctan \frac{63.80 - 38.70}{114.28 - 82.53} = \arctan 0.790\,6 \approx 38.33°$$

$$\theta_{54(13)} = \arctan \frac{38.80 - 25.33}{73.73 - 80.96} = \arctan(-1.863\,1) \approx 118.22°$$

$$\theta_{k(13)} = 180° - (\theta_{21} - \theta_{32}) = 180° - (87.08° - 38.33°) = 131.25°$$

或

$$\theta_{k(13)} = \theta_{21} - \theta_{32} = 87.08° - 38.33° = 48.75°$$

$$\theta_{a(13)} = \theta_{32} - \theta_{54} + 90° = 38.33° - 118.22° + 90° = 10.11°（足跖屈）$$

左腿：

$$\theta_{21(13)} = \arctan \frac{108.06 - 70.25}{119.32 - 134.02} = \arctan(-2.572\,1) \approx 111.24°$$

$$\theta_{32(13)} = \arctan \frac{70.25 - 27.06}{134.02 - 135.02} = \arctan(-43.19) \approx 91.31°$$

$$\theta_{54(13)} = \arctan \frac{19.53 - 19.01}{129.46 - 145.14} = \arctan(-0.033\,2) \approx 178.1°$$

$$\theta_{k(13)} = 180° - (\theta_{21} - \theta_{32}) = 180° - (111.24° - 91.31°) = 160.07°$$

或

$$\theta_{k(13)} = \theta_{21} - \theta_{32} = 111.24° - 91.31° = 19.93°$$

$$\theta_{a(13)} = \theta_{32} - \theta_{54} + 90° = 91.31° - 178.1° + 90° = 3.21°（足跖屈）$$

（三）肢体转动的瞬时角速度

$$\omega_i = \frac{\theta_{i+1} - \theta_{i-1}}{2\Delta t}(i = 1, 2, \cdots, n-1)$$

上述计算是获取肢体环节在空间绝对角速度的大小,若计算关节角速度,则需要完成各关节相对角度的计算之后,应用上述计算方法。

（四）肢体转动的瞬时角加速度

$$\beta_i = \frac{\theta_{i+1} - 2\theta + \theta_{i-1}}{\Delta t^2} \quad (i = 1, 2, \cdots, n-1)$$

请同学依据数据表 3-1,自己完成摆动腿膝关节的角速度及角加速度计算。

三、人体运动的运动学特征

（一）人体运动学特征

人体运动学特征指能从不同角度、不同层次反映与评价人体运动外在特征与规律的一些运动学数据。

（二）人体运动学特征分类

人体运动学特征根据其特性可分为三类:空间特征、时间特征、时空特征。

1. 空间特征

空间特征仅反映运动在空间上面的一些特点,而与时间的具体数值没有直接关系。例如(以跑动为例),整个动作或动作各阶段始末的位置坐标、环节或关节的角度、重心的运动轨迹、各阶段重心发生的位移等。对于跑步而言,文献资料中常出现的空间特征有着地角(着地时支撑点和重心连线与水平线所夹的锐角),离地角(离地前一刻支撑点和重心连线与水平线所夹的锐角),单步步长,着地距离(着地时着地点离重心的水平距离),后蹬距离(离地时支撑点与重心之间的水平距离),腾空距离(腾空时重心前移的距离)。

2. 时间特征

时间特征仅反映运动同时间的关系,并不牵涉空间的概念,如运动何时开始、何时结束(时刻)、运动持续多久(持续时间)、运动的频率、动作的时间结构(节律)等。对于跑步而言,文献资料中常出现的时间特征有单步步频(单位时间里所跑的步数,单位是赫兹,Hz),单步时间(它与单步步频互为倒数),支撑时间,腾空时间,前支撑时间,后支撑时间,缓冲时间,蹬伸时间,单步时间节律,支撑时间节律等。

所谓运动的"节律"是指动作各阶段持续时间之比,反映动作各个阶段在时间上的相互关系。例如,单步时间节律是支撑时间与腾空时间之比;支撑时间节律是前支撑时间与后支撑时间或者缓冲时间与蹬伸时间之比。

3. 时空特征

人体(包括人体的某一部分)在空间位置随时间变化的快慢(速度或称运动状态)以及运动状态随时间的变化,即加速度。对于跑步而言,文献资料中常出现的时空特征有单步的平均速度,起跑中的最大加速度,起跑结束时的速度,前支撑阶段的速度损失,摆动腿摆动的角速度等。

第三节　人体运动学测量

人体运动学主要研究人体运动的外貌特征与规律。主要的测量手段是运用影像学的方法,记录人体运动的影像资料。进行图像解析获取人体主要关节点和某些特殊标志点的平面位置坐标,运用数值计算方法获取某些具有表征人体运动规律的特征点的运动轨迹、位移、速度及运动环节的角运动特征参量,也可以通过数值计算[直接线性变换法(direct linear transform,DLT)]将平面位置坐标转换为空间坐标,完成人体空间运动的描述。人体运动学测量中,也可通过一些简单实用的测量装置,完成人体运动参量的直接测量,如运用关节角度计直接测量人体运动的某重要关节角度参数,应用加速度计(一维、二维、三维)可以直接测量环节运动的线加速度。近几年来,随着传感技术的发展,应用大面积的柔性阵列触压传感技术,运用其触压信息即完成人体运动学参数的直接测量。

一、运动学测量技术

(一)运动影像测量技术

迄今为止,影像学测量技术是人体运动学测量的主要手段。1878 年迈布里奇(Muybridge,1830~1904 年)利用有序排列的 24 台照相机,第一次拍摄了马奔跑的连续图片(图 3-30),开启了人类连续摄影技术的发明与发展的历史。1882 年法国生物学家马莱受到迈布里奇的《奔马》连续图片的启示,经过多年的研究,于 1888 年发明了固定底片式连续拍摄的"摄影枪",标志着人类第一台摄影机的诞生。摄影技术的发展总体上来讲主要表现在摄影镜头的改进完善(单透镜到多透镜组)、影像感觉材料发展与应用(氯化银感光材料到录像带应用)及特殊光源的应用(X 线、红外线等)。感光材料新技术的应用,促进了摄影技术由摄影到摄像的发展,尤其是 20 世纪 90 年代电荷耦合元件(charge coupled device,CCD)、互补金属氧化物半导体(complementary metal oxide semiconductor,CMOS)技术发展与应用,使现代的摄影技术进入了数码电子技术时代,实现了摄影技术与计算机技术的完美结合。

摄影(像)技术为人体运动学研究提供了重要的方法与手段。普通摄像机的拍摄速度是 25 帧/秒(1 帧 2 场)(或 30 帧/秒,北美),这种普通摄像速度对人体一般的动作是足够的,但对快速运动项目的定量分析就太慢了。人体运动研究中,一般是利用高速度摄影(像)获取人体运动图像资料,运用计算机技术在高于人的肉眼分辨率百倍、千倍的层次上研究人体运动特征与规律。

运动摄影(像)方法根据机器的架设及追踪运动体的特点,可分为平面定点定机摄影(像)法、平面定点跟踪摄影(像)法、平面定轨跟踪摄影(像)法、立体定点定机摄影(像)法、立体定点跟踪摄影(像)法等。本部分主要介绍临床应用较为广泛的平面定点定

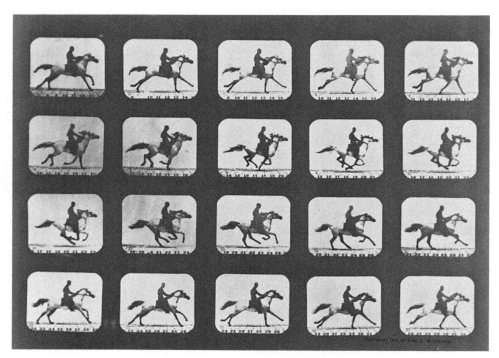

图 3-30 迈布里奇 1878 年完成的奔马图

机摄影(像)法、三维定机摄影(像)法及红外自动捕捉运动分析系统。

1. 平面定点定机摄影(像)法

平面定点定机摄影(像)法是摄影测量方法中最为简单易行的一种测量方法。它是将摄影(像)机固定在三脚架上,在摄影机的空间位置、摄距(拍摄距离)、机高、取景范围、焦距、光圈等按规定选用合适并固定不变的条件下,拍摄人体和物体的平面运动的测量方法(图 3-31)。

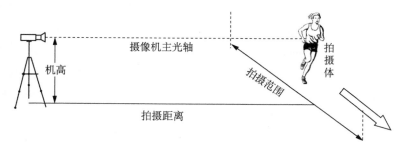

图 3-31 平面定点定机摄影(像)法示意图

平面定点定机摄影(像)法一般适用于动作(或运动周期)活动范围在 6 m 以内的拍摄,诊断技术动作以平面运动为主,如人体行走、障碍行走、慢跑等的步态分析;体育运动中短跑、跳远踏跳、体操中的前后翻转等主要以平面运动为主的运动项目等。这种采集方法的优点是现场操作较为简单、标定方便,后续的解析工作量相对较小,尤其是不影响人体运动。不足之处是只能测出人体或物体在垂直于摄影机主光轴平面上的运动参数,测量范围较小。

（1）摄像机的选择

根据拍摄的运动项目特点和运动技术分析的需要选择合适的影像拍摄系统。摄像机从拍摄录像的速度上可分为常速与高速摄像机。常速摄像机是指拍摄的录像信号和通常电视信号速度一样,即 25 帧/秒(PAL 制式)（或 30 帧/秒,NTSC 制式）,一般的家用数码摄像机都是常速摄像机(图 3-32)。目前运动技术分析中比较常用的常速摄像机有杰伟世(JVC)、索尼(Sony)、松下(Panasonic)等品牌的数码摄像机,选用时要尽量考虑像素较高的摄像机以提高图像解析时的精度。凡拍摄速度高于常速(25 帧/秒或 30 帧/秒)的摄像机都称为高速摄像机。高速摄像机的价格一般较高,而常速摄像机则具有较合理的性价比,因此国内的医院、体育院校及相关科研单位配备常速拍摄系统相对多一些。为使常速数码摄像机能适合于拍摄运动速度较快的动作,一些摄像机提供拆分像素和减少图像分辨率(解像力)的方法,将常速下拍摄的 25 帧/秒提高到 50 场/秒(1 帧 2 场)或 100 场/秒(1 帧 4 场)。

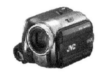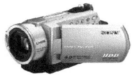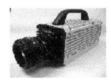

常速录像摄像机　　　　　　　　　高速录像摄像机

图 3-32　常速录像摄像机和高速录像摄像机

（2）拍摄方法

1）记录测试对象信息表,主要考虑分析中所需要的一般信息。

2）根据项目特征和技术分析要求确定拍摄范围。

3）把摄像机固定在三脚架上,按要求选用摄影机的摄距(拍摄距离)、机高、取景范围、焦距等并固定。

4）选择适宜拍摄频率:选择合适的拍摄频率对于摄影测量极为重要,万不可忽视。拍摄频率应根据测量的目的任务、受测体的运动速度和测量参数的精度要求这三点而定。在此提供一些参考数值予以借鉴。正常行走、慢跑、障碍行走、举重等相对较慢的运动项目,一般选择 50 Hz/s;100 米跑途中跑的支撑与腾空时间、跳远起跳等,一般选择 100~150 Hz/s;网球发球等类,一般选择 200~250 Hz/s;羽毛球离拍时的瞬时速度、乒乓球旋转速度等,一般需要达到高于 500 Hz/s 拍摄频率。

5）拍摄比例尺:比例尺一般用膨胀系数小的木材制成,其长度误差率应小于 1%,通常用 1 m 长、5~10 cm 宽的白色比例尺,其两端线外漆成黑色。将比例尺置于运动平面上进行拍摄。

6）拍摄所选定的运动动作、场次等内容,一并做好记录。

（3）平面定点定机拍摄注意事项

1）使用标准镜头,避免使用广角镜头或长焦镜头。在完成取景与调好焦距后,应固定镜头,以确保整个拍摄过程中焦距不变。

2）摄像机主光轴应与运动平面垂直,对准拍摄区域的中心。摄像机的机高一般应与取景高度的中点等高,在拍摄人体整体运动技术时,机高大体上与人体髋关节等高即可。另外,在场地条件允许的情况下应将摄像机安放在人体主要运动环节一侧。

3）摄像机尽可能远离运动平面,通常摄距应为拍摄范围的5~6倍,最近不得小于 10 m。

4）背景颜色应与人体颜色有较大的反差,使图像较清晰。

5）确定合适的拍摄速度。

6）正式拍摄前,要定拍摄比例尺,拍摄后可以再补拍一次以备用。

比例尺是录像拍摄时一个重要的标定工具,它提供了运动员实际尺寸与所摄画面尺寸的比例关系,是后继的数据处理不可缺少的系数指标。在平面摄像中,比例尺通常可选择水平或垂直放置,并使之处于拍摄面取景范围的中分线上,两端标志点之间的距离一般定为 1 m。在拍摄过程中,摄像机的拍摄参数发生变化,如移动机位进行下一定点的拍摄,则必须重拍比例尺。

7）拍摄时要作好备忘录,如测试时的基本情况说明(成绩、比例尺长度、拍摄距离、机高等)。

2. 三维定机摄影(像)法

立体定机摄影(像)法是采用两台或多台摄影(像)机从不同角度对同一研究对象进行同步拍摄(图 3-33),然后通过 2 台或多台机器所拍摄的平面图片获取坐标值,通过数值计算转换成三维空间坐标,计算有关的运动学参数。

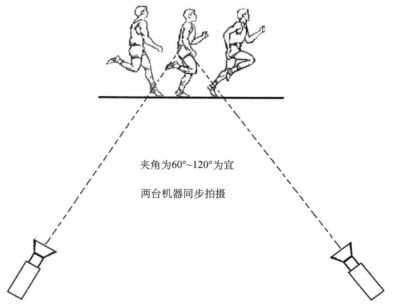

夹角为60°~120°为宜

两台机器同步拍摄

图 3-33　三维定机摄影(像)法示意图

（1）基本原理

人体运动的三维影像分析是将图像解析的二维影像坐标转换成实际空间的三维坐标而实现的。DLT 是直接建立坐标系坐标与物方空间坐标的关系式的一种算法。在 DLT 中线性变换是通过对标定框架（图 3-34）的拍摄，然后求出摄影系数来实现的。这种拍摄方法的要点是准备一个精度较高的标定框架，框架上至少要有 6 个已知坐标的标定点，运用最小二乘法可得到 11 元一次方程组，对其求解得到 11 个摄影系数，然后再求出点的三维坐标。大多数解析系统都有现成的计算软件。

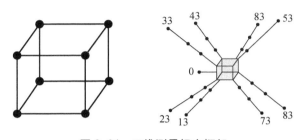

图 3-34　三维测量标定框架

（2）多机同步

用两台或多台仪器同时测量同一对象，以同一时间标准和时序（时间顺序）进行时间标记，使各机所测材料具有同一的时间标准、时序和时时（每一瞬时）对应（同时）关系，即在测量过程的每一瞬间，各机所测材料均具有同时关系。多机同步根据同步的性质可分为内同步测量方法、外同步测量方法。

1）内同步测量方法：立体摄影（像）的内同步测量方法，是每台摄影（像）机都在同一时基信号控制下，由内同步器控制实现完全同步运转（直接同步），或者每台摄影（像）机都按各自的运行频率或时钟独立运行，但都能记录一个共同的同步信号（间接同步），都能确定各种测试数据在时间上的同步位置（数据点），以此确定和分析各自测试数据之间的瞬时对应关系。直接同步要求摄影（像）机在生产制造时就具有同步功能和同步接口。现有的摄影（像）机大多不具备同步接口，即便有同步接口，也未必能保证实现同步连接。摄影（像）机生产厂家不同，信号格式和同步方式不统一，电参数的匹配不一致等，都可能影响同步连接。在人体运动影像测量时，间接同步是可行和可靠的同步测量方式。根据同步信号的传输方向，同步测试设备可分为主动同步端和被动同步端。产生同步信号的设备，称主动同步端，即同步控制器。接收同步信号的设备，称被动同步端，即摄影（像）机等记录设备。目前，在人体运动立体影像测量中常用的同步控制方法有在线控制和无线遥控。

2）外同步测量方法：立体摄影（像）测量的外同步方法是每台摄影（像）机都按各自的运行频率或时钟独立运行，但都能在拍摄画面内记录同一个"外时标"信号，进行数据分析时，都能用"外时标"信号作为时间上的同步位置，并由此确定和分析各自测试数据之间的瞬时对应关系。

外同步测量中的"外时标"采样信号,通常有"灯光同步信号"和"时钟同步信号"。需要在拍摄时摄入画面,作为同步标记。立体摄影(像)测量时,作为"外时标"同步信号的频闪灯或数字式时钟需置于各台摄影(像)机的有效视角内,以保证将其摄入各台摄影(像)机的画面。还有一种旋转式摄影(像)同步采样装置,进行立体摄影摄像操作时,需将其置于两台摄影(像)机的有效视角内。采用声控方式则由超声遥控控制其转动和停止。控制距离约在 15 m 以内。三根标准等分的指针同步旋转,使不同方位的摄影(像)机均能以较好的视角读取同步刻度。

立体摄影(像)外同步测量的技术关键是"外时标"同步信号记录和读取的精度、分辨率与清晰度。在拍摄时,应保证同步信号发生器(频闪灯、数字式时钟、旋转式刻度采样装置等)置于两台摄影(像)机均能以较好的视角拍摄的视场内。影像解析时,应以正交于画面的方向读取影像材料上的"外时标"同步信号,尤其是时钟类刻度信号。

(3)三维定点定机拍摄注意事项

1)镜头与焦距:同平面拍摄。

2)取景范围:三维拍摄的取景范围应比所要研究的运动范围略大,在确保拍摄范围的前提下,应设法使研究对象的成像尽可能地大,并处于图像中间 2/3 的画面上。两台或多台摄像机的画面中必须包括同一个参考体。

3)摄距:原则上摄影(像)机到拍摄基本平面的距离一般应大于拍摄范围的 5 倍。

4)机高:以主光轴对准动作范围的中心为宜。

5)机位:机位以设置在基本运动面的两个侧向为好,也可放在前侧,摄影(像)机的放置要考虑尽可能多地取得人体关节图像。一部摄影(像)机的主光轴可以与运动的主平面垂直,两机主光轴间的夹角最好在 60°~120°。

6)标定框架放置:标定框架必须置于运动范围的中间,特别注意坐标轴与运动平面的关系,避免给分析带来麻烦。

7)拍摄频率:两部或多部机子的拍摄频率要一致,根据所研究的动作确定拍摄频率。

3. 红外自动捕捉运动分析系统

人体运动分析中,通过自然光源获取图像信息的一般摄影(像)系统,在后续的图像处理与解析过程中,需要人工操作,耗时多,工作量巨大。随着影像科技的发展与计算机技术的应用,20 世纪 80 年代,通过红外光源获取图像信息的红外自动捕捉运动分析系统得以应用。

"红外运动影像捕捉"影像拍摄原理与一般摄像机一样,不同点是一般摄像机是以自然光为感光源收集信号,而红外运动影像捕捉系统的摄像机配有红外发光器和光滤波器(图 3-35),滤波器只

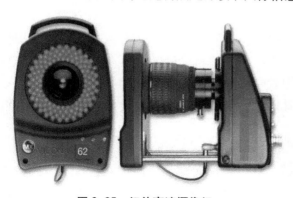

图 3-35　红外高速摄像机

允许红外发光器发出的特定频率的红外光透过镜头,可实现红外光源的影像拍摄与采集。

红外自动捕捉运动分析系统记录的不是人体的整体图像,而只追踪记录置放于人体上的有限数量的反光球(图3-36)。因此,减少了图像数据量,并能做到图像快速传输。

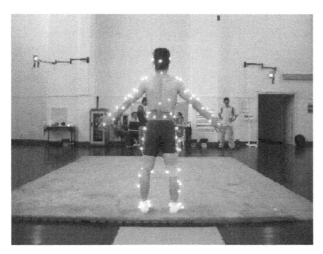

图3-36 测试对象身体上置放反光球

依据拍摄的反光球的空间位置坐标完成人体图像的三维重构,并进而计算人体运动参数(图3-37)。

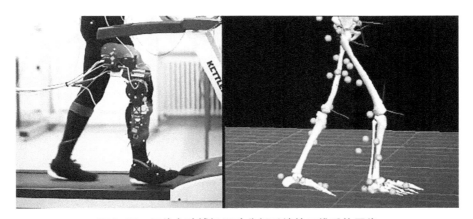

图3-37 红外自动捕捉运动分析系统的三维重构图像

(二)加速度计

依据影像解析参数,通过数值计算可以获取运动加速度参数。但由于解析过程中的随机误差、系统误差导致加速度的计算结果往往有着较大失真,因此,在实际测量中,加速度参数一般采用直接测量的方法。

加速度计实质上是测定给定加速度的情况下所产生的反作用力的测力传感器。如果一个肢体环节的加速度为a,加速度计质量块为m,则质量块的受力大小为$F = ma$,这个惯性力可用力传感器测定。用于加速度计的测力传感器通常是电阻应变片或压阻类的传感器。被加速的质量块对力传感器有一作用力,由于传感器电阻的变化产生一个变化的电压信号 V 输出,电压 V 与力存在固定的对应关系。由于质量块为已知常数 m,因此电压 V 也就与加速度存在固定的对应关系,从而实现加速度的测量(图 3-38a)。

加速度可以朝向或背离传感器面,由此测量的输出信号有正负之分,代表了加速度方向与运动方向的关系。人体运动是以环节转动为基础的,因此实际测量中不能确保加速度矢量的方向垂直于力传感器面。如图 3-38a 所示,对于做平面运动的环节,加速度矢量可分为垂直于传感器面的法向分量和平行于传感器面的切向分量,一维加速度计只是测量法向分量 a_n,并没能测量切向分量 a_t 及合加速度 a,因此,这是运用一维加速度计进行环节运动的加速度测量时应该考虑的基本问题。在环节运动加速度测量中应尽可能使用二维或三维加速度计。三维加速度计就是把三个加速度计相互垂直地固定在一起,同时要求每个加速度计的作用方向和它的轴方向一致。即使是用了三维加速度器固定在肢体上,由于肢体的旋转也会使加速度的测定存在一些问题。图 3-38b 中的两种情况下,虽然腿是在相同的"绝对"方向上产生如矢量 a 所示的加速度,但它们的法向加速度 a_n 都截然不同。因此,加速度计只能在空间方向变化不大的运动中使用,或者在专门设计的一些运动中配合运动影像使用。

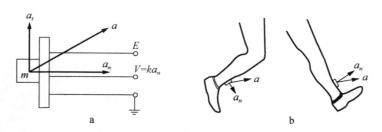

图 3-38　加速度计及其测量分量示意图
a_n 为法向加速度;a_t 为切向加速度;E 为电源

(三)数字化运动场地技术

随着现代传感技术的发展,可利用柔性阵列传感技术测试人体站立或运动过程中足底触压信息,获取人体足底触压的空间与时间变量,计算某些运动学参量,并能做到精确、灵敏、稳定、高频响应,而且能够通过计算机技术应用做到实时反馈与进程再现。

上海体育学院与中国科学院合肥智能机械研究所联合研发的可移动式数字运动场地,是基于柔性阵列压力传感技术的应用,实现了运动学信息采集与快速反馈的测量系统。该系统主要由大规模柔性传感器阵列、扫描电路单元、计算机等组成。

柔性阵列压力传感器是采用丝网印刷工艺技术在高性能聚酯薄膜上印刷、套印Pd-Ag 导体,碳基应变电阻,低温包封介质,构成基本的惠斯通全桥/半桥/单点测试电路。该传感器点阵密度可达每平方厘米 9 点,并具有重复测量稳定、灵敏度高等特点(图 3-39)。

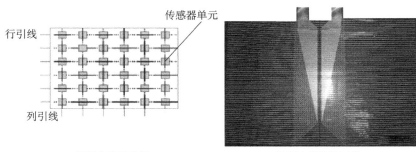

印刷电路示意图　　　　　　　印刷电路实物图片

图 3-39　印刷式结构阵列传感器

柔性阵列压力传感器置于坚固基板上,表面覆盖保护胶层构成数字化场地板块(图 3-40)。多板块通过内销钉连接并固定,组合成数字化运动场地(图 3-41)。

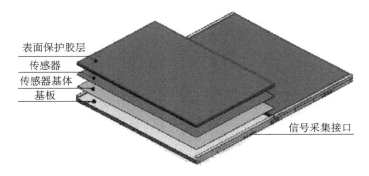

图 3-40　数字化场地板块示意图

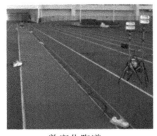
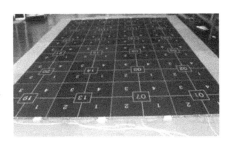

数字化跑道　　　　　　　　　数字化场地

图 3-41　组装数字化运动场地

二、数字转换技术

(一)模数转换(数字化)

把模拟信号转换为数字信号的过程称模数转换,即信号数字化过程。大多数生物信号都是模拟量,信号处理需进行模数转换。

采样过程是把一个连续时间信号转换为一个离散时间信号的过程,通常是由 A/D 转换器完成。A/D 转换器就如同一个电子开关(图 3-42),如果设定采样频率 f,则开关每隔 $T = 1/f$ 秒短暂闭合一次,将连续信号接通,得到一个离散点的采样值。假设开关每次闭合的时间为 τ 秒($\tau \ll T$),则采样器的输出是一串周期为 T、宽度为 τ、幅度为在这段 τ 时间内原始信号的幅度的脉冲,将该输出脉冲进行幅度量化编码后即得到采样的数字信号。理想情况下,令 $\tau \to 0$,采样输出脉冲的幅度就精确地代表输入信号在该离散时间点上的瞬时值,此时的采样称为理想采样。

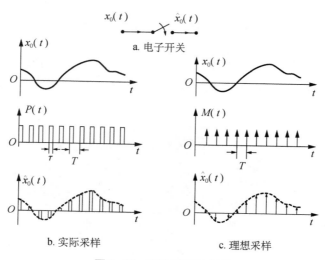

图 3-42　信号采样示意图

$x_0(t)$ 为原始模拟信号;$P(t)$ 为周期脉冲序列;$M(t)$ 为理想
脉冲序列;$\hat{x}_0(t)$ 为采样后的信号

信号采样,首先应了解该模拟信号的基本特征,即幅度特征和频率特征。在了解信号特征基础上确定采样频率及采样精度。

采样频率是指单位时间内的采样次数,单位为次/秒,简记为 Hz。

采样精度是指对模拟信号采用多少位的数字来表达,常用的有 8 位、10 位、12 位、16 位等。位数越多,精度越高。

图 3-43 示意了将模拟信号转换为数字信号的基本过程。首先是一个随时间连续的模拟信号(如力-时间、加速度-时间、肌电电位-时间信号等)在采样保持电路内被转换为一系列的短时间间隔的脉冲,每个脉冲的幅值与采用时所处时刻信号的幅值相等。最后一个阶段是将采样脉冲的幅值与极性转换为数字,通常是二进制编码。例如,一个 12 位二进制编码可以表示 $2^{12} = 4\,096$ 电平(levels)。它表示原始采样的模拟信号可分为 4 096 个幅度等级,每个等级用一个代码表示。每个采样编码(由 0 和 1 组成)形成一个 12 位二进制的字节并迅速存入计算机的内存以备调用。如果一段 5 s 的信号以每秒 100 次的采样频率转换后将有 500 个数据字节存入内存,以代表 5 s 的原始信号。

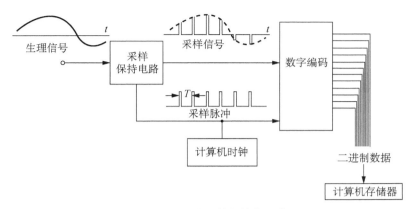

图 3-43 生理信号模数转换示意图

引自 Winter D A, 2009. Biomechanics and motor control of human movement［M］.
New York：John Wiley Sons

（二）采样定理

处理任何模拟信号都需要遵循采样定理。采样定理可以描述为被处理信号的采样频率必须至少设定为原始信号自身最高频率的 2 倍。至于采样过程的具体数学描述在此不作说明。如果采样时的频率太低会导致频谱混叠的误差，即在采样数据中出现原始信号中不具有的错误频率信息。如图 3-44 所示，用相同的采样间隔 T 对 2 组信号进行采集。信号 1 在每个周期内采样约 10 次，很好地反映了原始信号特征；信号 2 每个周期内采样少于 2 倍，一个周期内只有一次采集，违背了采样定理，导致原始信号严重失真。

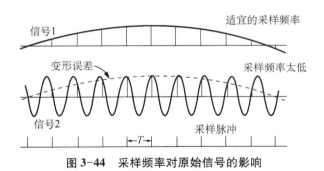

图 3-44 采样频率对原始信号的影响

引自 Winter D A, 2009. Biomechanics and motor control of human movement［M］.
New York：John Wiley Sons

（三）运动影像数字化技术（图像解析）

现代数码摄像技术的应用，虽然完成影像资料存储格式的数字化，但要完成运动参数计算，则需获知人体关节标志点的位置坐标，构建人体杆图。因此，对运动影像，即使是数码存储格式的运动影像的图像解析工作也是必不可少的工序。

图像解析是对计算机显示屏上的运动影像，用指针、光标在欲测量图像的解剖标志点上单击，解析软件自动读取该点的 x、y 坐标值并加以存储（图像解析关节点的确定参见第二章第三节）。

对于具有自动识别功能的运动影像捕捉系统,计算机通过对追踪点的跟踪,在已建立的坐标系中进行自动计算,完成人体运动图像的数字化。

运动解析程序将人体各关节点的像空间坐标转换为真实空间中的坐标(像空间坐标乘以比例系数),建立原始数据文件,并依此数据计算分析人体运动参数。

三、原始数据处理

通过运动图像解析获取的坐标数据称为原始数据。原始数据中往往掺杂有噪声。噪声总体上归结为两大类:系统误差和随机误差。系统误差——由测量系统(包括测量者)本身的精密度所引起的有规律性的误差。当人们了解了这种误差规律以后,是可以设法减小甚至消除的。随机误差——由多种因素所引起的不确定性的且无一定规律误差。这类误差在图像解析中占主要地位,如图像解析过程中确定身体标志点中心或前后图片确定同一关节点中心的人为误差、转换器本身的精度等。这类误差需要运用平滑处理的数学方法来减小它对数据的影响(图3-45)。数据平滑的方法有很多,在对人体运动学原始数据处理中,多运用低通数字滤波法。在此仅对一些常见的数据平滑方法做简单介绍。

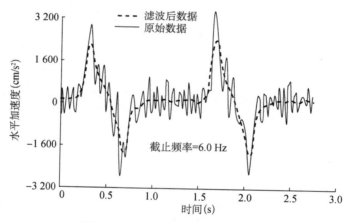

图3-45 原始数据平滑处理示意图

引自戴维·温特,1990.人体运动生物学[M].刘志诚,李诚志,译.北京:人民体育出版社

(一)数字滤波

一个数字滤波器就是一个具有权重的移动平均。在确定了截止频率的前提下,数据点在平均处理过程中即可根据系数分配权重。在低通滤波情况下,高于截止频率部分的信号经滤波后衰减,低于截止频率的部分不受影响(图3-46)。低通数字滤波法经常应用于运动学原始数据的处理。

(二)多项式平滑

任意n个数据点可以用自由度为$n-1$的多项式来进行拟合。该多项式将会穿过所有的点,因此不会对数据产生平滑的效果。通过消除高阶项可达到数据平滑的目的。

其将数据限制在低频变化之内,因此其不能使所有的数据通过。大部分人体的运动可以用 9 次或低于 9 次的多项式进行描述。多项式表达式用一系列的系数来表示整个数据集,因此可以极大节省计算机的存储空间。多项式还可以很容易地以不同的时间间隔进行插值,使得求导相对比较容易。然而,多项式容易使信号失真。在实际应用中,除非信号可以用确定的多项式表示,否则尽量避免使用多项式拟合法。例如,使用 2 次(抛物线)多项式拟合人体质心在垂直方向的空中运动是适合的。然而,在步行过程中人体重心运动轨迹的多项式方程则是未知的。

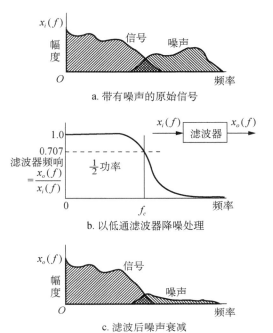

a. 带有噪声的原始信号

b. 以低通滤波器降噪处理

c. 滤波后噪声衰减

图 3-46　低通滤波示意图

引自戴维·温特,1990. 人体运动生物力学[M]. 刘志诚,李诚志,译. 北京:人民体育出版社

(三)移动平均处理

三点平均法通过将每个数据点 $p(n)$ 替换为 $p(n-1)$、$p(n)$、$p(n+1)$ 的平均值。五点平均法使用 $p(n-2)$、$p(n-1)$、$p(n)$、$p(n+1)$、$p(n+2)$ 五点的平均值替换 $p(n)$,从而可以获得比三点平均法更为平滑的效果。需要注意在数据的开始和尾部具有不明确的数据。这种方法非常容易使用,但不能有效区分信号和噪声。其将会使有效信号成分衰减而不会影响噪声成分。在这方面数字滤波是更好的选择。

四、数据分析

数据分析是指对平滑后的原始数据进行数学运算,得到另外一些不能直接测定的变量。例如,利用上述经过平滑的坐标数据绘制点的运动轨迹,计算点运动位移、速度,体的空间绝对角度及环节相对角度、角速度等评价参量。一般来讲,人体运动研究分析的内容、目标不同,评价参量的选择也不同,但总体来讲,可以根据运动学特征的基本分类,如空间特征、时间特征、时空特征三个方面来选择分析变量进行分析与诊断。

数据分析之前首先要对动作技术有全面、深刻理解与认识。了解动作技术关键及其影响技术动作的主要环节与因素,选择最具有代表性的运动学参数,进行数据分析与判断。

第四节　人体运动分析的临床应用——步态分析

行走是指通过双侧下肢交互支撑、上肢与躯干的协同运动而实现人体移行的基本动作形式。步态是指人体行走的行为特征与规律。步态分析是通过生物力学研究手段,揭示人类行走步态的外在特征规律、内在控制机制及其相互关系,探讨异常步态特征及其影响因素。步态分析涉及人体运动学、动力学及神经肌肉控制等方面研究手段与内容。本章主要对步态分析一般理论方法做简单介绍。

一、步态分析一般理论

(一)步态周期划分

人体运动在动作结构与节律上有周期性和非周期性动作之分。周期性动作是指运动中以固定的动作结构和相对稳定的节律进行重复的运动形式。周期性运动中一个重复动作的时间过程称为动作周期。对周期性动作进行分析的第一项工作就涉及动作周期的划分问题。

人体行走是一个周期性动作,步态周期是指一侧下肢从足跟着地到再次着地的时间过程。根据人体行走中下肢动作结构转换,步态周期分为支撑相和摆动相。支撑相与摆动相又按其不同的时间节段、动作特征划分为"早期、中期、末期"(图3-47)。

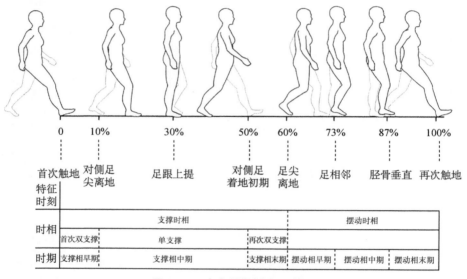

图3-47 步态周期划分示意图

改编自康纳德·A.诺伊曼,2014.骨骼肌肉功能解剖学[M].刘颖,师玉涛,闫琪,译.北京:人民军医出版社

1. 支撑相

支撑相是指下肢触及地面、承受重力作用并提供行走动力的动作时相。常态行走中支撑相约占步行周期的60%,其中单足支撑时间占较大比例。行走与跑步的最主要差异在于是否有双足支撑期,即双支撑相,双支撑相的时间与步行速度成反比,步行障碍时往往首先表现为双支撑相时间延长,以增加步行稳定性。

(1)支撑相早期

支撑相早期包括首次触地和承重反应期,占步行周期的10%~12%。首次触地指足跟接触地面的瞬间,身体前移有着明显减速。承重反应期指首次触地之后重心由足跟向全足转移的过程。

支撑过程中,地面对人体的运动约束形成地面反作用力,地面反作用力的大小与人体体重及加速度的变化有关。首次触地时的地面反作用力,正常步速时为体重的 120% ~ 140%。步速越快,速度变化越大,地面反作用力越高。

（2）支撑相中期

支撑足落实于地面形成单侧足支撑,对侧下肢进入摆动时相。常速行走时支撑中期占步行周期的 38% ~ 40%。

随着双支撑相的结束,重心的推进与转移,形成了单侧下肢承重,因此,髋、膝、踝关节的稳定与控制是该时相的基本功能要求。远端支撑下的身体重心平稳前移,要求小腿三头肌、股四头肌、腘绳肌、髂腰肌等协同活动,实现下肢运动链的有效支撑与行进动力。

（3）支撑相末期

支撑相末期指支撑侧下肢加速蹬离地面的时相。始于足跟离地,终于足趾离地,占步行周期的 10% ~ 12%。

此时相身体重心向前推进同时向对侧转移。在缓慢行走时可以没有明显的蹬地现象,是髋关节主动屈曲摆动引导下的踝关节跖屈、足离地动作过程。

2. 摆动相

支撑侧足离地向前摆动至再次触地的时间,约占步行周期的 40%。

（1）摆动相早期

摆动相早期指足离开地面早期的活动,主要的动作为足廓清和屈髋带动屈膝加速肢体向前摆动,占步行周期的 13% ~ 15%。

（2）摆动相中期

摆动相中期指足在迈步中期的活动,占步行周期的 10%。

（3）摆动相末期

摆动相末期指迈步即将结束,足在落地之前的活动。主要动作是下肢前向运动减速,准备足着地的姿势,占步行周期的 15%。

（二）人体行走时骨盆运动

骨盆是人体上下连接、下肢左右连接的中间环节。行走时双侧下肢的交替支撑与摆动转换,必然需要骨盆的协同运动,行走中骨盆主要有如下几种运动形式。

骨盆前、后倾（前、后翻）:躯干与下肢的相对位置关系形成了骨盆的前、后倾。行走中,摆动腿的积极前摆,形成骨盆稍后倾。

骨盆左、右倾:双侧支撑静止站立时,骨盆左、右侧呈水平。当单侧支撑或行走时,由于重力作用,非支撑侧骨盆平面低于支撑侧,形成骨盆左、右倾。

骨盆侧移:支撑侧骨盆向支撑腿的方向侧移。

骨盆纵向波动:行走时人体重上下波动为 8 ~ 10 cm,即存在骨盆的整体纵向的波动。

（三）人体行走时的肌肉活动

肌肉活动是人体行走动力的基础。参与步行控制的肌肉数量和质量有很大的冗余或储备力,从而使关节运动与肌肉活动之间出现复杂的关联。肌肉活动具有步行速度及环境依赖性,步态异常多数情况下与肌肉活动异常有关。表3-2中总结了人体步态周期不同时相肌肉的工作情况。

表3-2 正常步行周期中主要肌肉的作用

肌肉	步行周期
小腿三头肌	支撑相中期至蹬离,首次触地
臀大肌	摆动相末期,首次触地至支撑相中期
腘绳肌	摆动相中期,首次触地至承重反应期结束
髂腰肌和股内收肌	足离地至摆动相中期
股四头肌	摆动相末期,首次触地至支撑相中期;足离地至承重反应期结束
胫骨前肌	首次触地至承重反应期结束,足离地至再次触地

(四)步态分析常用技术指标

1. 运动学方面

主要对人体行走时身体姿态位置随时间变化特征与规律进行分析。身体某些特征点的特征变量,如身体重心(质心)、关节中心、环节质心等,环节或多环节的特征变量,如环节姿态位置、多环节的相对姿态位置等,是运动分析中的重要内容,现将步态分析中常用的指标参量罗列如下:

(1)空间参数

步长:一足着地至对侧足着地的距离。

步幅:一足着地至同一足再次着地的距离。

步宽:两足跟中心点或两足压力中心点之间的平均距离,也有采用两足内侧缘或外侧缘之间的最短水平距离。

环节姿态位置:于某一特征点时环节姿态位置,尤其是骨盆、躯干的相对位置变化,是步态分析中的常用指标。

关节角度:形成关节的两环节间的夹角。

关节运动幅度:运动中关节运动范围,起始位-终止位角度差。

足偏角:指足中心线与同侧步行直线之间的夹角。左右足分别计算。

(2)时间参数

步长时间:指一足着地至对侧足着地的时间。

步频:指单位时间内的步数(步/分)。

单支撑时间:单足支撑时间。

双支撑时间:双足支撑时间。

支摆节律:支撑时间/摆动时间;支撑、摆动不同时相(早期、中期、末期)的时间比例等。

(3)时空参数

步速:指步长与步长时间之比(m/s),步速=步长/步长时间,或步长×步频。

关节角速度:关节角位移/动作时间。

（4）关节运动耦合分析

运动链中不同关节或环节(一般是相邻)间的运动耦合。分析的基本内容如下：

幅值比(耦合比)：2个环节或关节运动幅度比。

时序性：不同关节(或环节)运动时间序列。

关节相位：相邻环节或关节之间的相位关联，一般绘制角角图反映，即通常以远端环节或关节量为垂直轴，近端环节或关节量为横轴绘制角角图，分析其耦合关系。

矢量图：是多环节多方向运动间的耦合关系的量化方法。

2. 动力学方面

主要反映行走过程中地面反作用力及关节作用力的一些指标参数。

地面反作用力：是地面对人体的约束反力，可用测力平台测量。三分量地面反作用力动态特征分析是步态分析中的常规内容。

关节力矩：运用逆向动力分析的方法，计算关节内力、关节力矩是下肢运动链动力分析的基本内容。

3. 神经-肌肉控制方面

主要是通过肌电图技术，研究主要功能肌群的工作特征，包括肌肉的激活时间序列、运动单位的募集程度与规律特征。

二、常见异常步态

（一）基本分型

1. 支撑相功能障碍

人体是多环节形成的链结构，在直立与行走时是一个不稳定的力学系统，但却表现出极强的稳定性与平衡控制能力，这与人体多环节之间的协同与精细调节有关。人体多环节结构中的任一部分的功能状态变化，都会导致人体姿态控制及其步态特征的变化。

（1）支撑面异常

足内翻、足外翻；踝内翻、踝内翻伴足内翻；踝外翻、踝外翻伴足外翻；足跖屈、拇趾背伸等结构性改变，导致足支撑面的变化，致使行走步态特征及其稳定性变化。

（2）肢体不稳

肌肉功能障碍、关节畸形或关节手术等导致的支撑相踝关节过分背屈、膝关节屈曲或过伸、膝内翻或外翻、髋关节内收或屈曲等因素，导致行走中肢体不稳。

（3）躯干不稳

躯干不稳是指腰背结构、功能性缺陷，或髋、膝、踝关节异常导致的躯干代偿性改变。

2. 摆动相功能障碍

（1）肢体廓清障碍

肢体廓清障碍是指垂足、膝僵硬、髋关节屈曲受限、髋关节内收受限。

（2）肢体行进障碍

肢体行进障碍是指膝僵硬、髋关节屈曲受限或对侧髋关节后伸受限、髋关节内收受限等因素引起的行走功能障碍。

（二）异常步态

1. 常见异常步态表现

（1）足下垂

多见于上运动神经元病变患者，由于小腿三头肌痉挛或挛缩致使摆动相踝关节背屈不足，并常伴有足内翻或外翻，表现出廓清障碍。此种情况下往往合并股四头肌痉挛，摆动相常出现直膝划圈、支撑相膝过伸等表现。

（2）足内翻

常合并足下垂和足趾卷曲。步行时足触地部位主要是足前外侧缘，特别是第 5 跖骨基底部，承重时疼痛，导致踝关节不稳，进而影响全身平衡。患肢摆动相廓清能力降低。

（3）足外翻

骨骼发育尚未成熟的儿童或年轻患者多见（如脑瘫），表现为步行时足向外侧倾斜，支撑相足内侧触地，可有足跖屈畸形。可以导致舟骨部位胼胝生成和足内侧疼痛，明显影响支撑相负重。步行时身体重心主要落在踝前内侧。严重畸形者可导致两腿长度不等、距下关节疼痛和踝关节不稳等。膝关节和髋关节可有代偿性屈曲。

（4）足趾卷曲

支撑相足趾保持屈曲，常合并足下垂和内翻，多见于中枢神经损伤、长期制动和挛缩。穿鞋步行时足趾尖和跖趾关节背面常有疼痛，表现为疼痛步态。

（5）拇趾背伸

多见于中枢神经损伤患者，支撑相和摆动相拇趾均背屈，常伴有足下垂和足内翻。支撑相拇趾和足底第 1 跖趾关节处疼痛，表现为疼痛步态。

（6）膝僵硬

常见于上运动神经元病变和踝关节跖屈或髋关节屈曲畸形患者。支撑相末期和摆动相早期膝/髋关节屈曲度减小，时相均延迟。患者往往在摆动相采用划圈步态、尽量抬髋或对侧下肢踮足（过早提踵）来代偿。

（7）膝过伸

膝过伸很常见，但一般是代偿性改变，多见于支撑相中、末期。代偿性膝过伸的原发病因包括对侧膝关节无力、同侧跖屈肌痉挛或挛缩、膝塌陷步态、支撑相伸膝肌痉挛。

（8）膝屈曲

膝屈曲指支撑相和摆动相都保持屈膝姿势，多见于骨性畸形和脑瘫。患者摆动相末期不能伸膝，致使步长缩短，股四头肌必须过度负荷，以稳定膝关节。

（9）髋过屈

表现为支撑相髋关节屈曲，特别在支撑相中、末期。长期卧床者常见。如果发生在单侧下肢，则对侧下肢呈现功能性过长，步长缩短，同时采用抬髋行进或躯干倾斜以代偿摆动相的廓清功能。

（10）髋内收过度

髋内收过度，即剪刀步态，常见于脑瘫和脑外伤患者。摆动相髋关节内收与对侧下肢交叉、步宽或足支撑面缩小,致使平衡困难,同时影响摆动相地面廓清和肢体向前运动。

（11）髋过伸

屈髋肌无力或伸髋肌痉挛/挛缩可造成髋关节过伸,使肢体在摆动相不能有效地抬高,引起廓清障碍。患者可通过髋关节外旋,采用内收肌收缩来代偿。

2. 外周神经损伤导致的异常步态

（1）臀大肌步态

臀大肌是主要的伸髋及脊柱稳定肌,在足触地时控制重力中心向前。肌力下降时其作用改由韧带支持及棘旁肌代偿,导致在支撑相早期臀部突然后退,中期腰部前凸,以保持重力线在髋关节之后。腘绳肌可以部分代偿臀大肌,但是外周神经损伤时,腘绳肌与臀大肌的神经支配往往同时受损。臀大肌步态表现出躯干前后摆动显著增加,类似鹅行走的姿态,又称为鹅步。

（2）臀中肌步态

患者在支撑相早期和中期骨盆向患侧下移超过5°,髋关节向患侧凸,或者肩与腰出现代偿性侧弯,以增加骨盆稳定度。患侧下肢功能性相对过长,所以在摆动相膝关节和踝关节屈曲增加,以保证地面廓清。臀中肌步态表现出躯干左右摆动显著增加,类似鸭行走的姿态,又称为鸭步。

（3）屈髋肌无力步态

屈髋肌无力或肌力下降造成摆动相肢体行进缺乏动力,只有通过躯干在支撑相末期向后、摆动相早期突然向前摆动来进行代偿,患侧步长明显缩短。

（4）股四头肌无力步态

股四头肌无力使支撑相早期膝关节处于过伸位,由臀大肌保持股骨近端位置、小腿三头肌保持股骨远端位置,从而保持膝关节稳定。膝关节过伸导致躯干前屈,产生额外的膝关节后向力矩。长期处于此状态将极大地增加膝关节韧带和关节囊负荷,导致损伤和疼痛。

（5）踝背屈肌无力步态

在足触地后,由于踝关节不能控制跖屈,所以支撑相早期缩短,迅速进入支撑相中期。严重时患者在摆动相出现足下垂,导致下肢功能性过长,往往以过分屈髋屈膝代偿（跨栏步态）,同时支撑相早期由全足掌或前足掌先接触地面。

（6）腓肠肌/比目鱼肌无力状态

小腿三头肌（比目鱼肌为主）无力或瘫痪时,胫骨在支撑相中期和末期向前行进过分,支撑相膝关节过早屈曲,同时伴有对侧步长缩短,同侧足推进延迟。如果患者采用增加股四头肌收缩的方式来避免膝关节过早屈曲,并稳定膝关节,将导致同侧膝关节在支撑相末期屈曲延迟,最终导致伸膝肌过用综合征。

3. 中枢神经疾病常见的异常步态

（1）偏瘫步态

偏瘫患者常见股四头肌痉挛导致膝关节屈曲困难,小腿三头肌痉挛导致足下垂,胫后肌痉挛导致足内翻,表现为划圈步态、支撑相膝过伸代偿、患肢支撑相缩短。部分患者还可以采用侧身,健侧腿在前,患侧腿在后,患足在地面拖行的步态。

（2）瘫痪

瘫痪患者损伤平面在第3腰椎以下,可独立步行,但因为足下垂而表现为跨栏步态。足落地时缺乏踝关节控制,所以稳定性降低,患者通常采用膝过伸的姿态以增加膝关节和踝关节的稳定性。第3腰椎以上平面损伤的步态变化很大,与损伤程度有关。下肢矫形器可以显著改善步态。

（3）脑瘫

痉挛型患者表现为足下垂、足外翻或足内翻、踮足剪刀步态。共济失调型患者步行时通常通过增加足间距来增加支撑相稳定性,通过增加步频来控制躯干的前后稳定性,通过上身和上肢摆动的协助来保持步行时的平衡。因此表现为快速而不稳定的步态,类似于醉汉行走姿态。

（4）帕金森步态

帕金森病患者以普遍性肌肉张力异常增高为特征,因此表现为步行启动困难、下肢摆动幅度减小、髋膝关节轻度屈曲、重心前移、步频加快,即蹒跚步态。

复习题

1. 名词解释

（1）参考体及坐标系　　（2）时间参考系　　（3）惯性与非惯性参考系

（4）路程与位移　　　　（5）角位移　　　　（6）角速度

（7）角加速度　　　　　（8）运动的独立性原理　（9）绝对运动

（10）相对运动　　　　　（11）牵连运动　　　　（12）刚体平动

（13）转动　　　　　　　（14）运动学特征　　　　（15）模数转换

（16）采样定理

2. 简述人体运动的运动学特征的基本内容,并列举相应的特征变量。

3. 一跑步运动员在做短距离跑的热身运动。从静止站立姿态开始出发,假设他在出发后前3 s内为匀加速度直线运动,加速度为2 m/s²;在第4 s内进入匀速直线运动状态,在第4~7 s的时间内为匀减速直线运动,加速度也为2 m/s²。请画出此运动员在热身跑中的速度-时间曲线图,并求出该运动员在7 s时间内跑过的距离。

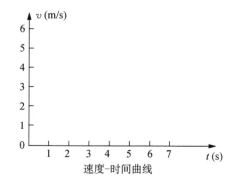

速度-时间曲线

4. 简述步态分析基本动作阶段的划分方法。

5. 应用题

（1）在下图的坐标系中，所标记的黑点表示了一质量为 M 的运动员在做立定跳远离地以前某一瞬时人体各关节点的位置，各关节点的坐标值（单位：cm）如下：①肩：$x=120$，$y=105$；②肘：$x=150$，$y=95$；③腕：$x=175$，$y=95$；④手：$x=180$，$y=95$；⑤髋：$x=75$，$y=85$；⑥膝：$x=50$，$y=50$；⑦踝：$x=10$，$y=30$；⑧足尖：$x=20$，$y=20$；⑨头：$x=130$，$y=120$；⑩人体重心：$x=90$，$y=80$。现请：

1）在图中的黑点旁注明相应的关节点标号，并用线连接成人体杆图（线条图）。

2）画出此刻人体的受力图（提醒：此刻足尚未离地并忽略空气阻力；力的单位：N）。

3）根据受力图，此刻人体重心的加速度 a_{cx}，a_{cy}（c 为身体质心）应为多少？（用表达式表示）

4）此刻外力对重心的合力矩为多少？（用表达式表示）

5）假定该幅画面的重心表示为 (x_i,y_i)，其前一幅和后一幅画面的重心坐标分别表示为 (x_{i-1},y_{i-1}) 和 (x_{i+1},y_{i+1})，那么，请你写出对应于该幅画面重心的水平速度 v_x 和垂直速度 v_y 的计算公式（每幅画面间的时间间隔为 Δt）。

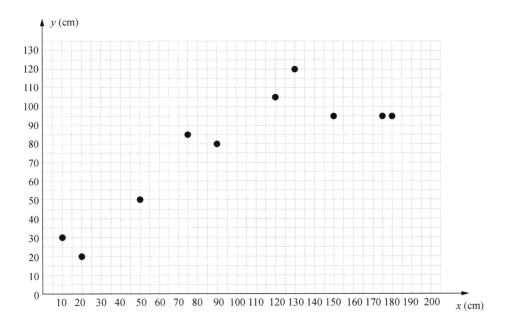

（2）在下图的坐标系中，所标记的黑点表示了一质量为 M 的体操运动员在单杠上做大回环下杠撒手前某一瞬时人体各关节点的位置，各关节点的坐标值（单位：cm）如下：①肩：$x=70$，$y=50$；②肘：$x=45$，$y=60$；③腕：$x=30$，$y=75$；④手（握杠点）：$x=25$，$y=80$；⑤髋：$x=115$，$y=60$；⑥膝：$x=135$，$y=95$；⑦踝：$x=175$，$y=105$；⑧足尖：$x=185$，$y=115$；⑨头：$x=50$，$y=40$；⑩人体重心：$x=100$，$y=65$。现请：

1) 在图中的黑点旁注明相应的关节点标号,并用线连接成人体杆图(线条图)。

2) 画出此刻人体的受力图(提醒:此刻手尚未离杠;力的单位:N)。

3) 根据受力图,此刻人体重心的加速度 a_{cx},a_{cy} 应为多少?(用表达式表示)

4) 此刻外力对重心的合力矩为多少?(用表达式表示)

5) 如测得此刻人体重心的水平速度和垂直速度分别为 $v_x = 3$ m/s 和 $v_y = 4$ m/s,则重心的合速度大小 v 应为多少?假定运动员就在此刻撒手离杠,则其腾起角(合速度与水平轴的夹角)α 的正切值等于多少?

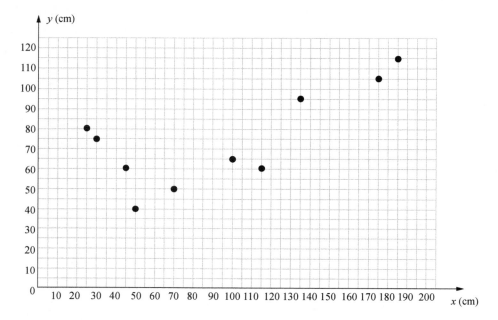

(3) 在下图的坐标系中,所标记的黑点表示了一质量为 M 的体操运动员做跳马向前空翻撑马时某一瞬时人体各关节点的位置,各关节点的坐标值(单位:cm)如下:①肩:$x=55$,$y=55$;②肘:$x=40$,$y=35$;③腕:$x=25$,$y=15$;④手(支撑点):$x=15$,$y=15$;⑤髋:$x=95$,$y=65$;⑥膝:$x=135$,$y=80$;⑦踝:$x=175$,$y=100$;⑧足尖:$x=190$,$y=100$;⑨头:$x=30$,$y=55$;⑩人体重心:$x=90$,$y=60$。现请:

1) 在图中的黑点旁注明相应的关节点标号,并用线连接成人体杆图(线条图)。

2) 在图上画出此刻人体的受力图(提醒:此刻手触马;力的单位:N)。

3) 根据受力图,此刻人体重心的加速度 a_{cx},a_{cy} 应为多少?(用表达式表示)

4) 此刻外力对重心的合力矩为多少?(用表达式表示)欲使身体向前翻转,合力矩的转向应如何?

5) 假定该幅画面的重心表示为 (x_i, y_i),其前一幅和后一幅画面的重心坐标分别表示为 (x_{i-1}, y_{i-1}) 和 (x_{i+1}, y_{i+1}),那么,请你写出对应于该幅画面重心的水平速度 v_x 和垂直速度 v_y 的计算公式(每幅画面间的时间间隔为 Δt)。

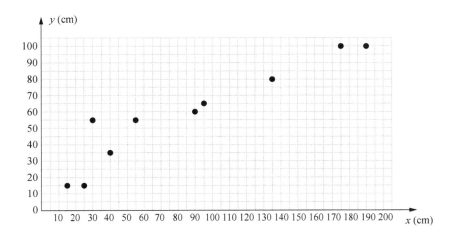

（4）在下图的坐标系中，所标记的黑点表示了一质量为 M 的短跑运动员起跑离开起跑器前某一瞬时人体各关节点的位置，各关节点的坐标值（单位：cm）如下：①双肩：$x=130$，$y=100$；②右肘：$x=105$，$y=105$；③右腕：$x=85$，$y=90$；④右手：$x=80$，$y=85$；⑤双髋：$x=90$，$y=85$；⑥右膝：$x=110$，$y=55$；⑦右踝：$x=80$，$y=40$；⑧右足尖：$x=90$，$y=30$；⑨左肘：$x=140$，$y=80$；⑩左腕：$x=160$，$y=90$；⑪左手：$x=165$，$y=95$；⑫左膝：$x=60$，$y=55$；⑬左踝：$x=30$，$y=35$；⑭左足尖（支撑在起跑器上）：$x=35$，$y=20$；⑮头：$x=150$，$y=110$；⑯人体重心：$x=100$，$y=80$。现请：

1）在图中的黑点旁注明相应的关节点标号，并用线连接成人体杆图（线条图）。

2）在图上画出此刻人体的受力图（提醒：此刻左足尚未离开起跑器；力的单位：N）。

3）根据受力图，此刻人体重心的加速度 a_{cx}，a_{cy} 应为多少？（用表达式表示）

4）此刻外力对重心的合力矩为多少？（用表达式表示）

5）假定该幅画面的重心表示为 (x_i, y_i)，其前一幅和后一幅画面的重心坐标分别表示为 (x_{i-1}, y_{i-1}) 和 (x_{i+1}, y_{i+1})，那么，请你写出对应于该幅画面重心的水平速度 v_x 和垂直速度 v_y 的计算公式（每幅画面间的时间间隔为 Δt）。

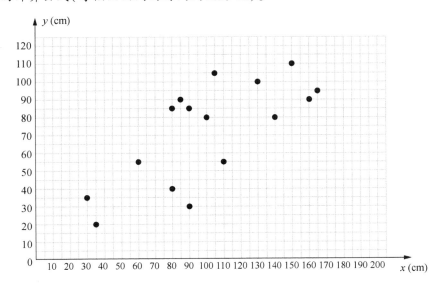

（5）在下图的坐标系中，所标记的黑点表示了一质量为70 kg的运动员保持某一姿势站立于地面时人体各关节点的位置，各关节点的坐标值（单位：cm）如下：①右肩：$x=75$，$y=145$；②右肘：$x=65$，$y=125$；③右腕：$x=50$，$y=110$；④右手：$x=45$，$y=105$；⑤右髋：$x=85$，$y=100$；⑥右膝：$x=65$，$y=65$；⑦右踝：$x=55$，$y=25$；⑧右足尖（与地面接触）：$x=50$，$y=20$；⑨左肩：$x=115$，$y=145$；⑩左肘：$x=120$，$y=120$；⑪左腕：$x=130$，$y=95$；⑫左手：$x=135$，$y=90$；⑬左髋：$x=105$，$y=100$；⑭左膝：$x=120$，$y=70$；⑮左踝：$x=105$，$y=30$；⑯左足尖（与地面接触）：$x=110$，$y=20$；⑰头：$x=95$，$y=170$；⑱人体重心：$x=95$，$y=110$。现请：

1）在图中的黑点旁注明相应的关节点标号，并用线连接成人体杆图（线条图）。

2）如果在人体的右肩处施加一与x轴方向一致的水平力$F=100$ N，现请在图上画出人体的受力图（提醒：此时双足接触地面；力的单位：N）。

3）画出人体向左侧支撑面边缘（左足尖）的稳定角β，稳定角β的正切值等于多少？

4）人体在F力的作用下，人体的稳定力矩M_w为多少？倾倒力矩M_q为多少？（$g\approx10$ m/s²）

5）人体此时的稳定系数为多少？是否能保持平衡？

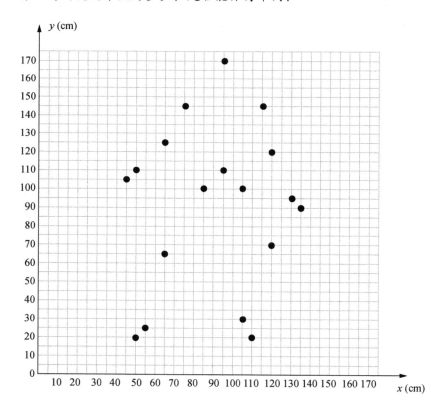

第四章

人体运动动力学

人体运动动力学是研究人体机械运动与作用力之间关系的科学。

在人体平衡与控制中,主要介绍了作用于人体的力,并分析了在力作用下人体的平衡问题。在人体运动学中,仅从几何学方面分析了人体运动,而没有涉及作用力问题。人体运动动力学则对人体的机械运动进行全面分析,研究作用于人体的力与人体运动变化之间的关系。

人体运动动力学分析中,依据研究问题将人体简化为质点模型、刚体模型和多刚体模型(参见第一章)。涉及的基础理论有质点动力学、质点系动力学、刚体转动动力学。

第一节　人体运动动力学基础理论

一、质点动力学

质点动力学的基础是三个基本定律,这些定律是牛顿(1643~1727年)在总结前人,特别是伽利略研究成果的基础上提出的,称为牛顿三定律。

(一)牛顿运动定律

1. 第一定律(惯性定律)

任何物体在不受力作用时,都保持静止或匀速直线运动状态。

在自然界中,完全不受力作用的物体是不存在的,因此,牛顿第一定律中的"不受力作用"在实际上应理解为物体受到了平衡力系的作用。如放在地面上静止的物体,它受到的重力与地面的支持力相平衡,它就保持静止状态。

牛顿第一定律表明,不受外力作用的物体,若静止则永远静止,若运动则永远做匀速直线运动,即物体具有保持其原有运动状态不变的性质,这种性质称为惯性。因此,牛顿第一定律又称为惯性定律。

另一方面,牛顿第一定律也表明了物体要改变静止或匀速直线运动的状态,就必须有力的作用。也就是说,力是改变物体运动状态的唯一原因。

惯性是物体固有的性质,质量是物体惯性的量度,质量大的物体惯性大,质量小的物体惯性小。如推动一个质量小的物体比推动一个质量大的物体要容易,这是由于克服物体惯性大小不同所致。

理解了惯性定律,在运动实践中合理地利用惯性,可使肌肉的收缩与放松适时,表现出良好的动作节奏与协调。

2. 第二定律(力与加速度关系定律)

要使物体运动状态发生变化,就必须对物体施加力。当一个物体受到的合外力不为0时,其合外力的大小等于运动物体质量与加速度的乘积。加速度的方向与合外力方向一致,用公式表示为

$$\sum F = ma \qquad (4-1)$$

式中, $\sum F$ 为合外力; m 为质量; a 为加速度。

式(4-1)建立了力、质量和加速度三者之间的关系,称为动力学基本方程,它是推演其他动力学方程的出发点。

应用牛顿第二定律时应注意以下几点:

牛顿第二定律中的物体指的是质点。在应用牛顿第二定律研究人体运动时,同样是把人体看作质点处理。

牛顿第二定律反映的是加速度与力的矢量关系。加速度方向与合外力方向一致。若研究对象受到多个外力作用,那么运动加速度是由这些外力的合力所产生的。由于力是矢量,式(4-1)也可以写为三轴分量式:

$$\begin{cases} \sum F_x = ma_x \\ \sum F_y = ma_y \\ \sum F_z = ma_z \end{cases} \qquad (4-2)$$

牛顿第二定律反映的是物体加速度与其所受力之间的瞬时关系。说明作用力并不直接决定质点的速度,力对质点运动的影响是通过加速度表现出来的,速度方向可以完全不同于作用力的方向。

在国际单位制中,质量(m)的单位为千克(kg);加速度(a)的单位为米/秒²(m/s^2);力(F)的单位为牛顿(N),即

$$1(N) = 1(kg) \times 1(m/s^2)$$

在人体运动分析中,常用"千克力"作为力的单位,在应用牛顿第二定律计算时,应将"千克力"换算为"牛顿",即

$$1 \text{ 千克力}(kgf) \approx 9.8 \text{ 牛顿}(N)$$

3. 第三定律(作用力与反作用力定律)

若物体 A 对物体 B 作用一力 F_{AB} ,则物体 B 同时以力 F_{BA} 反作用于物体 A,两力大小

相等,方向相反,并作用在同一直线上,即

$$F_{AB} = - F_{BA}$$

牛顿第三定律表明了力是物体间的相互作用。相互作用力总是等值、反向、共线。正确理解和应用牛顿第三定律应注意以下几点:

(1)作用力与反作用力分别作用在不同的物体上,分别产生各自的效应。它不同于一对平衡力。如图 4-1 所示,踢足球时,脚对球的作用力为 F_{AB},作用在足球上,使球产生加速度与形变,而球对脚同时施加一个反作用力 F_{BA},使脚产生向后的加速度和受到压迫。虽然两力大小相等,但作用在不同物体上,产生不同的力学效应。

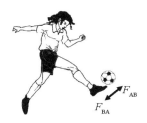

图 4-1　脚与球的作用与反作用

引自儿童资源网
(https://www.tom61.com/)

(2)作用力和反作用力互为存在条件。它们总是同时产生、同时存在、同时消失。

(3)作用力和反作用力是同种性质的力。如果作用力是摩擦力,反作用力也是摩擦力;如果作用力是弹性力,反作用力一定也是弹性力。

(4)作用力与反作用力等值、反向、共线,这一规律不受相互作用两物体的运动状态的影响。不管相互作用的两物体是静态作用还是动态作用,作用力与反作用力的性质与规律不变。

(二)质点动量定理

1. 冲量

"滴水穿石,时间之功",由此可见,力的作用效应不仅取决于力的大小,而且取决于力作用时间的长短。力作用于人体的力学效应,在考虑力的大小和方向同时,力作用的时间因素也是不可忽略的。

牛顿第二定律只反映物体受力作用和运动状态变化的瞬时关系,力的瞬时作用不能说明物体受外力作用的一般过程中运动状态变化的情况,而实际上无论是物体运动还是人体运动,都存在持续用力问题。因此,必须考虑力在一定时间间隔内的累积效应。

力学中,将力与力作用时间的乘积定义为冲量,则有

$$I = F \cdot \Delta t \tag{4-3}$$

冲量是矢量,方向与力的方向一致。冲量的单位为"牛·秒"(N·s)。

根据冲量的定义,冲量的大小等于力与力作用时间所围面积。当作用力为一恒力作用时,力与力作用时间围成一矩形,其面积为 $F \cdot t$;当作用力为一变力时,$F\text{-}t$ 为一曲线,其面积极值的大小,需用积分方法求之(图 4-2)。

2. 动量

物体之间往往有机械运动的相互传递,在传递机械运动时产生的相互作用力不仅与物体的速度变化有关,而且与它们的质量有关。例如,枪弹质量虽小,但速度很大,击中目

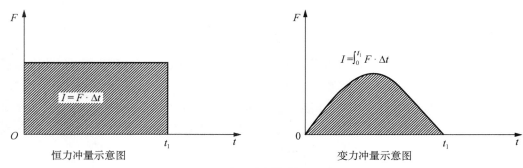

图 4-2　恒力与变力冲量示意图

标时,产生很大的冲力,足以将目标击穿;轮船靠岸时,速度虽小,但质量很大,操纵不当,则会沉船。据此,可以用质点的质量与速度的乘积来表征质点的运动量。

质点的质量与速度的乘积称为质点的动量,记为 $k = mv$。

动量是矢量,其方向与运动速度方向一致。国际单位制中,动量单位为千克·米/秒(kg·m/s)。

动量是描述物体在一定运动状态下所具有的运动量。在碰撞问题中,物体运动量的变化反映了物体对其他物体产生的机械效果,在物体相互作用而引起机械运动的传递中,是以动量形式交换的。

3. 动量定理

由上述可知, $F = ma$ 反映了力与加速度之间矢量关系与瞬时关系。当考虑力作用时间、物体的运动过程的变化时,可引入 $a = \dfrac{v_t - v_0}{\Delta t}$,则有

$$F = m \frac{v_t - v_0}{\Delta t}$$

即

$$F\Delta t = mv_t - mv_0 = \Delta mv \tag{4-4}$$

式(4-4)表明,力作用于质点时,力的作用冲量等于质点的动量变化量,这一原理称为动量定理。

动量与冲量是矢量,因此,动量定理投影在坐标轴上的分量式亦然成立:

$$\begin{cases} F_x\Delta t = \Delta mv_x \\ F_y\Delta t = \Delta mv_y \\ F_z\Delta t = \Delta mv_z \end{cases} \tag{4-5}$$

人体运动中的作用力大多是变力作用,如跑和跳跃动作过程中的冲击、缓冲、蹬伸等。对于这类人体运动问题,应用牛顿第二定律,求一瞬间的作用力或是瞬间的加速度等,对

分析实际问题意义不大,并且这一求解也很烦琐。在实际问题研究中,人们更多关心的是人体受力过程、受力的冲击程度或动量的变化程度,通常不会深究力作用过程中的具体变化细节。由动量定理可知,动量变化是冲量作用的直接结果,对这类复杂的变力作用过程,应用动量定理获取运动冲量,用冲力的平均值(恒力)代替一变力的作用(图4-3),这为认识与分析问题带来了很大的方便。同样,在已知冲量作用的情况下,可以求解人

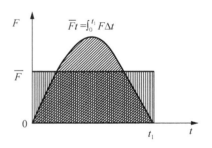

图4-3　由冲量计算平均冲力

体动量的变化与传递等,这对分析人体的碰撞、冲击等问题有着重要的实际意义。

例题:重量为80 kg的人体下台阶,台阶高度为30 cm,支撑腿承载体重屈曲并前移重心,当摆动腿的脚底较之支撑台阶平面下降10 cm时支撑腿完全放松。问摆动腿在触及下级台阶时身体受到平均冲击力有多大?(设重心完全转移出支撑台面瞬时,身体重心速度为0;脚触及下级台阶的时间为0.8 s)。

解:支撑腿完全放松并完成身体重心转移后,身体重心的速度设为0,则可认为身体下行为自由落体,其下落高度为20 cm。

摆动脚触及下级台阶时的速度为

$$v_0 = \sqrt{2gh} = \sqrt{2 \times 9.8 \times 0.2} \approx 1.98(\text{m/s})$$

据动量定理可知:

$$N = \frac{\Delta mv}{\Delta t} + mg = \frac{80 \times 1.98}{0.8} + 80 \times 9.8 = 982(\text{N})$$

4. 动量定理在人体运动中的应用

动量定理为揭示投掷、肢体鞭打、碰撞等冲击类动作的力学机制提供了重要的理论依据。

(1) 在投掷项目中增加器械的出手速度,鞭打动作中提高击打速度的力学机制

在投掷项目中,器械的飞行远度的最重要影响因素是器械的出手速度;人体鞭打动作的击打速度影响着打击的效果。人体运动中,提高器械出手速度及鞭打动作速度意味着动量增加。依据动量定理,增加器械或鞭打动作动量,可以通过增加作用力的大小及力的作用时间两个方面来实现。力量增加,从身体素质层面上讲,可加强肌肉力量训练,提高肌肉收缩力的大小及其用力技能(肌肉力量发挥是一种技能)。从技术层面上讲,投掷中良好的超越器械技术,鞭打动作中的展体引臂,使原动肌充分伸展,创造了最适宜的肌肉收缩初长度及弹性能量储备,为肌肉爆发性用力在空间、时间及其能量利用方面创造了条件。延长力的作用时间,主要是通过增加最后用力的工作距离,从而延长力的作用时间,而不是有意放慢动作。例如,推铅球中,髋关节、膝关节、踝关节充分压紧;掷铁饼中身体充分扭转;掷标枪中交叉步引枪;鞭打动作中展体引臂,保持与击打对象之间的适宜距离等,都是为了增加肌肉工作距离、延长力的作用时间。作用力的增大及其作用时间的延

长,增大了动作冲量,提高了器械的出手速度及鞭打动作机械动量。

（2）人体缓冲、碰撞动作中减少冲击力的力学机制

落地缓冲是人类的基本技能之一。由动量定理可知,若动量变化量是一个常量,即冲量为一常量时,通过延长冲击力的作用时间,以减少冲击力的大小。例如,落地动作,脚触及地面时,从前脚掌着地,迅速过渡到全脚掌,同时屈膝、屈髋、伸踝,以延长与地面冲击时间,减少对身体冲击力的作用。碰撞类动作中,增加碰撞作用时间,可有效减小碰撞时对身体的冲击。例如,接高速来球,当手接球同时屈肘回收,顺势接球,延长手与球的作用时间,从而减少球对手的冲力作用。海绵垫、救生气垫、汽车的防护气囊等,都是为了增加碰撞作用时间以保护人体免受较大冲击力作用。

（3）运用动量定理实现动力学、运动学参数换算

动力学测量中获取力的大小及其作用时间,可以计算力的作用冲量大小,运用动量定理,可求解运动过程中的速度变化量。运动学测量中获取运动速度参量,计算运动物体的动量变化,从而可以计算出相应的平均冲力的大小。因此,动量定理是实现动力学、运动学参量换算的重要理论方法。

（三）质点动量矩定理

1. 质点动量矩

力可以使物体产生转动,这种转动效应的大小可用力矩来度量。具有一定运动量的质点对某一点或某轴同样可以产生矩,其转动强度大小可用动量矩来描述。

动量可以描述一个运动物体的运动量,但在研究质点做定点（或定轴）圆周转动时,尽管速度方向在变化,但其总动量却为0。这一结果说明用动量描述质点转动运动量时,有一定的局限性。人体的最基本运动形式是环节的转动,身体的整体转动也是较为常见的运动表现,所以要全面深入理解人体动力特征,就有必要掌握动量矩的基本概念与理论。

如图 4-4 所示,设质量为 m 的质点 A 做一曲线运动,在某瞬时的动量为 mv,质点相对某点 O 的位置矢量为 r,则质点 A 对 O 点的动量矩定义为 $M_o = r \times mv$。

其大小为 $M_o = mvr\sin\varphi = 2S_{\triangle OAB}$;方向垂直于 mv 和 r 组成的平面,指向由右手螺旋法则确定。它表示质点相对 O 点转动运动强度的瞬时量。

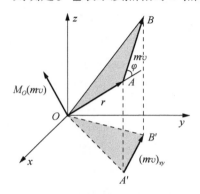

图 4-4　质点动量矩示意图

在国际单位制中动量矩的单位为 $kg \cdot m^2/s$,质点动量 mv 在 Oxy 平面内的投影 $(mv)_{xy}$ 对点 O 的矩,定义为质点动量对 z 轴的矩,简称对于 z 轴的动量矩（图4-4）。对轴的动量矩是代数量,由图 4-4 可见,质点对点 O 的动量矩与对 z 轴的动量矩和力对点、对轴的矩是相似的。

2. 冲量矩

一个力 F 对于已知轴的冲量矩等于它的冲量乘以该力至转轴的垂直距离。如图 4-5 所示,一个不变力在距 O 轴的 r 处作用,作用的时间为 Δt,则力 F 对于 O 轴的冲量矩是

$$F \cdot \Delta t \times r = F \times r \cdot \Delta t = M_O \cdot \Delta t$$

式中，M_O 为 F 对 O 轴的力矩。

冲量矩是矢量，单位为 N·m·s。

3. 质点的动量矩定理

设质点 A 对定点 O 的动量矩为 $M_O(mv)$，作用力 F 对同点的矩为 $M_O(F)$，如图 4-6 所示。将动量矩对时间取一次导数，得

$$\frac{\mathrm{d}}{\mathrm{d}t} M_O(mv) = \frac{\mathrm{d}}{\mathrm{d}t}(r \times mv) = \frac{\mathrm{d}r}{\mathrm{d}t} \times mv + r \times \frac{\mathrm{d}}{\mathrm{d}t}(mv);$$

$$\frac{\mathrm{d}}{\mathrm{d}t}(mv) = F, \frac{\mathrm{d}r}{\mathrm{d}t} = v$$

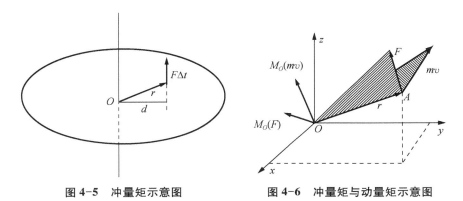

图 4-5　冲量矩示意图　　　　图 4-6　冲量矩与动量矩示意图

所以

$$\frac{\mathrm{d}}{\mathrm{d}t} M_O(mv) = v \times mv + r \times F = M_O(F) \tag{4-6}$$

式（4-6）为质点的动量矩定理，即质点对某定点的动量矩对时间的一次导数等于作用力对同一点之矩。

质点动量矩定理在直角坐标轴上的投影式关系一样成立，则有

$$\begin{cases} \dfrac{\mathrm{d}}{\mathrm{d}t} M_x(mv) = M_x(F) \\[2mm] \dfrac{\mathrm{d}}{\mathrm{d}t} M_y(mv) = M_y(F) \\[2mm] \dfrac{\mathrm{d}}{\mathrm{d}t} M_z(mv) = M_z(F) \end{cases} \tag{4-7}$$

二、质点系动力学

把人体简化为刚体模型、多刚体模型时，将涉及质点系动力学理论的应用与分析。本

节将对质点系动力学的相关问题进行简单介绍。质点系、质点系质量中心的概念及质心计算方法参见第二章第三节相关内容。

（一）质点系质心运动定理

根据牛顿第二定律可知，质点所受的力与其运动加速度之间关系为

$$\sum F = ma$$

质点系内的每一个质点受力都有两个部分，即来自质点系内各质点之间的相互作用（F^i）和来自质点系外的作用（F^e）。对于任意一个质点 i，有如下关系：

$$\sum F_i = \sum F_i^e + \sum F_i^i = m_i a_i$$

对于整个质点系，则有

$$\sum F = \sum F_1^e + \sum F_1^i + \sum F_2^e + \sum F_2^i + \cdots + \sum F_n^e + \sum F_n^i$$
$$= m_1 a_1 + m_2 a_2 + \cdots + m_n a_n$$

据牛顿第三定律可知系统内力的合力为 0，即

$$\sum F^i = \sum F_1^i + \sum F_2^i + \cdots + \sum F_n^i = 0$$

则有

$$\sum F = \sum F_1^e + \sum F_2^e + \cdots + \sum F_n^e = m_1 a_1 + m_2 a_2 + \cdots + m_n a_n = Ma_c$$

即

$$\sum F = Ma_c \tag{4-8}$$

式（4-8）称为质点系质心运动定理，即质点系的质量与质心加速度乘积等于质点系所受合外力的矢量和（外力系的主矢）。

质点系质心运动定理，在三轴上的分量式亦然成立：

$$\begin{cases} \sum F_x = Ma_{cx} \\ \sum F_y = Ma_{cy} \\ \sum F_z = Ma_{cz} \end{cases}$$

质心运动定理表明：不论质点系内各质点受力与运动多么复杂，其内力均不影响质心的运动，只有外力才能改变质心的运动状态，并且质心运动遵守 $\sum F = Ma_c$ 这一关系，此质点系可以是不发生形变的刚体，也可以是发生形变的柔体。

如果作用于质点系的外力主矢等于 0（$\sum F = 0$），则质点系质量中心位置保持不变或做匀速直线运动（$a_c = 0$）；若作用于质点系的所有外力在某轴上分量式代数和等于 0，则质心在该轴上的分速度保持不变；若分速度为 0，则质心在该轴的坐标保持不变。

（二）质点系的动量定理、动量守恒定律

设有 n 个质点 m_1，m_2，$\cdots$，m_n 所组成的质点系。取质点系中任一质点 m_i，其动量为 $m_i v_i$，作用于该质点上的内力与外力的合力分别为 F_i^e 与 F_i^i，据牛顿第二定律可知：

$$\frac{\mathrm{d}}{\mathrm{d}t}(m_i v_i) = F_i^e + F_i^i$$

对于质点系内每一个质点都可写出这样一个方程，将这样的 n 个方程相加即得

$$\sum \frac{\mathrm{d}}{\mathrm{d}t}(m_i v_i) = \sum F_i^e + \sum F_i^i$$

改变求和与求导的次序，则得

$$\frac{\mathrm{d}}{\mathrm{d}t} \sum (m_i v_i) = \sum F_i^e + \sum F_i^i$$

$\sum (m_i v_i)$ 即质点系各质点的动量的矢量和，是质点系的动量，即

$$k = \sum_{i=1}^{n} (m_i v_i)$$

由于作用在质点系上的内力都是成对出现，即大小相等、方向相反，故所有内力的矢量和恒等于 0，即 $\sum F^i \equiv 0$。于是上式简化为

$$\frac{\mathrm{d}k}{\mathrm{d}t} = \frac{\mathrm{d}}{\mathrm{d}t} \sum (m_i v_i) = \sum F_i^e \tag{4-9}$$

即质点系的动量对于时间的导数等于作用在该质点系上所有外力的矢量和，此为微分形式的质点系动量定理。将上式投影在直角坐标轴上，则得

$$\begin{cases} \dfrac{\mathrm{d}k_x}{\mathrm{d}t} = \sum F_x^e \\[2mm] \dfrac{\mathrm{d}k_y}{\mathrm{d}t} = \sum F_y^e \\[2mm] \dfrac{\mathrm{d}k_z}{\mathrm{d}t} = \sum F_z^e \end{cases}$$

将微分式的动量定理两边同乘以 $\mathrm{d}t$，并在时间间隔 $(t_2 - t_1)$ 内积分，得

$$k_2 - k_1 = \sum (m_i v_i)_2 - \sum (m_i v_i)_1 = \sum \int_{t_1}^{t_2} F^e \Delta t \tag{4-10}$$

式（4-10）表明，质点系动量在任一时间段内的变化等于在同一时间内作用在该质点系上所有外力的冲量的矢量和，这就是质点系的动量定理，也称冲量定理。

在特殊情形下若质点不受外力的作用，或作用于质点系的所有外力的矢量和恒等于 0，即 $\sum F_i^e = 0$ 时，则有

$$k_2 - k_1 = \sum (m_i v_i)_2 - \sum (m_i v_i)_1 = 0$$

即

$$\sum (m_i v_i)_2 = \sum (m_i v_i)_1 = C \tag{4-11}$$

式(4-11)表明,若作用于质点系的外力的矢量和恒等于0,则该质点系的动量保持不变,这就是质点系的动量守恒定律。

质点系内力及其冲量虽然可以引起质点系中质点间的动量互相交换,但不能改变整个质点系的动量,要改变质点系的动量,必须有外力的作用。

人体是由多环节组成的生物结构,可视为可变形的质点系。身体各个环节的动量的矢量和等于人体的总动量。当人体所受合外力为0时,内力只能改变各环节的相对位置,以实现各环节的动量转移,但身体的总动量不会发生变化。

(三) 质点系动量矩定理及动量矩守恒定律

设质点系内有 n 个质点,作用于每个质点上的力分为内力 F_i^i 和外力 F_i^e。根据质点的动量矩定理有

$$\frac{\mathrm{d}}{\mathrm{d}t} M_O(m_i v_i) = M_O(F_i^i) + M_O(F_i^e)$$

这样的方程共有 n 个,相加后得

$$\sum \frac{\mathrm{d}}{\mathrm{d}t} M_O(m_i v_i) = \sum M_O(F_i^i) + \sum M_O(F_i^e)$$

由于内力总是大小相等、方向相反且成对出现,因此有

$$\sum M_O(F_i^i) = 0$$

所以

$$\sum \frac{\mathrm{d}}{\mathrm{d}t} M_O(m_i v_i) = \frac{\mathrm{d}}{\mathrm{d}t} \sum M_O(m_i v_i) = \frac{\mathrm{d}}{\mathrm{d}t} L_O$$

则有

$$\frac{\mathrm{d}}{\mathrm{d}t} L_O = \sum M_O(F_i^e) \tag{4-12}$$

式(4-12)为质点系动量矩定理,即质点系对于某定点 O 的动量矩对时间的导数,等于作用于质点系的外力对于同一点的矩的矢量和。此关系在三轴分量上也是成立的,即质点系对于某定轴的动量矩对时间的导数,等于作用于质点系的外力对同一轴的矩的代数和:

$$\begin{cases} \dfrac{\mathrm{d}}{\mathrm{d}t} L_x = \sum M_x(F_i^e) \\[2mm] \dfrac{\mathrm{d}}{\mathrm{d}t} L_y = \sum M_y(F_i^e) \\[2mm] \dfrac{\mathrm{d}}{\mathrm{d}t} L_z = \sum M_z(F_i^e) \end{cases}$$

由动量矩定理可知:质点系的内力不能改变质点系的动量矩,只有作用于质点系的外力才能使质点系动量矩发生变化。

当外力对某定点(或某定轴)的主矩(或力矩的代数和)等于 0 时,质点系对于该点(或该轴)的动量矩保持不变。这就是质点系动量矩守恒定律。

三、刚体转动动力学

环节转动是人体机械运动的最基本的运动形式,因此,对转动问题力学机制的认识,是分析人体运动动力机制的基础。

(一)转动的力学条件

一个合力不为 0 的力学系统,可以产生平动,但不一定产生转动。从力学角度来讲,产生转动的力学条件是力的作用一定要对某轴产生矩,且对某一转动轴的力矩的矢量和不为 0,即 $\sum M \neq 0$(图 4-7)。矩的产生不仅取决于力的大小,而且取决于力的作用点到转轴的垂直距离(力臂)的大小(关于力矩的概念与计算,参见第二章相关内容)。

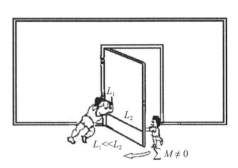

图 4-7　力作用点及方向不同产生不同转动效应

人体的转动,一种是局部肢体在肌力作用下,骨杠杆绕关节轴的转动,另一种是人体整体的转动。不论是局部肢体转动还是人体的整体转动,对转动轴的主动力矩(一般是肌力矩)与惯性阻力矩之间的关系决定着转动的可能性与转动状态。因此,研究具体问题时要特别注意合外力矩不等于 0,是相对特定的转轴而言。

(二)转动惯量

1. 转动惯量的概念及影响因素

平动的物体具有惯性,其惯性大小用物体的质量来量度。转动物体同样也具有惯性,转动物体的惯性大小通常用转动惯量进行描述。转动惯量是描述转动物体保持原有转动状态能力的物理量,即转动物体转动惯性的度量。转动惯量大小表明转动状态改变的难易程度,转动惯量越大,转动状态越不易改变。

生活中人们有这样一种体验,转动一个质量小、半径小的轮子,较之转动质量大、半径大的轮子要容易一些;在同等质量的情况下,转动一个质量均匀分布的轮子,较之转动质量集中于边缘轮子或是偏心轮要容易些。由此可见,转动惯量的大小不仅与物体的质量有关,还与质量的分布及转轴的位置有关。质量愈大,质量分布离轴愈远,转动惯量也就愈大。

理论上,对于质量为 m 的质点,如果它离转轴的垂直距离为 r,那么这个质点对该转动轴的转动惯量等于该质点的质量与其至转轴的垂直距离平方乘积(图 4-8),即

$$I = mr^2 \tag{4-13}$$

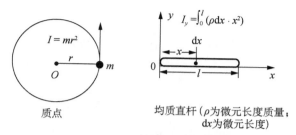

质点

均质直杆（ρ为微元长度质量；
$\mathrm{d}x$为微元长度）

图 4-8　质点、质点集合体转动惯量计算

一般物体可视为质点的集合。其转动惯量就等于各质点对转轴转动惯量的总和（图 4-8），即

$$I = m_1r_1^2 + m_2r_2^2 + \cdots + m_ir_i^2 + \cdots + m_nr_n^2 = \sum_1^n m_ir_i^2$$

转动轴不同，转动惯量也不同。因此，在指出物体转动惯量的大小时，须同时指明是相对哪一转轴的转动惯量。

对于一般的刚体，如果转动轴确定，转动惯量也就不会改变。对于形状规则的物体，可通过积分计算转动惯量的大小，转动惯量单位是千克·米²（$\mathrm{kg} \cdot \mathrm{m}^2$）。

例如：一长度为 l，质量为 m 的均质直杆（图 4-8），任取一长度为 $\mathrm{d}x$ 的微元，设该微元的质量为 ρ，距离转动轴（y）的垂直距离为 x，则该质点对 y 轴的转动惯量为

$$I_{iy} = \rho\mathrm{d}x \cdot x^2$$

取直杆所有质点的转动惯量：

$$I_y = \rho\mathrm{d}x_1 \cdot x_1^2 + \rho\mathrm{d}x_2 \cdot x_2^2 + \cdots + \rho\mathrm{d}x_i \cdot x_i^2 + \cdots + \rho\mathrm{d}x_n \cdot x_n^2 = \int_0^l \rho\mathrm{d}x_i \cdot x_i^2 = \frac{1}{3}\rho l^3$$

因有

$$m = \rho l$$

所以

$$I_y = \frac{1}{3}ml^2$$

表 4-1 提供了几种特殊形状的均匀刚体的转动惯量。在研究人体转动问题时，转动惯量是一个必测的基本参数。由于人体并非规则的几何体，很难列出相对于某转动轴的数学表达式。此外，人体虽是连续分布的介质，但质量分布不均匀（骨、肌肉、脏器的密度互不相等），直接按定义应用积分计算人体相对于某转轴的转动惯量是不适宜的。人体对特定轴的转动惯量一般是通过实验测量获得。

表 4-1　几种特殊形状的均匀刚体的转动惯量

刚体形状	简图	轴的位置	转动惯量
细直杆 质量:m 长度:l		通过质心与杆垂直 通过端点与杆垂直	$I_{zC} = \dfrac{1}{12}ml^2$ $I_{zO} = \dfrac{1}{3}ml^2$
薄壁圆筒 质量:m 母线长:l 内径:r		过中心的纵轴	$I_z = mr^2$
实心圆盘或圆柱 质量:m 半径:r		通过质心,与母线平行 通过质心与母线垂直	$I_z = \dfrac{1}{2}mr^2$ $I_x = I_y = \dfrac{1}{12}m(a^2 + 3r^2)$
空心厚壁圆柱 质量:m 内径:r 外径:R		通过中心与母线平行	$I = \dfrac{1}{2}m(R^2 + r^2)$
薄壁空心球体 质量:m 半径:r		任一直径	$I_z = \dfrac{2}{3}mr^2$
实心球体 质量:m 半径:r		任一直径	$I_z = \dfrac{2}{5}mr^2$
椭圆形薄板 质量:m		过质心的三轴	$I_z = \dfrac{1}{4}m(a^2 + b^2)$ $I_y = \dfrac{1}{4}ma^2$ $I_x = \dfrac{1}{4}mb^2$
矩形薄板 质量:m 长:a 宽:b		通过质心的三轴	$I_z = \dfrac{1}{12}m(a^2 + b^2)$ $I_y = \dfrac{1}{12}ma^2$ $I_x = \dfrac{1}{12}mb^2$

2. 平行轴定理

刚体对任一轴的转动惯量,等于刚体对于通过质心并与该轴平行的轴的转动惯量,加

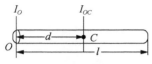

图 4-9　平行轴定理示意图

上刚体的质量与两平行轴间距离平方的乘积,此为转动惯量的平行轴定理(图 4-9)。用公式表示为

$$I_O = I_{OC} + md^2 \qquad (4-14)$$

式中,I_{OC} 为过质心轴 C 的转动惯量;I_O 为过 O 点平行于过质心 C 轴的转动惯量;m 为刚体质量,d 为两平行轴间的距离。

图 4-9 中,据表 4-1 可知,I_{OC} 是 $\frac{1}{12}ml^2$,现将转动轴平行移到刚体一端,移动距离为 d。根据平行轴定理,有

$$I_O = \frac{1}{12}ml^2 + md^2 = \frac{1}{12}ml^2 + \frac{1}{4}ml^2 = \frac{1}{3}ml^2$$

这一结果与表 4-1 中的结果是一致的。

根据平行轴定理,只要知道物体绕某一轴的转动惯量,就可以求得与该轴平行的其他任意一轴的转动惯量。至于是加(+)还是减(-)md^2,要根据转动轴平移后,转动惯量增大还是减小进行判定。

3. 垂直轴定理

一个平面刚体薄板对于垂直于它的平面轴的转动惯量,等于绕平面内与垂直轴相交的任意两正交轴的转动惯量之和,称为垂直轴定理(图 4-10),即 $I_z = I_x + I_y$。

如图 4-10 所示,对于质量为 m,半径为 R 的圆形薄板:$I_x = I_y = \frac{1}{4}mR^2$,根据垂直轴定理可得 $I_z = \frac{1}{2}mR^2$(见表 4-1 中,矩形薄板和椭圆形薄板的三轴的转动惯量的关系)。

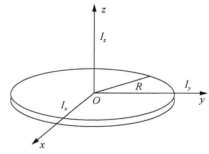

图 4-10　垂直轴定理示意图

4. 人体转动惯量的特点

人体转动惯量与刚体转动惯量的定义、理论是一样的,但因其多环节链结构及生物学特点,实践中要充分考虑人体转动惯量的可变性特点。虽然组成人体或环节的质量不会改变,但由于人体的质量分布因呼吸、血液循环等因素影响随时都在变化,尤其是人体运动时,身体姿态改变与调整,人体转动惯量相应发生变化。因此,对人体某一姿势转动惯量进行测量与计算,只能说明某一瞬间的情况。正因为人体转动惯量这种可变性,使人体可以根据不同的动作目的调节身体姿势,改变转动惯量,达到自我控制动作的目的。影响人体转动惯量大小的因素主要有人体的质量、身体形态(身高、胸围)、身体姿势及其转动轴的位置。

(三)转动定律

在刚体绕定轴转动时,刚体的转动惯量 I 与角加速度 β 之乘积,等于刚体所受的合外力矩 M。其数学表达式为

$$M = I\beta \qquad (4-15)$$

式(4-15)为刚体转动定律,式中的 M 是矢量,方向与 β 的方向一致。M、I、β 都是对同轴而言。

转动定律表示刚体在合外力矩作用下绕定轴转动的瞬时效应,即合外力矩与角加速度之间的一一对应关系。当合外力矩为 0 时,则角加速度为 0,刚体处于静止或匀速转动状态;若合外力矩为一恒量,则刚体做匀加速转动;若合外力矩时时变化,则刚体做非匀速转动。

转动定律是刚体动力学的基本定律,它揭示了刚体转动状态变化的动力机制。在人体运动分析中,转动定律是人体环节动力分析理论基础。

例题: 如图 4-11a 所示,设有一轻绳(不可伸长)绕在一半径 $r=0.1$ m 的定滑轮上,轻绳的一端悬一质量 $m=1$ kg 的物体。初始时刻物体离地面高度 $h=0.5$ m,由静止开始让物体下落,测得经时间 $t=0.5$ s 触地,求滑轮的转动惯量(不计轴的摩擦和轻绳的质量)。

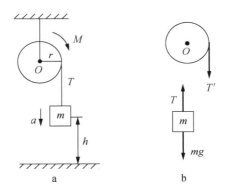

图 4-11　滑轮转动惯量测定方法

解: 此问题为物体的平动和轮绕定轴转动通过不可伸长的轻绳相连。两物体受力情况如图 4-11b 所示,设定滑轮对 O 轴的转动惯量为 I,转动的角加速度为 β,绳对滑轮的作用张力 T';物体下落加速度为 a,受到定滑轮的惯性阻力为 T,且有 $T=T'$。

根据牛顿第二定律、转动定律有

$$mg - T = ma$$
$$T'r = I\beta$$

根据力学系统的相连关系可知:

$$a = r\beta$$

下落物体是在 $mg-T$ 的作用下做匀加速度下落,则有

$$h = \frac{1}{2}at^2$$

联立以上 4 式,求得定滑轮对轴心的转动惯量:

$$I = mr^2\left(\frac{g}{a} - 1\right) = mr^2\left(\frac{gt^2}{2h} - 1\right) = 1 \times 0.01 \times \left(\frac{9.8 \times 0.5^2}{2 \times 0.5} - 1\right)$$
$$= 0.014\ 5(\text{kg} \cdot \text{m}^2)$$

(四) 刚体动量矩定理及动量矩守恒定律

1. 动量矩定理

假定转动量为 I 的刚体在外力矩 M 的作用下,经过 Δt 时间,转动角速度 ω_1 变为 ω_2,则角速度的变化量为 $(\omega_2 - \omega_1)$,角加速度 $\beta = (\omega_2 - \omega_1)/\Delta t$,代入转动定律有

$$M = I\beta = I(\omega_2 - \omega_1)/\Delta t$$

两边同乘以 Δt 得

$$M\Delta t = I\omega_2 - I\omega_1 \tag{4-16}$$

式(4-16)称为刚体动量矩定理,即动量矩的变化量等于作用于刚体上的冲量矩。将式(4-16)与质点动量定理 $F\Delta t = mv_2 - mv_1$ 相比较($F\Delta t$ 为外力的冲量;mv 为质点的动量),$M\Delta t$ 称为冲量矩;$I\omega$ 称为刚体的动量矩(也可称为角冲量和角动量)。

冲量矩(角冲量)是力矩和时间的乘积,它表示的是外力矩对转动物体作用在时间上的累积效应。动量矩(角动量)反映了刚体转动的运动量。转动体转动过程中动量矩的变化是外力冲量矩作用的结果。冲量矩越大,作用时间越长,物体转动状态(动量矩)的变化越大。

冲量矩的单位为牛·米·秒(N·m·s),方向与力矩相同。动量矩的单位为千克·米^2/秒(kg·m^2/s),方向与角速度相同。

人体运动中,无论是人体局部肢体的转动还是人体整体转动,都可以用动量矩来描述其转动状态,外力的作用效果都可用冲量矩来反映,用动量矩定理的关系方程对转动环节运动参量可以定量计算。但人体与刚体不同,在运动过程中人体的转动惯量可以在肌力的作用下,通过改变肢体环节位置以调节转动惯量的大小。如果在 t 时刻肢体转动惯量为 I_1,经过 Δt 时间后,肢体的转动惯量变为 I_2,则动量矩定理的关系亦然成立:

$$M\Delta t = I_2\omega_2 - I_1\omega_1 \tag{4-17}$$

2. 动量矩守恒定律

根据动量矩定理,当物体所受的合外力矩为 0 时,其总的动量矩保持不变,这就是动量矩守恒定律。用公式表示:

当 $M = 0$ 时,则有 $M\Delta t = 0$,即有

$$I_2\omega_2 - I_1\omega_1 = 0 \tag{4-18}$$

$$I_1\omega_1 = I_2\omega_2 = 常量$$

（五）转动定律、动量矩定理及动量矩守恒定律的应用

人体的各种运动都是以骨杠杆的转动为基础的。对于肢体环节的转动，肌力矩就是外力矩。依据转动定律，肌力矩与环节惯性力矩（阻力矩）之间的关系，决定着该关节的运动状态。为增大肢体的转动效果，通常采用以下途径：

（1）增加肌肉对骨杠杆的肌力矩

由转动定律和动量矩定理可知，肢体转动惯量不变时，增加肌力矩或肌力矩的时间累积效应，可加大肢体的转动角速度。肌力矩等于肌力与肌力臂的乘积。欲增大肌力矩，一方面是增大肌力的大小，这是主要的；另一方面是肌力臂的变化，在肢体运动过程中，肌肉拉力角的变化会引起肌力臂的变化，这是导致关节运动幅度内，关节肌力矩变化的原因之一。

（2）减小肢体的转动惯量

当肌力矩一定时，减小肢体的转动惯量，可增大转动角加速度，最终增加转动的角速度。人体运动链的多环节结构，可以通过肌力调整运动环节的位置，肢体各环节的质量尽可能靠近转动轴（及关节轴），减小肢体对轴的转动惯量，从而加大肢体的转动速度。例如，跑步中的摆臂、摆腿动作，为加大摆动角速度，采用屈肘、屈膝摆动，使运动链环节质量尽可能靠近转动轴，以减小转动惯量，提高摆动的角速度。

（3）动量矩守恒定律的应用

1）肢体的相向运动：身体的一部分肢体以一定大小的动量矩绕转轴的某一方向转动时，另一部分肢体便以大小相等的动量矩绕同一转轴向相反的方向转动，这种现象称为相向运动。做相向运动的力学条件就是动量矩的矢量和等于0。

人体腾空状态下，只受重力的作用，而重力作用于身体的重心上，故作用于身体的合外力矩为0，符合动量矩守恒的条件。例如，跨栏运动中的摆腿与摆臂、挺身式跳远中的上体前倾与收腹举腿等，都属于肢体的相向运动。

在非腾空状态下，只要满足合外力矩为0，身体两端无约束也可形成相向运动。例如，腹肌练习的常用动作"两头起"，也属于相向运动范畴（图4-12）。

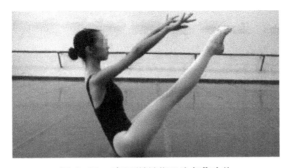

图4-12　腹肌训练"两头起"动作

动量矩守恒具有矢量性特征。例如，跑步时躯干扭转，肩轴同髋轴，做相向转动，肩部动量矩 $I_1\omega_1$ 与髋部动量矩 $I_2\omega_2$ 维持量值相等、方向相反，即 $I_1\omega_1 = I_2\omega_2$。这就是优秀运动员跑动过程中身体质心平稳前移、动作协调、快速摆臂促进摆腿的力学机制。

2）空中角速度的改变：动量矩守恒是指转动惯量 I 和角速度 ω 的乘积守恒。I 与 ω 两者成反比关系变化。因此，腾空状态中某些要求角速度变化的动作，可以通过改变转动惯量 I 来实现。例如，人体跳跃腾起瞬间，所具有的动量矩为 $I_0\omega_0$，则腾空过程中，其动量矩的大小始终等于 $I_0\omega_0$ 的值，即 $I\omega = I_0\omega_0$。依据这一原理，人体腾空过程中可以通过肌肉收缩，主动调整人体的转动惯量大小，以调整身体转动角速度的大小。跳水运动中，运动员通过身体的折叠与团身，减小转动惯量，增大身体在空中的转动速度，而入水瞬时，身体充分打开，以增大转动惯量，减小入水时的身体转动。芭蕾舞演员、花样滑冰运动员在旋转中，通过收腿使身体质量更加集中于转轴，减小转动惯量，以增大转动速度等。

3）定向作用：当转动体在不受外力矩作用时，具有保持其转动轴方向不变的特性，称为转动体的定向作用，这是转动体的运动惯性表现。在运动中经常见到，自行车骑行比停止不动更容易保持平衡，这是因为自行车轮子转动的定向作用使它的旋转轴与地面保持平行。铁饼旋转飞行比不旋转飞行要平稳得多，这也是转动的定向作用使其转动轴保持方向不变的结果。

四、人体运动的功能转换

动量定理、动量矩定理是从物体运动状态变化的角度揭示机械运动规律，而运动状态变化总是伴随着能量的转换问题，能量转换及其与功之间的关系是存在于自然界中各种形式运动的普遍规律，人体运动也不例外。因此，理解与掌握人体运动过程中机械功与能的关系，从能量转换的角度研究人体的机械运动规律，对探讨人体运动损伤发生及康复治疗有着重要理论与实践意义。

（一）功

功是力对物体作用效果的一种度量，反映了力对物体作用效应随移动路程的累积。功的大小等于力与物体沿力的方向通过距离（路程）的乘积，即

$$W = F\cos\theta \cdot S \tag{4-19}$$

力作用方向与路程之间的关系（θ）决定力的做功性质与大小（图4-13）。

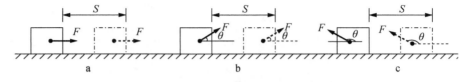

图4-13 力对物体做功

若 $\theta = 0°$，则有 $W = F \cdot S$，力对物体做正功，力做功最大。

若 $0° < \theta < 90°$，则有 $W = F\cos\theta \cdot S$，力对物体做正功，力做功大小受 θ 角度的影响。

若 $\theta = 90°$，则有 $W = 0$。

若 $90° < \theta < 180°$，则有 $W = F\cos(180° - \theta) \cdot S$，力对物体做负功。

若 $\theta = 180°$，则有 $W = -F \cdot S$。

功是标量，只有大小而无方向，遵守代数运算法则。功的正、负，仅反映是动力做功，还是阻力做功。

如图 4-14 所示，有一变力作用物体 M，由 M_1 点做曲线运动至 M_2 点，通过的路程为 S。对于该变力做功的计算，需要把路程 S 分为若干小段，在每一小段足够短的情况下，可以把每一小段的路程看作直线，把作用力看作恒力，则有

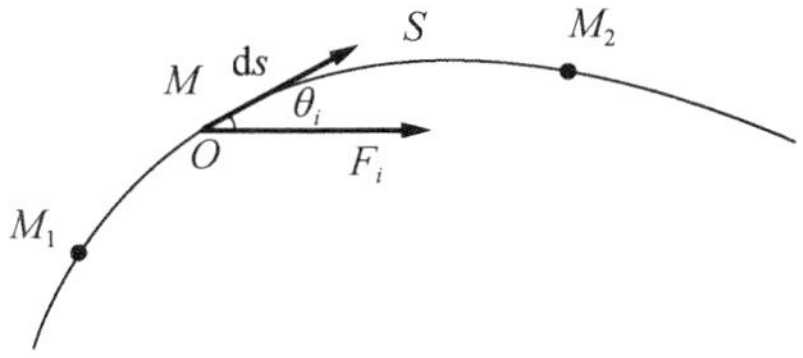

$$\Delta W_i = F_i \cos \theta_i \cdot \mathrm{d}s$$

图 4-14 变力作用物体做曲线运动情况下功的计算

力在全路程上做的功为

$$W = \sum F_i \cos \theta_i \cdot \mathrm{d}s = \int_0^s F \cos \theta \mathrm{d}s$$

国际单位制中，功的单位是焦耳（J），即 1 焦耳（J）= 1 牛·米（N·m）。

如图 4-15 所示，若力 F 作用于物体使其做定轴转动，经过一定时间由 φ_1 至 φ_2。力 F 与水平面的夹角为 θ，其产生转动的分力 $F_t = F \cos \theta$。

定轴转动时的转角 φ 与弧长 S 之间的关系为

$$\mathrm{d}s = r\mathrm{d}\varphi$$

则有

$$\Delta W = F_t \cdot \mathrm{d}s = F_t r \mathrm{d}\varphi$$

所以

$$W = \int_{\varphi_1}^{\varphi_2} F_t r \mathrm{d}\varphi = \int_{\varphi_1}^{\varphi_2} M \mathrm{d}\varphi \tag{4-20}$$

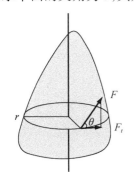

图 4-15 力作用于刚体做定轴转动

生物力学中肌肉做功通常是指肌肉所做的机械功。肌肉在其向心收缩或离心收缩过程中，将其储存的化学能转化为机械能，克服阻力使环节及外界物体产生位移，此称为肌肉做功。但有些情况下，肌肉积极用力收缩，并消耗了大量的能量，但运动环节没有产生位移，即肌肉做等长收缩。这一过程中肌肉做的机械功为 0，此情况通常称肌肉做"生理功"。

（二）功率

功仅反映了作用于物体上的力在路程上的累积效应，没有涉及做功的时间因素。在人体运动分析评价、运动负荷设计中，要考虑做功的多少，更要考虑做功的效率，即功率问题。引用功率概念，评价人体的运动机能、运动负荷的大小更具有实际意义。

功率是指单位时间内做功的多少，即

$$P = \frac{W}{t} = \frac{F \cdot S}{t} = F \cdot v \tag{4-21}$$

从功率的定义可知,功率的大小取决于力和力作用下运动速度的大小两方面因素。从力学原理上讲,提高功率可以通过增大作用力、增大力作用下的动作速度来实现。但对人体运动而言,就一个运动个体运动机能是有限的,这就要求在人体运动负荷设计中,在考虑用力大小的同时,一定要考虑动作的速度快慢,兼顾力量与速度两方面因素设计适宜的训练计划与方案。

(三)动能

在力学上,功和能是两个密切关联的力学量。功是能量转换的量度,能量转换过程都是通过做功体现的。能量是物体做功本领大小的反映,一个运动的物体能够做功,表明运动物体具有能量。力学中把物体因运动而具有的能量称为动能。根据物体的运动形式,动能可分为平动动能、转动动能。

1. 平动动能

一个做平动的物体质量为 m,运动速度为 v,其动能为

$$E_k = \frac{1}{2}mv^2 \tag{4-22}$$

动能是一个标量,恒取正值。在国际单位制中动能的单位取焦耳(J)。

动能与动量都是表征机械运动的量,动能与运动速度的平方成正比,是标量;动量是与运动速度一次方成正比,是矢量,它们是机械运动的两种不同度量。

刚体做平动时,各点的速度都相同,可以以质心的速度 v_c 为代表,则平动刚体动能为

$$E_k = \frac{1}{2}mv_c^2 \tag{4-23}$$

2. 转动动能

人体或物体的转动动能与相对于转轴的转动惯量 I、转动角速度 ω 有关。其大小为对转轴的转动惯量与转动角速度平方乘积一半,即

$$E_\omega = \frac{1}{2}I\omega^2 \tag{4-24}$$

人体或物体做复合运动时,其动能为平动动能与转动动能之和,即

$$E = \frac{1}{2}mv_c^2 + \frac{1}{2}I\omega^2 \tag{4-25}$$

(四)势能

势能是指相互作用的物体的相互位置或者人体内部各部的相对位置所决定的能。它包括重力势能与弹性势能两种形式。

重力势能是指物体相对于地球位置产生的势能。质量为 m 的人体(或器械),距离地面的高度为 h,则其重力势能 $E_g = mgh$。

弹性势能是指物体形状改变产生的势能。弹性系数为 k 的弹性体,形变为 s,其弹性势能 $E_e = \frac{1}{2}ks^2$。

（五）动能定理

如前所述,功与能之间是可以相互转换的,能的量级是通过做功而体现的,而功的多少也体现能的释放情况。力学中把这种功与能的转换关系称为动能定理,亦称为功能原理。

一个质量为 m 的物体,在力 F 作用下做匀加速直线运动,经过 Δt 时间通过的路程为 S(图 4-16)。设物体运动的初速度为 v_0,末速度为 v_t。根据式(3-31)可知,这一运动过程中的加速度为

$$a = \frac{v_t^2 - v_0^2}{2S} \tag{4-26}$$

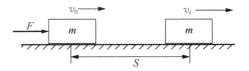

图 4-16　恒力作用下做匀加速度直线运动的物体

将式(4-26)代入牛顿第二定律 $F = ma$,则有

$$F = m \frac{v_t^2 - v_0^2}{2S}$$

即

$$FS = \frac{1}{2}mv_t^2 - \frac{1}{2}mv_0^2 \tag{4-27}$$

式(4-27)表明,力对物体做的功等于物体动能的增量,此称为动能定理。若力做正功,动能增加;若力做负功,则动能减少。这一结果虽然是从恒力做功推出,但对变力做功也是适用的。把方程式中的动能推广为机械能,这一关系式也是成立的。

第二节　人体运动的环节动力分析

环节运动是人体运动的基础,因而环节运动动力分析是人体运动研究中的重要内容。运用完整、比较准确的运动学参数、环节惯性参数及地面反作用力等,求解环节反作用力及肌肉力矩,分析各主要肌肉群的用力特征与性质,对认识运动损伤的力学机制与预防有着重要理论与实际意义。目前,对于环节动力分析,主要运用环节逆向动力学分析的方法。

所谓逆向动力学是指运用物体运动学参量,根据力学定律求解某些动力学参数。对于人体运动而言,即根据人体环节运动的运动学数据,计算人体各关节的反作用力及其肌力矩的大小。

一、环节链模型

环节动力计算中,模型参数、运动学测量参数的准确性影响着计算精度。因此,模型的构建、适宜模型参数选择、获取较为准确的运动学数据为环节动力计算的准确性提供了重要的保障。人体环节模型构建中,对模型的每一环节作如下假设:第一,每个环节都有固定的质量,且集中于质量中心点上。第二,运动过程中环节质心位置、转动惯量保持不变。第三,环节间以"铰链"连结。

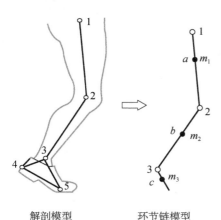

解剖模型　　　　环节链模型

图 4-17　依据解剖模型构建环节链模型

如图 4-17 所示,人体下肢解剖模型与环节链模型之间的等价关系。设环节质量 m_1、m_2、m_3 集中于环节质量中心 a、b、c 点上,且有环节长度、环节质量中心位置及环节转动惯量等参数均保持不变。

二、环节链模型的受力

1. 重力

环节的重力作用于环节质量中心上,方向为铅垂方向。

2. 地面反作用力或外力

地面反作用力是一个界面接触压力。为了以矢量来表示这些力,必须认为它们是作用在一个点上,通常把这一点称为压力中心。实际研究中,通常根据测力台的测力信息计算其压力中心位置坐标。

3. 肌拉力

肌拉力以肌力矩形式作用于环节上,牵拉环节运动或保持环节的稳定。肌力矩的方向通常依据环节运动的方向来确定。

三、关节反作用力及骨对骨之间的作用力

上述的重力、地面反作用力及肌肉收缩力构成整个环节链结构的作用力。若要分析各环节的情况,就需要考虑环节之间的作用力,即关节反作用力及关节的骨对骨力。如图 4-18 所示,就需要对各环节进行受力分析。环节受力分析采用隔离体法,令环节链模型从关节处断开,每一环节的关节间的作用力以正交分力方式在受力图上表示出来。根据环节的受力分析,运用已知参数求解未知的关节反作用力。根据牛顿第三定律,在环节链模型的铰链上,力都是成对出现的。因此,对相邻环节的关节作用力,依据大小相等、方向相反的原则依次标于受力图上。

关节反作用力和关节的骨对骨力是两个不同的概念。骨对骨力是指构成关节的两个骨面之间的相互作用力。关节反作用力是指维持关系稳定的约束力。两者在数值上有的

情况下相等,有的情况下不相等。如图 4-19 所示,支撑腿支持体重,在膝关节上的骨对骨力同关节反力相等;而悬垂腿则不同,小腿的重力由膝关节上的软组织承重,关节的反作用力等于小腿与脚的重力,而骨对骨力则为 0。当有肌肉收缩力作用于关节来对抗重力或进行关节运动时,就要考虑肌肉收缩力对关节的作用,此时关节的骨对骨力可达体重几倍之多。据此可以理解为何高强度的运动与冲击会产生骨关节病变。

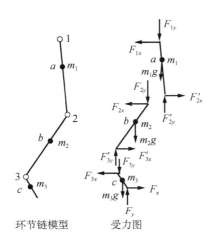

环节链模型　　受力图

图 4-18　环节链模型与环节受力图

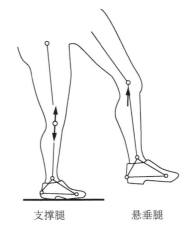

支撑腿　　　悬垂腿

图 4-19　关节反力与骨对骨力的关系

四、环节动力分析的基本方程

环节链中的每一环节,在主动力及其约束力的作用下进行环节之间的相对运动。对每一环节画出受力图(图 4-20),根据其运动学参数及人体测量学参数(环节长度、环节半径系数、环点质量等),列出基本运动方程,求解未知变量。

已知参量:

I_e:绕过环节质心横轴转动的转动惯量。

a_x、a_y:环节质心加速度。

θ:运动环节绝对空间角度(也可是相对角度)。

β:平面运动环节角加速度。

F_{dx}、F_{dy}:作用在环节远侧端的约束反力。若是环节链的末端环节,通常是通过测力台测量出来的地面反作用力;若是环节链的其他环节,则是从环节链末端环节的受力计算得出的。

M_d:作用在远侧端关节的肌肉力矩,通常是由末端环节的近侧端肌肉作用力的计算得之。

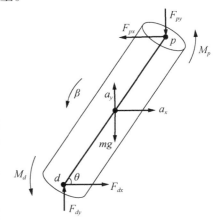

图 4-20　环节受力分析

求解变量:

F_{px}、F_{py}:环节近侧端关节所受力的反作用力。

M_p:近侧端关节处作用于环节的肌力矩。

计算方程：

$$\sum F_x = ma_x$$

即

$$F_{dx} - F_{px} = ma_x$$

$$\sum F_y = ma_y$$

即

$$F_{dy} - F_{py} - mg = ma_y$$

对环节质心的合力矩：

$$\sum M = I_c\beta$$

例题1：如图4-21所示，体重为60 kg的人体单足静止站立水平面上，身体重力作用线于踝关节中心前4 cm处通过。足环节质心离踝关节的水平距离为6 cm，质量为0.9 kg。设身体平衡没有水平面的晃动，即$R_{x1} = 0$。计算踝关节的关节反作用力及肌肉合外力矩。

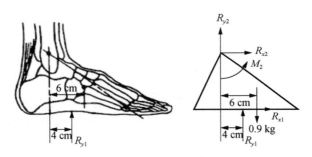

图4-21　承受重力负荷时脚解剖图与受力图

引自戴维·温特，1990. 人体运动生物力学. 刘志诚，李诚志，译. 北京：人民体育出版社

解：因$R_{x1} = 0$，则有$R_{y1} = 60 \times 9.8 = 588(\text{N})$。

$$\sum F_x = ma_x$$

即

$$R_{x1} + R_{x2} = ma_x = 0$$

所以

$$R_{x2} = 0$$

$$\sum F_y = ma_y$$

即

$$R_{y1} + R_{y2} - mg = ma_y = 0$$

$$R_{y2} + 588 - 0.9 \times 9.8 = 0$$
$$R_{y2} = -579.18(N)$$

负号表示踝关节的关节反作用力与受力图的设定的方向相反。

对足质心的合力矩：

$$\sum M = I\beta = 0$$
$$M_2 - R_{y1} \times 0.02 - R_{y2} \times 0.06 = 0$$
$$M_2 = 588 \times 0.02 - 579.18 \times 0.06 \approx -22.99(N \cdot m)$$

负号表示足在踝关节处所受的肌肉力矩是顺时针方向的，说明小腿三头肌通过踝关节的跟腱而使足保持静止的姿势。

例题 2：如图 4-22 所示，已知人体体重为 80 kg，足的长度 $l = 20$ cm，相对质量为 $P = 0.014\,5$，环节半径系数为 $R = 0.475$，其他已知参量见图注。计算踝关节处的肌力矩及反作用力。

解：足的相对质量为 0.014 5，则有

$$m = 0.014\,5 \times 80 = 1.16(kg)$$

环节半径系数为 0.475，把足看作质量集中质量中心的质点，则转动惯量为

$$I = 1.16 \times (0.475 \times 0.2)^2 \approx 0.010\,5(kg \cdot m^2)$$

（注：理论上应用惯性半径计算）

$$\sum F_x = ma_x$$

即

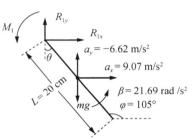

图 4-22 摆动腿的足环节受力图

$$R_{1x} = ma_x = 1.16 \times 9.07 \approx 10.52(N)$$

$$\sum F_y = ma_y$$

即

$$R_{1y} - mg = ma_y$$
$$R_{1y} = m(g + a) = 1.16 \times (9.8 - 6.62) \approx 3.69(N)$$

对足质心的合力矩：

$$\sum M = I\beta$$

摆动足的空间角为 105°，则 $\theta = 15°$；即

$$M_1 - R_{1x}(0.475 \times 0.2)\cos 15° - R_{1y}(0.475 \times 0.2)\sin 15° = I\beta = 0.010\,5 \times 21.69$$
$$M_1 = 1.283\,7(N \cdot m)$$

表明腿的积极前摆，在踝关节处有一向前的力量；此时踝关节有一肌力矩表现为足背屈力矩存在。

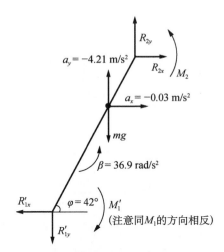

图 4-23 摆腿小腿受力图

例题 3： 如图 4-23 所示，依据例题 2 结果，计算同一瞬时小腿膝关节处关节肌肉力矩及关节反作用力。小腿的长度为 $l = 43.5$ cm、相对质量为 $p = 0.0465$、环节半径系数为 $r = 0.302$，其他已知参量见图注。

解： 小腿重量为

$$m = 80 \times 0.0465 = 3.72(\text{kg})$$

小腿的转动惯量为

$$I = 3.72 \times (0.435 \times 0.302)^2$$
$$\approx 0.0642(\text{kg} \cdot \text{m}^2)$$

（注：理论上应用惯性半径计算）

据例题 2 计算结果：

$$R_{1x} = 10.52(\text{N}), \ R_{1y} = 3.69(\text{N}), M_1 = 1.2837(\text{N} \cdot \text{m})$$

据牛顿第三定律可知：

$$R'_{1x} = 10.52(\text{N}), \ R'_{1y} = 3.69(\text{N}), M'_1 = 1.2837(\text{N} \cdot \text{m})$$

$$\sum F_x = ma_x$$

即

$$R'_{1x} - R_{2x} = - ma_x$$

所以

$$R_{2x} = 10.52 + 3.72 \times (-0.03) \approx 10.41(\text{N})$$

$$\sum F_y = ma_y$$

即

$$R'_{1y} - R_{2y} + mg = - ma_y$$

所以

$$R_{2y} = R'_{1y} + m(g + a_y) = 3.69 + 3.72 \times (9.8 - 4.21) \approx 24.48(\text{N})$$

对小腿质心的合力矩 $\sum M = I\beta$，则有

$$M_2 - M'_1 - R_{2x}lr\sin\varphi + R_{2y}lr\cos\varphi - R'_{1x}l(1-r)\sin\varphi + R'_{1y}l(1-r)\cos\varphi = I\beta$$

$$M_2 = I\beta + M'_1 + R_{2x}lr\sin\varphi - R_{2y}lr\cos\varphi + R'_{1x}l(1-r)\sin\varphi - R'_{1y}l(1-r)\cos\varphi$$

解方程得

$$M_2 = 3.484(\text{N} \cdot \text{m})$$

利用地面反作用力测量，获取地面反作用力的压力中心，结合运动学测量参数，进行

环节链的逆向动力计算。

例题 4：体重为 80 kg 的人体行走触地某一瞬时，足各特征点及地面反作用力中心坐标见图 4-24（坐标单位：cm）。测力台测得

$$F_x = 160.25 \text{ N}, \quad F_y = 765.96 \text{ N}$$

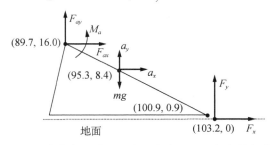

图 4-24　运动状态下地面反作用力中心及足部各特征点坐标

运动影像获得数据：

$$a_x = 3.25 \text{ m/s}^2, \ a_y = 1.78 \text{ m/s}^2$$

质心角加速度为

$$\beta = -45.35 \text{ rad/s}^2$$

由例题 2 可知：该人体的足部质量为 $m = 1.16$ kg，足环节的转动惯量 $I = 0.0105$ kg·m²。试计算踝关节处的肌力矩及反作用力的大小。

解： $F_{ax} + F_x = ma_x$

$F_{ax} = ma_x - F_x = 1.16 \times 3.25 - 160.25 = -156.48(\text{N})$

$F_{ay} + F_y - mg = ma_y$

$F_{ay} = ma_y - F_y + mg = 1.16 \times 1.78 - 765.96 + 1.16 \times 9.8 \approx -752.53(\text{N})$

对质心的力矩方程：

$$M_a + 0.084F_x + 0.079F_y - 0.076F_{ax} - 0.056F_{ay} = I\beta$$

$$M_a = I\beta - 0.084F_x - 0.079F_y + 0.076F_{ax} + 0.056F_{ay}$$

$$= -0.0105 \times 45.35 - 0.084 \times 160.25 - 0.079 \times 765.96 - 0.076$$

$$\times 156.48 - 0.056 \times 752.53$$

$$\approx -128.49(\text{N·m})$$

根据这一计算结果可知，在踝关节处有一跖屈力矩的作用，使足积极蹬伸。

第三节　人体动力学测量

人体动力测量是人体运动科学研究中的重要技术方法与手段。随着现代传感技术、

计算机技术及通信技术的发展,人体动力测量技术、设备也有了长足的发展。目前,一些测量精度高、性能稳定的高端精密测量设备,如三维测力平台、人体关节速度测力系统、人体足底应力分析系统等在人体运动测量得到了较普遍的应用,为探讨人体运动的动力学特征与规律、评价人体关节肌力等提供了重要的技术保障。本部分主要对传感器及其人体动力测量的常用设备作简单介绍。

一、传感器

1. 传感器的概念

传感器是一种能够感受规定信息并按照一定规律转换成数字信号的装置。国际电工委员会(International Electrotechnical Commission, IEC)对传感器的定义是传感器是测量系统中的一种前置部件,它将输入变量转换成可供测量的信号。传感器所能感受的规定信息主要包括物理、化学及生物信息等。传出信号主要是光信号或电信号。传感器技术涉及微电子学、物理化学、材料学、生物学等。

传感器基本结构应该包括敏感元件、转换元件、信号调节转换电路及其辅助电源等(图4-25)。敏感元件能够感受测量的规定信息;转换元件能将敏感元件所感受出的信息直接转换成电信号;信号调节转换电路能把转换元件输出的电信号变换为便于记录、显示、处理和控制的有用信号的电路;辅助电源是交直流供电系统。

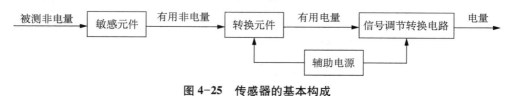

图4-25　传感器的基本构成

2. 传感器的分类

传感器根据不同的分类方式,有着不同的类型。按被测量分类有:机械量(位移、力、扭矩、速度、加速度等),热工量(温度、流量、热量、比热、压力差等),物性参量(浓度、比重、真空度、酸碱度等),状态量(裂纹、缺陷、磨损等);按工作原理分类有:电阻式、电感式、电容式、压电式、光电式等。其他分类方式在此不再罗列。用于人体动力测量的主要是力、扭矩传感器。在工作原理上应用较为普遍的是电阻式(如电阻应变片类)、压电式(如石英晶体类)传感器。

3. 传感器应用中应该注意的基本特性

传感器的基本特性主要是指输出与输入之间的关系,通常根据输入量稳定与否分为静态特性与动态特性。静态特性是指被测量值处于稳定状态时传感器的输出与输入的关系;动态特性是指输入量随时间变化时的传感器的输出与输入的关系(响应特性)。在此仅对实验测试中测试人员需要重点考虑的一些基本特性作简要介绍。

(1)迟滞

迟滞是指传感器在正(输入量增大)、反(输入量减少)行程期间其输入-输出特性曲

线不重合的现象(图 4-26)。传感器的迟滞特性通常由实验确定,迟滞误差计算如下:

$$r_H = \pm \frac{\Delta H_{\max}}{y_{FS}} \times 100\%$$

式中,$\Delta H_{\max}$ 为正反行程输出的最大差值;y_{FS} 为满量程输出值。

（2）线性度（非线性误差）

传感器的实际输入-输出曲线(校准曲线)与拟合直线之间的吻合(偏离)程度(图 4-27),其误差计算如下:

$$r_L = \pm \frac{\Delta L_{\max}}{y_{FS}} \times 100\%$$

式中,$\Delta L_{\max}$ 为校准曲线与拟合直线间的最大差值;y_{FS} 为满量程输出值。

选定拟合直线的过程,就是传感器的线性化过程。

（3）重复性

传感器在同一工作条件下,输入量按同一方向做全量程连续多次测试时,所得特性曲线间一致程度的指标见图 4-28。

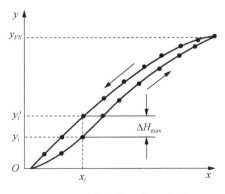

图 4-26　传感器迟滞示意图

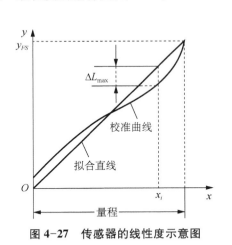

图 4-27　传感器的线性度示意图

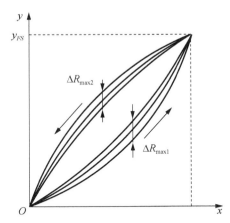

图 4-28　传感器的重复性测量误差示意图

重复性误差属于随机误差,常用标准偏差 σ 表示,也可用正反行程中的最大偏差 $\Delta R_{\max}$ 表示,即

$$r_R = \pm \frac{(2 \sim 3)\sigma}{y_{FS}} \times 100\%$$

或

$$r_R = \pm \frac{\Delta R_{\max}}{y_{FS}} \times 100\%$$

（4）灵敏度

灵敏度是传感器对被测量变化的反应能力，是传感器的基本指标。传感器输出变化量与输入变化量之比，即静态灵敏度：

$$K = \frac{\Delta y}{\Delta x}$$

式中，Δy 为输出量的增量；Δx 为输入量的增量。

灵敏度的量纲取决于输入-输出量纲。当输入与输出的量纲相同时，则灵敏度是一个无量纲的数，常称为放大倍数或增益。

灵敏度反映了测试系统对输入变量变化反应的能力，灵敏度越高，往往测量范围越小，稳定性越差。因此，实际应用中应该合理地选取传感器的灵敏度。

（5）分辨率

传感器能够检测到的最小输入增量。被测量的变化小于分辨率时，传感器对输入量的变化无任何反应（图 4-29）。分辨率常以百分比或几分之一表示。

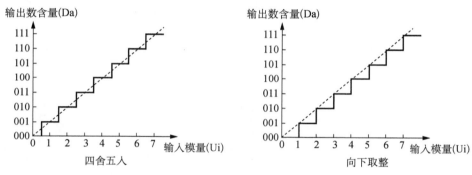

图 4-29　传感器分辨率示意图

（6）阈值

传感器产生可测输出变化量时的最小输入量值（图 4-30）。

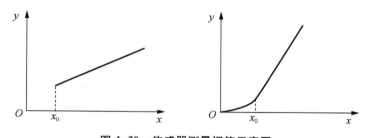

图 4-30　传感器测量阈值示意图

（7）稳定性

在规定工作条件范围内和规定时间内，保持输入信号不变时，传感器性能保持不变的能力。通常用传感器示值的变化量与时间之比来表示。例如，一测试仪器输出电压在 8 h

内的变化量为 1.3 mV,则系统的稳定度为 1.3 mV/8 h。

（8）漂移

漂移指在外界的干扰下,输出量发生与输入量无关的、不需要的变化。漂移包括零点漂移和灵敏度漂移等,干扰因素包括时间、温度等。

二、人体动力测量的常用设备

应用力传感器及其配件设施制作测量设备,配有专用分析软件,集成测试分析一体化的测力系统。

（一）三维测力平台

目前普遍使用的三维测力平台根据其力传感元件的不同大致可分为两类:一类是应变式测力台(如 AMTI 测力台),另一类是压电式测力台(如 KISTLER 测力台)。测力台不仅测量 x、y、z 3 个方向的分力,而且还可测量 3 个轴上的转矩,所以其又称为六分量测力台(图 4-31)。

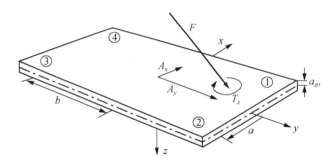

图 4-31　三维测力台及其坐标系示意图

三维测力平台的四个角上放置 12 个力传感器,每个角有 3 个,分别对 z、x、y 轴方向力敏感。因此,每个角均可测量三维力,4 个角的三维力进行组合,可计算出总的三维力大小、方向及作用点(通常称为压力中心),同时还可计算出对三轴的转矩。三维测力平台系统的基本结构框图见图 4-32。

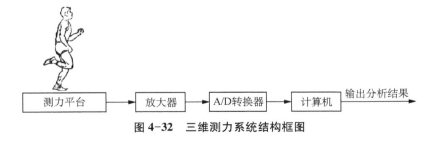

图 4-32　三维测力系统结构框图

测力台应具备以下基本结构性能:①测力范围广,可测定几克到 1 000 kg 的力值;②刚性好,如 KISTLER 测力台的石英晶体传感器,弹性系数为钢材的 1/2,在外力作用下变形很小;③灵敏度高、线性好、固有频率高;④重量较轻,体积较小,使用方便。

三维测力平台测试中常用的力学参数为不同瞬间的力值、力矩、压力中心等。测力台能够输出的力学参数有 x、y、z 三轴向的分力 F_x、F_y、F_z;相对于 x、y、z 轴的力矩 M_x、M_y、M_z;扭矩(T_z);压力中心的 x 坐标(A_x);压力中心的 y 坐标(A_y);测试动作的各分力 F-t 曲线等。各参数的计算见表 4-2。利用 F-t 曲线可以进行派生参量计算,完成人体动力评价。

表 4-2　KISTLER 测力台的基本参数计算

参数	算法	注解
F_x	$= f_{x12} + f_{x34}$	x 方向的力
F_y	$= f_{y14} + f_{y23}$	y 方向的力
F_z	$= f_{z1} + f_{z2} + f_{z3} + f_{z4}$	垂直力
M_x	$= b(f_{z1} + f_{z2} - f_{z3} - f_{z4})$	相对于 x 轴的力矩
M_y	$= a(-f_{z1} + f_{z2} + f_{z3} - f_{z4})$	相对于 y 轴的力矩
M_z	$= b(-f_{x12} + f_{x34}) + a(f_{y14} - f_{y23})$	相对于 z 轴的力矩
T_z	$= M_z - (F_y \cdot A_x + F_x \cdot A_y)$	扭矩
A_x	$= (F_x \cdot az_0 - M_y)/F_z$	压力中心的 x 坐标
A_y	$= (F_y \cdot az_0 - M_x)/F_z$	压力中心的 y 坐标

(二) AKM 和 BKM 肌力测量系统

AKM 和 BKM 是德国弗赖堡大学于 20 世纪 80 年代初研制的上、下肢肌力测量仪器。主要特点是,可测量人体上、下肢肌群等长、向心和离心收缩形式下的 F-t 曲线,并对其进行相应的定量分析。AKM、BKM 测力系统虽无市场产品,在此简介的目的,主要是借鉴其设计思路与理念。在传感技术、计算机技术高度发展的今天,设计开发简单、实用、方便的肌力测试装备与应用,是临床康复专业人员、运动人体科学专业人员应该具备的基本理念。

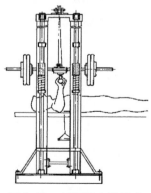

图 4-33　AKM(上肢肌力测量系统)

1. AKM(上肢肌力测量系统)

该系统主要由机械部分、力传感部分和计算机数据采集与处理部分组成(图 4-33)。

机械部分主要包括固定支架、滑动装置和手柄。

力传感部分主要由 KISTLER 压电传感器及其放大器组成。

计算机数据采集与处理部分主要包含与计算机相连接的 A/D 转换器、计算机和相应的测量与分析软件。

该测试系统主要测量上肢多功能肌群最大力量(N)、相对最大力量(N/kg)、起动力量(N)、爆发力量(N/ms)、力量亏损率(%)、达到最大力量值时间(ms)、运动开始时间(ms)、滑动装置上升到 25 cm 时的时间(ms)和质量移动的最大速度(m/s)。

2. BKM(下肢肌力测量系统)

该系统主要由机械部分、力传感部分、附加外阻力源部分和计算机数据采集与处理部分组成(图 4-34)。

机械部分主要包括固定支架、可移动测量床和滑动装置。

力传感部分主要由 KISTLER 三维测力平台(安装在滑动装置上)和放大器组成。

附加外阻力源部分主要是气缸和气泵。

计算机数据采集与处理部分主要包含与计算机相连接的 A/D 转换器、计算机和相应的测量与分析软件。

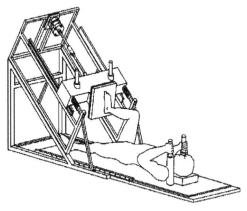

该系统主要测量下肢多功能肌群的最大力量(N)、相对最大力量(N/kg)、起动力量(N)、爆发力量(N/ms)、力量亏损率(%)、达到最大力量值时间(ms)。

图 4-34 BKM(下肢肌力测量系统)

(三) 关节等速肌力测试系统

肌肉的收缩受外界条件的制约和神经控制的影响。肌肉收缩分类角度不同,其名称亦有所不同。总体上讲,其分类命名较为混乱。在此综合解剖学、生理学、训练学等对肌肉工作的分类情况梳理如下(图 4-35):

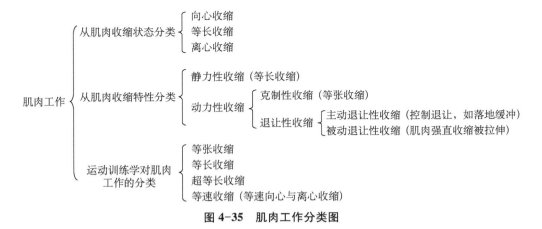

图 4-35 肌肉工作分类图

肌肉等速收缩是一个运动训练学概念。等速运动是詹姆斯·佩林(James Perrine)于20 世纪 60 年代后期首先提出的。肌肉等速收缩不同于等长、等张、超等长的收缩,它是只能在等速训练测试设备上实现的一种特殊工作方式。等速运动中,等速设备依照预先设定的速度,反馈性提供与肌肉实际收缩力大小相匹配的顺应性阻力,保持关节以预定速度运动。关节等速度运动可以使训练、测试的功能肌群在关节活动的幅度内承受最大阻力,产生最大张力和最大力矩。等速测试设备的计算机系统记录关节角运动及其瞬时力矩,并输出力矩-关节角度曲线。依此评价肌肉群的功能特性。

1970 年,美国赛百斯(Cybex)公司应用等速运动原理开发了世界第一台关节等速肌力测试系统,这一研发成果在肌肉功能训练与评价的方法学方面,是一次有着重大意义的突破性进展。50 多年来,随着传感技术与计算机技术的快速发展,等速测试系统也有了长足的发展。目前,世界上比较通用的同类产品有 Cybex 系列、Biodes、Contrex、Kin-kom、IsoMed 2000 等(图 4-36)。

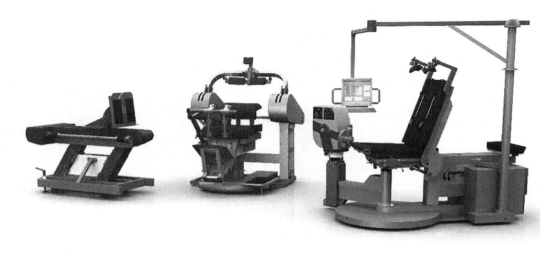

图 4-36 IsoMed 2000 关节等速肌力测试系统

关节等速测试系统输出参数主要有峰值肌力矩、总功、功率、峰值肌力矩对应关节角度,也可以运用力矩-关节角度曲线进行派生参量计算。

目前关节等速测试系统在临床康复、运动员功能评价与训练等方面都有着广泛的应用。

(四)足底压力测量分析系统

在人体站立与运动中,足底承载的是非均匀触压力,这一压力分布特征影响着人体的平衡控制、运动能力及足部损伤的可能性。人体肥胖、衰老、运动损伤、人工关节置换等都会表现出人体运动中足底压力分布特征的变化。测力平台可以测量人体运动中足底承载的三维力量大小及压力中心位置坐标,但无法获知足底承载的压力分布信息。要了解足底承载压力分布就需要运用足底压力测量分析系统进行测量。

足底压力测量分析系统主要应用柔性阵列传感器制作成鞋垫,完成足底压力分布的测量(其原理参考第三章相关内容)。2 片带有印刷电路的高分子聚酯薄片形成行列点阵,行列间有一薄薄的半导体涂层,其电阻值会随着压力大小而变化。采样系统采得每一触压点阵上的电压区分度,不同区分度代表不同压力等级,并以不同的颜色于显示器上呈现(图 4-37)。

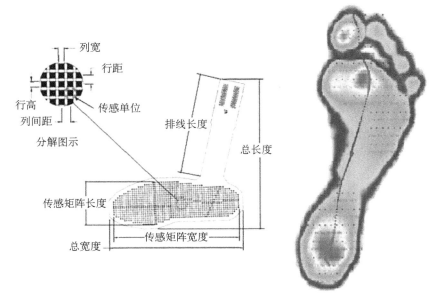

图 4-37　足底压力测量分析系统的结构与测量示意图

足底压力测量分析系统不仅可以测量足底的压力分布特征及其变化,还可以通过数值计算获取压力中心的变化规律与特征,所谓压力中心是指支撑面上压力分布的几何作用中心。

传感器的点阵、压力区分度、采样频率等影响着测量的精度。不同的测试系统,其基本测量参量有所不同,实际应用中可根据自己的需要选用不同的测量设备。

（五）人体运动能量及关节功率测量

人体运动能量源于自身的代谢能量。虽然人体的机械能与代谢能并不等效,但人体的运动机能最终是由机械能变化所体现出来的。因此,运用人体运动学、动力学测量技术获取运动学、动力学参量,计算人体运动机械能转换及运动关节的能量贡献,是人体运动研究中的重要方法、手段。在此对一些主要的运动能量的生物力学测量方法作简要介绍。

第一,依据身体重心及环节运动参量计算身体总机械功:

$$W_e = \Delta \left(Mgh_c + \frac{1}{2}Mv_c^2 \right)$$

$$W_i = \Delta \sum \left(\frac{1}{2}m_i v_i^2 + \frac{1}{2}I_i \omega_i^2 \right)$$

$$W = |W_e| + |W_i|$$

式中,W_e 为对身体重心机械能变化;W_i 为身体各环节总机械能;W 为身体总机能变化;M 为身体的质量;m_i 为各环节质量;I_i 为各环节转动惯量;ω_i 为环节转动角速度;h_c 为身体质心位移;v_c、v_i 为身体质心、环节质心速度。

第二,根据测力台测量地面反作用力及影像解析获取的环节运动学参数,应用逆向动力计算方法计算关节净力矩,关节力矩与角速度的乘积得到关节功率;对关节功率积分获得关节总功率,各关节总功率之和为环节运动链的总功率:

$$P_i = \int M_i \omega_i$$

$$P = \sum |P_i|$$

式中,P_i 为关节功率的积分;M_i 为关节转动力矩;ω_i 为转动角速度;P 为总功率,表示身体肢体所做的总功。

 复习题

1. 名词解释

(1) 冲量　　　　(2) 动量　　　　(3) 动量定理　　　　(4) 质点动量矩

(5) 冲量矩　　　(6) 质心运动定理　(7) 转动惯量　　　　(8) 平行轴定理

(9) 转动定律　　(10) 功率　　　　(11) 转动能　　　　(12) 平动能

(13) 传感器　　(14) 压力中心　　(15) 等速运动　　　(16) 动量矩守恒定律

(17) 相向运动　(18) 定向作用

2. 应用动量定理分析投掷运动超越器械的技术原理。

3. 应用动量定理分析人体落地缓冲动作的技术原理。

4. 应用转动定律分析加大运动环节转动效果的基本策略。

5. 分析跳水运动员空中下落身体转动速度调节的技术原理。

6. 分析转动惯量的影响因素及人体转动惯量的生物学特点。

第五章

生物材料力学基础

人体运动器系的形态结构与其功能相适应。了解运动器系组织结构的力学特性,对人体运动干预负荷的实施、运动损伤发生力学机制的认识有着重要的理论意义。人体组织结构力学特性及其运动适应,以及研究方法与评价理论隶属于材料力学范畴。在此,对材料力学的基本概念与理论作简单介绍,旨在为后续章节的学习打基础。

一、载荷

(一)载荷的分类

人体日常生活和体育运动中每一时刻都要受到外力的作用,包括承重及其外界约束力。所谓载荷,是指人体或人体器官、组织所承载的负荷作用。根据载荷作用基本特征,载荷可分为静载荷和动载荷。

静载荷是逐渐加在物体上的,由 0 渐增至某一定值以后不再改变。在这种载荷作用下,物体各部分不产生加速度或者加速度小得可以忽略不计。例如,人体静止站立,或运动中慢起倒立时,作用在下肢或手臂上的载荷可近似看作静载荷。

动载荷是指承受载荷的物体或物体某些部分产生较大的加速度,这种载荷称为动载荷。动载荷又可分为冲击载荷和交变载荷。当某一物体受其他物体作用,使其速度在极短时间内有很大改变时,所受的载荷为冲击载荷,如网球拍和乒乓球拍击球。随时间做周期性的改变,并且多次重复地作用在物体上的载荷为交变载荷,其重复次数甚至可达几十万次或几百万次以上。例如,马拉松比赛时作用在运动员双腿骨骼上的载荷就属于交变载荷。

(二)载荷的作用形式

载荷作用于物体的方式是多种多样的。根据载荷对物体作用产生的力和力矩的方向不同,载荷可分为拉伸、压缩、弯曲、剪切、扭转和复合载荷(图 5-1)。

1. 拉伸载荷

载荷作用于物体轴向,由内向外产生一对大小相等、方向相反的作用力,称为拉伸载荷。物体在拉伸载荷作用下产生拉伸变形,即物体结构变细变长。

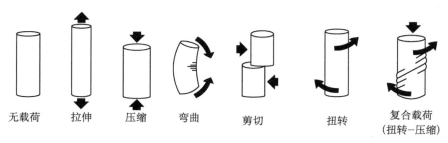

图 5-1   载荷作用形式

2. 压缩载荷

载荷作用于物体轴向,由外向内产生一对大小相等、方向相反的作用力,称为压缩载荷。物体在压缩载荷作用下产生压缩变形,即物体结构变粗变短。

3. 弯曲载荷

于物体的轴向平面内,在物体两端作用一对大小相等、方向相反的力偶,称为弯曲载荷。物体在弯曲载荷作用下,轴线变为曲线,轴线的两侧分别产生拉伸与压缩变形。

4. 剪切载荷

垂直于物体轴向作用于横截面内的大小相等、方向相反、力线距离接近但不重合的一对力,称为剪切载荷。物体在剪切载荷作用下相邻横截面发生错动,即产生剪切变形。

5. 扭转载荷

于物体的横向平面内,在物体两端作用一对大小相等、方向相反的力矩,称为扭转载荷。物体在扭转载荷作用下,轴线不变,而相邻横截面绕轴线发生相对转动,即产生扭转变形。

6. 复合载荷

物体同时承受 2 种或 2 种以上的载荷形式,称为复合载荷。物体在复合载荷作用下,依照载荷的复合方式产生复合变形。

二、变形

物体承受载荷作用时,体内任意两点间的距离和任意两直线或两平面间的夹角会发生变化,即承载物体在几何尺寸、形状上的变化,称为变形。体内任意两点距离的变化称为线变形,任意两直线或两平面间的夹角变化称为角变形。

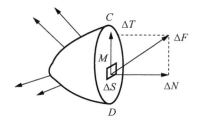

图 5-2   截面应用图

三、应力

物体在受到外力作用而变形时,其内部各质点间的相互作用力发生变化。这种由于外力作用而引起的物体内各质点之间相互作用内力的改变量称为应力。确定应力是材料力学要解决的基本问题。图 5-2 表示在一物体上沿截面 CD 截取一部分,围绕截面上某一点 M 取一块截面

积 ΔS,如果作用在这块截面积上的内力为 ΔF,则有

$$\overline{P} = \frac{\Delta F}{\Delta S} \tag{5-1}$$

式中,$\overline{P}$ 为 ΔS 上的平均应力。

将内力 ΔF 分解为垂直于截面的法向分力 ΔN 及在截面内的切向分力 ΔT,则有

$$\overline{\sigma} = \frac{\Delta N}{\Delta S} \tag{5-2}$$

$$\overline{\tau} = \frac{\Delta T}{\Delta S} \tag{5-3}$$

式中,$\overline{\sigma}$、$\overline{\tau}$ 分别称为微面积 ΔS 上的平均正应力、平均剪应力。

由于截面上内力分布一般是不均匀的,因此,$\overline{P}$、$\overline{\sigma}$ 及 $\overline{\tau}$ 的大小与面积 ΔS 的大小有关,为减小面积 ΔS 大小的影响,可将面积尽量缩小,取其极限,则有

$$P = \lim_{\Delta S \to 0} \frac{\Delta F}{\Delta S} = \frac{\mathrm{d}F}{\mathrm{d}S}$$

$$\sigma = \lim_{\Delta S \to 0} \frac{\Delta N}{\Delta S} = \frac{\mathrm{d}N}{\mathrm{d}S}$$

$$\tau = \lim_{\Delta S \to 0} \frac{\Delta T}{\Delta S} = \frac{\mathrm{d}T}{\mathrm{d}S}$$

式中,P 为截面 CD 上 M 点的合应力;σ 和 τ 分别为截面 CD 上 M 点的正应力和剪应力。

国际单位制中,应力单位为帕(Pa),$1\ \mathrm{Pa} = 1\ \mathrm{N/m^2}$,即 1 牛顿每平方米;或为兆帕(MPa),$1\ \mathrm{MPa} = 10^6\ \mathrm{Pa}$,若长度用毫米表示,则 $1\ \mathrm{N/mm^2} = 1\ \mathrm{MPa}$。

四、应变

设一直杆原长为 L,在一轴向拉力 P 的作用下伸长为 L_1(图 5-3),直杆的纵向伸长为

$$\Delta l = L_1 - L$$

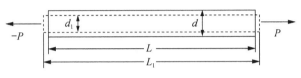

图 5-3 直杆的拉伸形变

Δl 反映了杆的总变形量,而无法说明杆的变形程度。直杆的各段伸长是均匀的,因此反映杆的变形程度可以用每单位长度的伸长表示。物体的每单位伸长(缩短)称为线应变,通常用 ε 表示,记为

$$\varepsilon = \frac{\Delta l}{L} \qquad\qquad (5\text{-}4)$$

依据 Δl 的正、负，ε 也有正、负之分。物体伸长时，线应变为正；物体缩短时，线应变为负。

式(5-4)所表达的是在长度 L 内的平均线应变，当物体的长度是均匀变形时，则各单位长度的变形量是相等的；当物体长度是非均匀变形时，用总长度的平均线应变就不能反映体内各点处的线应变。因此，要研究一个非均匀变形体的应变，可运用取极限的方法处理。

假设把物体分为无数个很小的正六面体（图5-4）。沿 x 轴方向的 AB 边原长 Δx，变形后长度改变了 $\Delta\delta_x$，$\Delta\delta_x$ 称为线段 AB 的线变形。伸长时 $\Delta\delta_x$ 为正值，缩短时为负值。$\Delta\delta_x/\Delta x$ 为 AB 边的线应变。当 $\Delta x \to 0$ 时，即有

$$\varepsilon = \lim_{\Delta x \to 0} \frac{\Delta\delta_x}{\Delta x} = \frac{\mathrm{d}\delta_x}{\mathrm{d}x} \qquad\qquad (5\text{-}5)$$

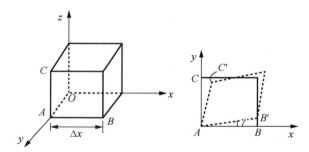

图 5-4 单元体的线应变与角应变

式(5-5)称为 A 点处的线应变。

线应变是无量纲的量。

该正六面体的边长缩短至无穷小时称之为单元体。若单元体的任意一个直角 CAB，形变后发生微小角度改变 γ，定义为剪应变。单位为"弧度"或"度"（图5-4）。可见，不论物体的变形如何复杂，都是两种基本变形，即线性变形与角变形组合而成的。

五、应力-应变曲线

为了描述一种材料的力学性质，在对材料进行实验研究时，需要确定其应力-应变关系。通过应力-应变曲线，可得知材料的重要性质。以弹性材料拉伸试验的应力-应变曲线（图5-5）为例，说明试件从开始加载到断裂的全过程中力和变形的关系。拉伸试验过程分为 4 个阶段。

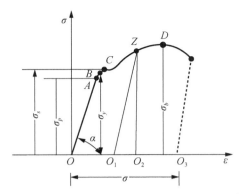

图 5-5　弹性材料拉伸试验的应力-应变曲线示意图

（一）弹性阶段

图 5-5 中的 OA 段。若在 OA 段内卸载后，变形能完全恢复，为弹性变形。直线 OA 段说明 σ 与 ε 成正比。规定与 A 点相对应的应力值为比例极限，以符号 σ_p 表示。在比例极限范围内，胡克定律成立：

$$\sigma = E\varepsilon \tag{5-6}$$

比例常数 E 为材料的弹性模量，又称杨氏模量。由图可知，E 是 OA 直线的斜率：

$$E = \frac{\sigma}{\varepsilon} = \tan\alpha$$

与 B 点相对应的应力值 σ_y 称为弹性极限，应力超过弹性极限后，若除去外力，将留有残余变形。

（二）屈服阶段

过了 B 点，曲线的坡度逐渐减小，即材料对于变形的抵抗能力逐渐减弱；到了 C 点附近，曲线上出现几乎与横坐标轴平行的一小段。这时变形继续增长而应力并不增加。这种现象称为材料的屈服。取屈服阶段的下极限 σ_s（与 C 点对应的应力值）为屈服强度。这一阶段的特点是：如果材料达到屈服，卸载之后就不能恢复到原状。这种不能恢复的变形称为残余变形或塑性变形。

（三）强化阶段

屈服阶段后继续加载，曲线又开始上升，说明抗变形的能力又恢复了，这种现象称为强化。取曲线最高点 D 对应的应力值 σ_b，称为强度极限。在强化阶段，试件的横向尺寸有较显著的缩小。如果在强化阶段卸载，则沿 ZO_1 线下降，其中 OO_1 段属弹性变形，O_1O_2 是不能恢复的塑性变形，重新加载，将沿 O_1Z 线上升。

（四）颈缩阶段

试件伸长到一定阶段后，曲线开始下降，这时可见试件某一横截面内的横截面开始收缩，最后试件被拉断。这一阶段也称为局部变形阶段。

材料的塑性是用试件断裂后的残余相对拉长的百分比 δ 来计量的,即

$$\delta = \frac{L_k - L}{L} \times 100\%$$

式中,L_k 为试件被拉断后的长度;L 为原来的长度;δ 称为材料的伸长率或延伸率,是衡量材料塑性的重要指标。

一般 $\delta>5\%$ 称为塑性材料,$\delta<5\%$ 称为脆性材料。

对材料进行压缩试验同样可得应力-应变曲线。在金属材料中,拉伸和压缩的弹性模量 E 与屈服极限 σ_S 是相同的。但生物材料骨的拉伸与压缩的弹性模量 E 和强度极限 σ_b 是不同的。

六、黏弹体

材料的力学性质是多样的,以其性能分类可以分成许多类,如弹性材料、黏性材料等。

弹性材料的特点是应力与应变成正比,材料能保持固定形状,在外力作用下,外力功转换为弹性能。

黏性材料的特点是应力取决于应变率 $r(r = \mathrm{d}\varepsilon/\mathrm{d}t)$,黏性流体无固定形状,而且流动过程是不可逆的,在外力作用下,外力功转换成分子热消耗了。

如果有一种材料,既具有弹性材料的力学性质,又具有黏性材料的力学性质,那么这种性质就叫作黏弹性,其材料结构称为黏弹体。其特点为变形过程中有对时间 t 的依赖关系。

生物固体材料如骨、软骨、肌肉、血管壁、皮肤等都具有黏弹性。黏弹性是引起能量消耗的重要原因,而且黏弹性材料的力学性质与温度、压力等外部环境的关系极为密切。

一般来说,黏弹性材料具有三个特点:

第一,当物体突然发生变形时,若应变保持一定,则相应的应力将随时间的增加而下降,这种现象称为应力松弛(图5-6)。

第二,令应力保持一定,物体的应变随时间的增加而增大,这种现象称为蠕变(图5-7)。

第三,对物体作用周期的加载和卸载,则加载时的应力-应变曲线与卸载时的应力-应变曲线不重合,称这种现象为滞后(图5-8)。

七、材料的强度、刚度和稳定性

强度、刚度及其承载稳定性是材料结构的重要力学性能。

强度是指生物材料或非生物材料结构抵抗破坏的能力。所谓破坏通常是指断裂

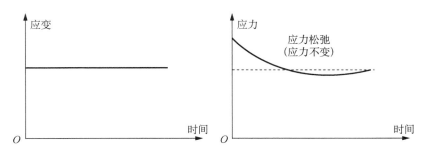

图 5-6　黏弹体应力松弛特性示意图

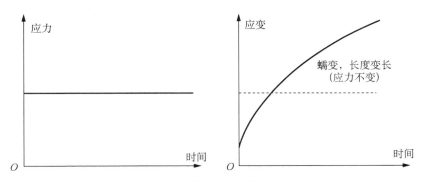

图 5-7　黏弹体蠕变特性示意图

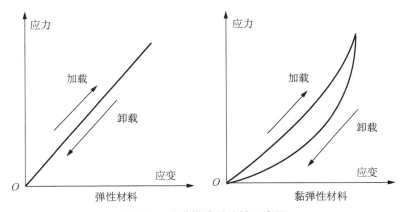

图 5-8　黏弹体滞后特性示意图

或产生了过大的塑性变形。强度有高低之分,材料强度的不同,体现了承载能力的差异性。

　　刚度是指材料结构抗变形的能力,构件刚度取决于材料的弹性模量与其结构尺寸。对于一个受载结构来说,刚度是其弹性模量与面积的乘积,即刚度 = EA(其中,E 为材料弹性模量;A 为结构承载面积)。构件在外力作用下,即使不出现塑性变形也总

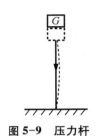

图 5-9　压力杆失稳

要产生弹性变形,刚度的要求是构件在载荷作用下产生的弹性变形不超过一定的范围。

　　稳定性的要求是指承受载荷作用时构件在其原有形状下的平衡应该保持为稳定的平衡。当承载物体出现不能保持它原有平衡形式的现象,称为丧失稳定。例如,一细长直杆,当压力逐渐增大而达到一定数值时,压杆就会突然从原来的直线形状变为曲线形状,即失稳(图 5-9)。

复习题

1. 名词解释

(1) 载荷　　　　　(2) 变形　　　(3) 应力　　　(4) 应变

(5) 应力-应变曲线　(6) 黏弹体　　(7) 应力松弛　(8) 蠕变

(9) 强度　　　　　(10) 刚度　　　(11) 弹性模量

2. 简述黏弹体基本力学性质。

3. 简述弹性材料的应力-应变曲线特征。

4. 简述载荷作用形式的基本分类与力学特性。

第六章

骨的生物力学与损伤

骨的生物力学是以骨为研究对象,以负荷作用下的骨组织力学特性和变化规律为研究内容的学科分支,是运动康复生物力学学科体系的重要组成部分。它的最终目的是剖析骨及骨骼系统的力学性质,揭示骨生长、发育、吸收、改建及其运动损伤与负荷之间的相互关系,为预防骨损伤、诊断治疗骨科疾病及骨矫形提供重要的理论依据。

第一节 骨的生物力学

人体 206 块骨借骨连结形成人体的支架系统(图 6-1)。活体中每一块骨都是个活的器官,与其他器官一样都有着活跃的生理活动;但不同的是,骨的这种生理活动对力量作用有着很强的依赖性,骨的结构性重塑、功能性适应与外力作用有关。例如,从事正常劳动或经常参加体育锻炼者,其骨比较结实而强壮、骨矿物质含量相对较高;长期不运动、废用或长期定式的不良身体姿势会导致骨退化、萎缩或畸形。骨的年龄性变化如骨的生长、老年性的骨质流失也与外力作用有关。适宜的负荷作用对骨有着积极的影响,但过载、过用或过度冲击性载荷可引起骨损伤甚至骨折发生。

骨的力学及其运动适应一直是生物力学研究热点问题之一,近几十年来在骨结构及其生物力学特性,尤其是骨的运动适应等方面取得了丰硕的研究成果。

骨结构方面:人类骨骼由骨密质与骨松质两种成分构成。1960 年,柯里(Currey)给出了板层骨及其形成的详细说明,1967 年首次分离出哈弗斯系统。斯威德洛(Swedlow)、卡茨(Katz)从电子显微镜观察到哈弗斯系统的结构。1976 年,格利默(Glimeher)从分子水平上讨论了骨组织构造。随着高分辨定量计算机断层扫描(computed tomography,CT)、磁共振和双能 X 线骨密度检测等技术的应用,为骨微结构、骨质密度及其运动适应等方面提供了重要的研究手段与方法。

骨结构力学方面:1974 年,邦迪(Bundy)证实干燥的人股骨的力学性能,是沿轴向和横向方向变化的。朗恩(Lang)用超声波确定骨的弹性模量。卡特(Carter)、海斯(Hyes)报道了松质骨的弹性模量。威廉斯(Williams)等报道了对骨小梁的相关研究,

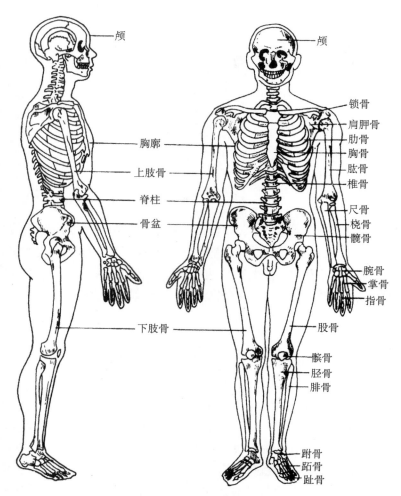

颅
颅
锁骨
肩胛骨
肋骨
胸骨
肱骨
椎骨
尺骨
桡骨
髋骨
腕骨
掌骨
指骨
胸廓
上肢骨
脊柱
骨盆
下肢骨
股骨
髌骨
胫骨
腓骨
跗骨
距骨
趾骨

图 6-1　人体骨骼系统

Katz 假定了哈弗斯骨板的一个双层分层纤维增强模型。

骨对应力适应性方面：身体内每一块都是一个活的器官，其骨组织结构在不断地自我调整以适应不断变化的力学环境，实现骨的塑形与重建。塑形主要是骨形态结构的适应，重建是骨组织结构的自我更新与调整。1960 年，Currey 描述了骨表面上新板层骨的沉积过程。1964 年，弗罗斯特（Frost）对表面重建和内部重建从力学适应方面做出区别。1969 年，卡扎里安（Kazarian）描述了松质骨的内部重建特征。1978 年，舒姆斯基（Shumskii）等的研究说明了载荷对骨组织重建的影响。在骨生物力学中，骨对应力的适应一直受到学者们的关注，尤其是随着人口老龄化的发展，老年人骨质疏松症的生物力学及运动干预等方面成为高度关注热点问题。由此也有着大量的研究成果，在此不再赘述。

骨生长的机制方面，对于骨的生长机制假设较多，较为流行的是压电效应假说。深田荣一首先发现骨具有压电性。巴塞特（Basset）和波里克（Pawlick）发现若在骨折端植入电极，则新生骨质将沉积于负极。说明压电效应可能是骨重建的机制。

一、骨的力学结构基础

骨由外面的骨膜、中间的骨质、内部骨髓及分布的神经组织构成(图6-2)。骨质的多细胞功能活动决定了骨的生长与适应,骨质的结构与排列不同影响着骨质的不同力学性质。

(一)骨组织

骨组织是由大量钙化的细胞间质及多种细胞组成。钙化的细胞间质称为骨基质。细胞主要有骨原细胞、成骨细胞、骨细胞及破骨细胞4种。骨细胞最多,位于骨基质内,其余3种细胞均位于骨组织的边缘。多种细胞的不同功能活动,维持着在体骨结构、功能上的相对稳定与适应。

从物质成分上说,骨基质由有机质和无机质构成,有机质与无机质的构成比不同,决定着骨的力学强度与刚度。有机质由成骨细胞分泌形成,包括大量胶原纤维(占有机成分的95%)及少量无定形基质。胶原纤维的排列组合是骨基质有序结构的支架,使骨具有韧性,可承受一定的变形而不易骨折(图6-3)。无机质又称骨盐,使骨具有很大硬度,决定着骨组

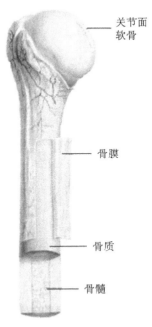

图6-2　骨的一般结构

织的刚性。不同年龄阶段,由于2种成分比例不同而表现在骨的力学性能上有较大的差异性。如幼儿时期骨的有机质和无机质各占一半,故其弹性较大,柔软而易变形。成年人骨的有机质与无机质比例约为3:7,使骨具有很大的硬度和一定的弹性,骨的抗压、抗弯、抗扭转的力学特性达到最优状态。老年人由于骨的无机质所占比例相对增大,表现出骨的力学性能脆性加大,易骨折。

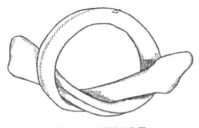

图6-3　脱钙腓骨

(二)骨松质与骨密质

骨质根据结构排列不同分为骨松质与骨密质。两者在其分布及力学性能方面都表现出较大的差异,因而骨的结构不同影响着力学性能。

1. 骨松质

骨松质呈海绵状,分布于长骨的骨骺和骨干的内侧部,是大量针状或片状骨小梁相互连结而成的多孔隙网架结构(图6-4)。骨小梁排列受多种因素的影响,如劳动、训练、疾病等,表现出很大的可塑性。例如,跳远运动员下肢骨松质排列更有规律;长期卧床的患者,其下肢骨小梁压力曲线变得不明显等。人至老年,皮质骨厚度变薄,松质骨的骨小梁变细,穿孔,断端变钝,骨小梁交叉节点数减少、游离末端数增多,骨小梁间距扩大(图6-5)。

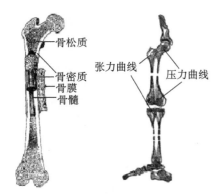

图 6-4　长骨及骨小梁结构模式图

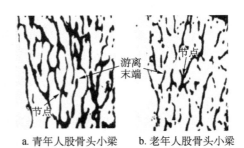

a. 青年人股骨头小梁　　b. 老年人股骨头小梁

图 6-5　骨小梁结构

引自汤亭亭,闻景龙,吴小涛,等,2001. 骨质疏松症的骨结构变化及力学因素对其的影响. 北京:首届中外青年生物力学工作者学术研讨会论文集

2. 骨密质

骨密质分布于长骨的骨干、骨骺及其他类型骨的表面。骨质呈板状有规律排列,根据骨板分布位置及排列方式可分为环骨板、骨单位和间骨板(图 6-6)。骨密质的结构及骨板的排列方式决定其力学强度优于骨松质。

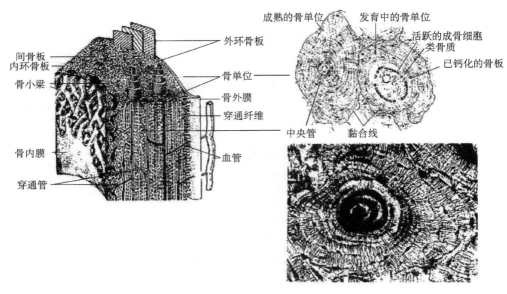

图 6-6　长骨骨干结构模式图

二、骨的生物力学性能

(一)骨的强度与刚度

强度和刚度是骨的重要力学性能,这一性能可以通过加载测试而获得(材料的强度、

刚度的概念参考第五章相关内容）。载荷按已知方向加于结构上，测得结构在载荷作用下的变形，以载荷与变形双变量为坐标，绘制载荷-变形曲线；或将骨制作为标准试件，获得应力-应变曲线（也可由载荷-变形曲线转换），从而确定结构的强度（载荷）和刚度（变形）性能（图6-7）。依据成人湿润密质骨测试结果，当应变小于0.4%~0.5%时，具有线弹性特征。精确试验表明，骨应力-应变曲线的弹性部分不是直线，但曲度很小，表明骨不是线弹性材料。当骨在弹性区受载时可发生一些微小变形，当骨受载变形超过屈服点 A 时将发生一定的永久

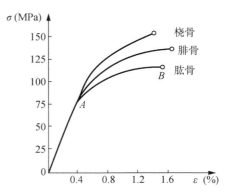

图6-7 成人湿润密质骨拉伸应力-应变曲线

变形。点 A 对应的应力称为屈服应力（屈服极限），对应的应变称为屈服应变。断裂点 B 对应的应力称为强度极限，对应的应变称为极限应变（或延伸率、压缩率）。由图6-7看出，肱骨拉伸强度极限约为117 MPa，极限应变约为1.5%。从极限应变量级讲，骨属脆性材料，但从骨的力学特性讲，骨属于黏弹材料。

骨包括皮质骨与松质骨，两者的结构排列方式不同，导致力学性能上的差异性。从生物力学角度，可以认为骨是疏松度变化幅度很大的材料。疏松度为骨骼内非矿化（非骨性）组织所占的比例，可用百分比表示。图6-8显示人胫骨横截面上两类骨骼疏松度的差别，皮质骨的疏松度为5%~30%，松质骨为30%~90%及以上。

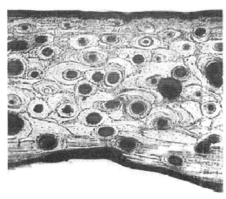 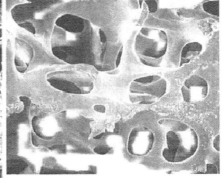

a. 人胫骨皮质骨的反射光显微照片（×40）　　b. 人胫骨松质骨的扫描电子显微照片（×30）

图6-8 皮质骨与松质骨的结构特征比较

皮质骨的刚度大于松质骨，可耐受较大的应力，断裂应变较小。体外试验皮质骨的应变超过原始长度2%时断裂，而松质骨的应变超过7%才断裂。这是因为松质骨具有多孔结构而有较高的能量储存能力。

皮质骨与松质骨均为各向异性，各向异性的材料在不同方向的载荷作用下表现出不同的力学性能。由于骨结构在横向与纵向上是不同的，骨强度随载荷的方向而异。

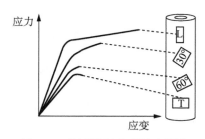

**图 6-9　人股骨干皮质骨试样的
各向异性特征**

在最常见的载荷方向上,骨强度和刚度最大。图 6-9
表示人股骨干皮质骨试样做 4 个不同方向[纵向(L),
相对中线轴倾斜30°,倾斜 60°,横向(T)]拉伸试验时
应力和应变的变化。试样在纵轴方向加载时这 2 个参
数值最高,随着取样方向的变化,其强度与刚度表现出
相应的下降。

（二）不同载荷方式下骨的生物力学性能

1. 骨的承载方式

全身骨借骨连结形成人体的支架系统,在实现人体各种随意活动中杠杆作用的同
时,承受着来自身体内、外界的各种载荷的作用。总结骨承受载荷的形式,可归纳为拉
伸、压缩、弯曲、剪切、扭转和复合载荷(见图 5-1),以下讨论在平衡条件下的各种载荷
作用。

2. 不同载荷作用的生物力学特性

（1）拉伸与压缩

拉伸载荷为自骨长轴两端向外施加大小相等、
方向相反的载荷(图 6-10a)。如人体悬吊、提携重
物等动作,骨结构承载环节可以看作承受拉伸载荷
(图 6-11)。

拉伸载荷作用下,骨内部产生拉应力、拉应变,
拉应力可看作许多自骨表面向外的内力,最大拉应
力出现在垂直于施加载荷的平面上。在拉伸载荷
作用下骨伸长同时变细,在其主应力平面上产生拉

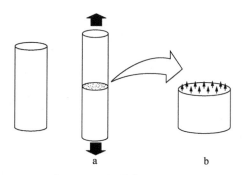

图 6-10　拉伸载荷示意图

应力(图 6-10b),其单位长度的伸长量为拉应变(骨拉伸应力-应变曲线见图 6-7)。对于
骨组织,拉伸中屈服不明显,若继续加载,试件出现局部变细的颈缩现象,以后比较快地被
拉断。

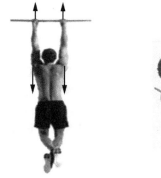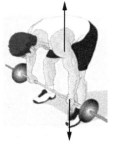

图 6-11　人体悬吊、提拉重物时某些承载环节承受拉伸载荷

骨组织在拉伸载荷作用下的断裂主要表现为黏合线的分离和骨单位的脱离。临床上,拉伸载荷所致的骨折通常见于松质骨,如腓骨短肌腱附着点附近的第 5 跖骨基底骨折与跟骨的撕拉骨折[小腿三头肌的强力收缩对跟骨产生异常高的拉伸载荷(图 6-12)]。

压缩载荷是指由外向内施加于骨结构表面的大小相等、方向相反的作用载荷。

结构内部产生压缩应力和应变。压缩应力可看作许多自表面朝向结构内的小内力。最大压缩应力出现在与载荷方向相同的平面上(图 6-13)。人体站立或负重承载环节,承受压缩载荷(图 6-14)。在压缩载荷作用下,结构因此而缩短和变宽。骨组织在压缩载荷下破坏的机制主要是骨单位的斜行劈裂(图 6-15)。压缩载荷所致的骨折常见于椎体,椎体在高压缩载荷下发生缩短且变宽。关节周围肌肉异常强力收缩可造成关节的压缩骨折。

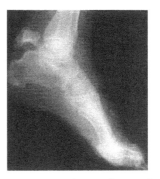

图 6-12　小腿三头肌强烈收缩引起跟骨撕脱骨折

引自 Nordin M, Frankel V H, 2011. 肌肉骨骼系统基础生物力学. 3 版. 邝适存,郭霞,译. 北京:人民卫生出版社

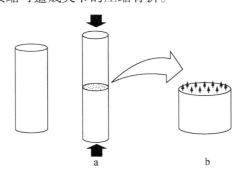

图 6-13　压缩载荷示意图

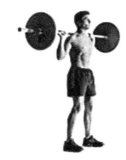

图 6-14　人体承受压缩负荷

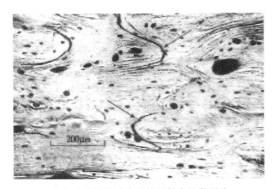

a. 人皮质骨拉伸试验后的反射光显微照片

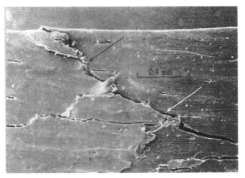

b. 人皮质骨压缩试验后扫描电镜显微照片

图 6-15　人皮质骨拉伸与压缩试验显微结构比较

不同骨材料的强度极限及应变极限有着较大的区别;即使同一骨材料,因个体差异及

测试方式(加载方式、加载速度等)不同所表现出的力学性质也有着较大的差异性(表6-1)。

表6-1　湿润的骨密质拉伸、压缩的力学性质

加载	力学参量	肱骨	桡骨	尺骨	股骨	胫骨	腓骨
拉伸	强度极限(MPa)	125	152	154	124	143	149
	延伸率(%)	1.45	1.50	1.49	1.41	1.50	1.59
	弹性模量(MPa)	17.50	18.90	18.80	17.60	18.40	18.90
压缩	强度极限(MPa)	135	117	120	170	162	125
	延伸率(%)	1.90	2.00	2.00	1.80	1.90	2.10
	弹性模量(MPa)	—	—	—	17.93	19.82	14.73

(2) 剪切

剪切负荷是指作用于构件上一对大小相等、方向相反、力线平行但不重合,且非常接近的一对力(图6-16a)。剪切载荷作用时,载荷施加方向与结构表面平行,在结构内部产生剪应力和剪应变。

剪应力是指分布于与载荷作用平面上的许多小的内力(图6-16b)。结构承受剪切载荷时在其内部某一微元发生角变形,直角变为钝角或锐角(图6-17),这一角度改变即为剪切应变。在剪切载荷作用下,反映材料刚度值的变量称为剪切模量。

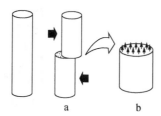 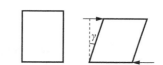

图6-16　剪切负荷示意图　　　图6-17　结构承受剪切负荷时发生变形

剪切变形不仅仅发生于剪切载荷时,结构在承受拉伸或压缩载荷时内部也有角变形发生(图6-18)。

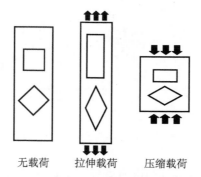

无载荷　　　拉伸载荷　　　压缩载荷

图6-18　结构承受拉伸、压缩载荷时发生的角变形

不同个体、不同骨承载剪切载荷性能有着较大的差别,即使同一个体、同一块骨的不同部位,其剪切载荷的承载性能也有其差异性(表6-2、表6-3)。

表6-2　人体骨密质剪切载荷作用下的力学性质

力学参量	肱骨	桡骨	尺骨	股骨	胫骨	腓骨
剪切强度极限 (MPa)	75±2.7	72±0.8	83±1.8	84±1.8	82±1.8	82±5.9
剪切变形极限 (mm)	0.64±0.012	0.68±0.040	0.71±0.030	0.60±0.015	0.66±0.014	0.69±0.018

引自孟和,顾志华,1991.骨伤科生物力学[M].北京:人民卫生出版社

表6-3　成人防腐湿密质骨剪切强度极限局部解剖差异　　　　　　　　　　单位:MPa

骨	近端1/3	中端1/3	远端1/3	前侧	外侧	内侧	后侧
股骨	70.3±11.2	74.8±10.2	70.6±10.6	70.1±12.5	73.2±9.9	72.3±9.6	72.0±11.2
胫骨	77.4±7.3	83.1±6.9	81.3±11.4	78.8±10.5	82.0±8.8	82.5±7.4	79.4±8.9
腓骨	79.3±11.1	81.7±9.6	68.8±22.4	—	—	—	—

引自孟和,顾志华,1991.骨伤科生物力学[M].北京:人民卫生出版社

如前所述,骨材料在不同承载方式下的力学性能有着较大差异性。在承受压缩、拉伸、剪切载荷时,表现出承受压应力大于拉应力,承受拉应力大于剪应力(图6-19)。

(3)弯曲

使结构的轴线发生弯曲的载荷称为弯曲载荷(参考第五章相关内容),结构承受弯曲载荷作用时在中性轴线一侧承受拉伸载荷,另一侧则承受压缩载荷作用(图6-20a)。

结构在弯曲载荷作用时,横截面上的拉应力、压应力呈梯度三角形分布,即应力的大小与至中性轴的距离成正比,距中性轴越远,应力越大,而在中性轴上,形成零应力区(图6-20b)。

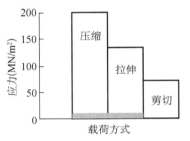

图6-19　成人皮质骨试样不同载荷方式下的极限应力比较

暗影区为密度约为0.35 g/cm³ 的成人松质骨拉伸和压缩试验时的极限应力

引自全国体育学院教材委员会,1990.运动生物力学[M].北京:人民体育出版社

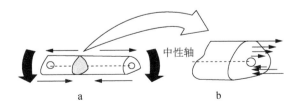

图6-20　骨承受弯曲载荷作用及其横截面的应用分布特征

骨结构最外层为外环骨板,中间为骨单位,内层为内环骨板,中轴区为骨髓腔。因此,骨在承受弯曲载荷作用时,结构致密的外环骨板承受最高的拉应力、压应力,而骨髓腔为零应力区。骨材料承受的压缩强度极限远高于拉伸强度极限。理论上说,弯曲载荷时骨损伤应该首先发生于拉伸侧;但由于骨骼结构的不对称特点,在承受弯曲载荷作用时,骨结构两侧的拉应力、压应力则不一定相等。因此,在认识骨损伤发生的力学机制时,一定要考虑具体动作形式,分析动作发生时的受力特征。

弯曲载荷的形成有两种形式:一种是 3 个力所形成的弯曲(称为三点弯曲,图 6-21a),另一种是 4 个力(或 2 个力偶)形成的弯曲(称为四点弯曲,图 6-21b)。在实际损伤发生中,这 2 种基本形式下的骨折均常见。

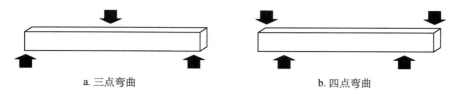

a. 三点弯曲　　　　　　　　　　b. 四点弯曲

图 6-21　弯曲载荷形成的基本形式

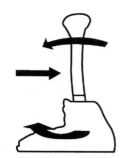

图 6-22　滑雪摔倒典型的三点弯曲骨折示意图

三点弯曲是由 3 个力形成 2 个相等的力矩而形成,结构一般是于中间力作用处发生断裂。滑雪时发生的"靴口"骨折是一种典型的三点弯曲骨折。"靴口"骨折如图 6-22 所示,当滑雪者向前跌倒时,滑雪履的靴口顶端以上的胫骨受到一个弯曲力矩,而固定的足与滑雪履造成一个与之相等的力矩。当胫骨上部向前弯曲时,拉应力与应变作用于骨的后侧,压缩应力与应变作用于前侧。成人骨破裂开始于拉伸侧,因成人骨抗拉能力弱于抗压能力;未成熟骨则首先自压缩侧破裂,在压缩侧形成皱曲骨折。

四点弯曲是 2 个大小相等、方向相反的力偶作用于结构两端而形成的。在 2 个力偶之间的各部分弯曲力矩均相同,因此,四点弯曲载荷作用时的断裂一般发生在结构最薄弱处。

骨的弯曲试验通常有 2 种形式:整骨和试件。加载方式为四点弯曲(纯弯曲)或三点弯曲(剪切弯曲)。

长骨的整骨弯曲试验,骨两端用水泥包埋使支撑面平整,以减少扭转效应(图 6-23)。在计算弯曲强度中将骨简化为等厚的空心椭圆截面的直杆。由于长骨不直,横截面形状不规则不等厚,并且整骨是由密质骨、松质骨、血液、骨髓等物质组成,用此整骨弯曲试验可反映整体的力学性质。

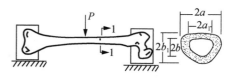

图 6-23　整骨的三点弯曲测试

利用骨的标准试件做弯曲试验,可较好地避开这些复杂情况。标准试件的横截面为一矩形,尺寸选取不一。试件一般尺寸:长 10~80 mm,宽 2.5~3.6 mm,高 1.2~2.5 mm。

整骨与标准试件测试的力学参数有着较大的差异(表 6-4)。

表 6-4　新鲜成人密质骨弯曲强度极限均值

| 骨 | Messerer(1880) | | | Yamada(1970) | |
| | 样本量(整骨)(男/女) | 弯曲强度极限(MPa) | | 试件数量(尺寸为 16∶1∶1) | 弯曲强度极限(MPa) |
		男	女		
肱骨	7/6	143.6	138.2	15~20	195
桡骨				15~20	221
尺骨				15~20	221
股骨	7/6	178.0	157.3	15~20	177
胫骨	7/6	165.7	162.8	15~20	209
腓骨				15~20	221

引自孟和,顾志华,1991.骨伤科生物力学[M].北京:人民卫生出版社

(4)扭转

扭转载荷是指绕着构件长轴,施加于两端一对大小相等、方向相反的力矩。结构受到扭转载荷时,剪应力分布于整个结构。类似于弯曲载荷的应力分布特征,剪应力的大小与距中性轴的距离成正比,离中性轴越远,剪应力越大(图 6-24)。

在扭转载荷作用下,最大剪应力作用于与结构中性轴平行和垂直截平面;同时,最大拉应力和压应力作用于结构中性轴的对角线平面内(图 6-25)。

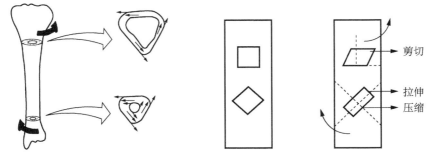

图 6-24　扭转载荷作用及其横截面剪应力布特征

图 6-25　扭转载荷作用下剪切、压缩、拉伸变形特点示意图

扭转所致骨折的形状表明,骨首先受剪切破坏产生一平行于骨中性轴的裂纹,随后裂纹往往沿着最大拉应力平面扩展。

扭转试验选取圆柱形试件,在扭转试验机上记录扭矩 M_n,同时记录扭转角 φ,直到试件破坏并得到一条 $M_n - \varphi$ 曲线(图 6-26),由曲线计算扭转时剪切弹性模量和剪切强度极限,曲线所围面积为试件扭转吸收能量。

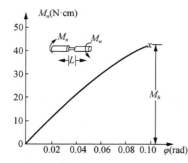

图 6-26 股骨试件扭转 M_n - φ 曲线

（5）复合载荷

人体是由多环节连结的复杂的生物结构,活体骨很少受单——种载荷的作用。由于骨的几何结构不规则及多环节连结等特点,人体日常劳作、运动活动中,在体骨往往同时受多种载荷复合作用,此种载荷方式称为复合载荷。承受复合载荷的骨结构,依据其多重载荷的作用特点,表现出复杂的形变特征。骨损伤发生于最薄弱力学性能的结构区。

三、骨生物力学性能的影响因素

1. 骨的尺寸大小与形状

骨结构的横截面积影响着力学性能。横截面积越大,骨结构的承载强度和刚度也越大,骨的强度极限、刚度的大小与其横截面积成正比。

横截面积大小及骨组织在中性轴周围的分布形状,影响着弯曲、扭转载荷作用的应力分布。骨结构横截面积大,其极限惯性矩、刚度也越大;一定载荷作用时,结构内的拉伸、压缩、剪切应力相对较小,安全系数更高。如图 6-24 所示,扭转载荷作用于胫骨近、远端,胫骨近端相对较粗,虽然近端横截面的骨性面积并不比远端大多少,但因骨组织的分布均远离中性轴,则近端的极惯性矩较之远端要大。远端横截面骨组织分布在近中性轴处,在承受一定扭转载荷时,远端横截面内的剪应力约为近端横截面的 2 倍,这就可以解释"为什么胫骨扭转性骨折一般会发生于远端"。

2. 年龄与性别

根据林达尔(Lindahl)和林格伦(Lindgren)对不同年龄男女股骨、肱骨进行拉伸试验的结果,成年人骨拉伸强度极限、应变极限随年龄增长有着明显减少(强度极限约减少10%,形变约减少35%,女性 15~19 岁阶段除外)。骨结构的比例极限、弹性模量,以及拉伸、压缩的强度极限,在性别方面无显著差异(图 6-27、图 6-28,表 6-5)。

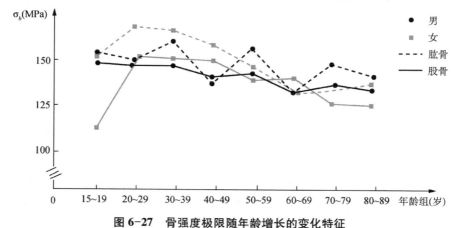

图 6-27 骨强度极限随年龄增长的变化特征

引自孟和,顾志华,1991.骨伤科生物力学[M].北京:人民卫生出版社

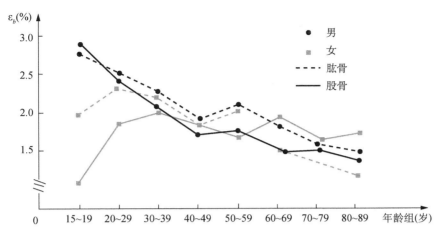

图 6-28　骨延伸率随年龄增长的变化特征

引自孟和,顾志华,1991.骨伤科生物力学[M].北京:人民卫生出版社

表 6-5　不同性别人的新鲜密质骨拉伸、压缩力学性质比较

载荷形式	参数	股骨		肱骨	
		男	女	男	女
拉伸	试样 n	29	30	27	26
	强度极限（MPa）	141±2（122~161）	134±3（85~167）	149±2（120~175）	151±5（119~181）
	延伸率(%)	2.0±0.1（1.4~3.1）	1.8±0.1（0.5~2.4）	2.2±0.1（1.5~3.3）	1.9±0.1（1.0~2.6）
	比例极限（MPa）	44±1（31~57）	42±1（26~57）	43±1（32~54）	43±1（29~53）
	弹性模量（MPa）	15.2±0.3（11.9~18.8）	15.0±0.4（10.8~20.2）	15.6±0.3（11.6~18.9）	16.1±0.8（7.2~20.8）
压缩	试样 n	30	30	30	30
	强度极限（MPa）	197±3（148~222）	183±4（127~224）	188±4（133~214）	191±3（164~217）
	压缩率(%)	5.3±0.5（3.5~14.8）	4.3±0.2（2.8~7.7）	4.5±0.3（2.8~9.6）	3.9±0.2（2.3~6.4）
	比例极限（MPa）	158±4（110~183）	157±4（93~305）	161±4（106~191）	167±3（136~192）
	弹性模量（MPa）	10.5±0.6（3.0~17.6）	10.7±0.5（4.6~15.5）	11.0±0.5（4.5~15.8）	12.0±0.7（7.1~18.5）

引自孟和,顾志华,1991.骨伤科生物力学[M].北京:人民卫生出版社

伯斯坦(Burstein)等对青年人与老年人 2 个组别的胫骨进行拉伸试验,结果显示,青年组与老年组骨的强度极限相似,但老年组骨试样仅能耐受青年组骨试样应变的一半,表明老年组骨的延展性、能量吸收低于青年组骨。

对儿童青少年期的骨力学特征,因缺少相关材料力学数据资料,在此不作评述。该年龄阶段的骨结构的力学特性可参考解剖学的相关内容。

3. 骨折愈合

骨折后骨愈合开始时,骨痂在骨折处周围形成套状以稳定骨折区。愈合期间,骨痂使面积和极惯性矩显著增加,从而增加骨骼的强度和刚度,特别是在弯曲和扭转时。骨折愈合后骨逐渐恢复其正常强度时,套状结构被逐步吸收,并尽量恢复到正常的大小与形状。

4. 手术因素

外科手术造成骨结构缺损或骨钉植入等,使骨局部截面尺寸发生改变。载荷作用时,在缺损或异物植入截面的应力分布不再均匀,出现应力局部增大现象,称为应力集中。应力集中导致骨结构强度、能量收缩下降。Burstein等研究了螺丝钉和螺丝钉孔对兔股骨能量吸收的影响(图6-29),发现兔股骨钻入螺丝钉或钻孔后立即使吸收能量能力减少70%。8周后,由于骨的重建,钉孔与螺丝钉的应力集中作用消失。应力集中对扭转载荷影响特别显著,可使骨结构的扭转强度降低60%。正常骨骼承受扭转载荷时,剪应力分布于整个骨截面而对抗扭转载荷作用(图6-30a)。骨结构连续性缺失或骨钉植入,形成骨结构横截面的外表面连续中断,有截面缺损的骨结构改变了应力分布特点(图6-30b),导致承载强度大大降低。

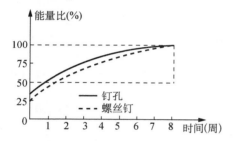 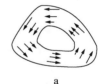 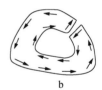

图6-29 兔股骨钻孔与植螺丝钉对能量吸收影响　　**图6-30 骨结构缺损对扭转载荷应力分布的影响**

5. 衰老性骨质疏松

在正常衰老过程中,松质骨内骨小梁退行性变薄,甚至有不少被吸收(图6-31)。使松质骨骨量明显减少,皮质骨的直径和厚度也减少。骨组织总量的减少和骨体积的轻度减少,造成骨强度和刚度下降。

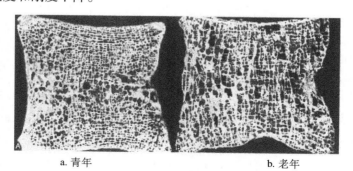

a. 青年　　　　　　　　　　b. 老年

图6-31 尸体标本的椎体横截面图

目前认为,骨质疏松是以骨量减少、骨的显微结构受损、骨脆性增加,从而导致骨发生骨折的危险性升高为特征的一种疾病现象。当具备上述现象,患者又伴有因骨质疏松引起的某些临床症状(如腰背疼痛),称为骨质疏松。

骨质疏松导致骨的力学特性的变化主要体现在以下几方面:①骨骼发生骨质疏松,虽然其外形与正常没有什么区别,但骨显微结构已发生变化。随着骨骼中骨矿物质和骨基质的丢失,原本密实的骨小梁中形成了许多孔隙,骨小梁也变细变薄甚至断裂,导致骨骼承受各种负荷的能力(骨的强度)下降。②骨质疏松患者骨量丢失以骨基质为主。骨基质是维持骨韧性的重要物质,骨基质的丢失可以造成骨的脆性增加而韧性降低,在外力作用下,骨骼缺乏对外力的耐受性(抗弯力降低)也是导致骨质疏松症患者骨折发生率升高的原因。③骨质疏松症患者多为老年人,由于机体逐渐衰老,老年人肌肉组织弹性降低,失去对骨的保护与协调作用,对突发事件的反应能力较差。

就骨材料力学测试试验来讲,对骨的力学性质分析还应考虑以下几个方面:

第一,骨试样取材部位与方向。如前所述,骨结构具有各向异性特征,不同部分与方向取材,骨材料力学性质有着较大的差异性。第二,骨材料的干湿。新鲜、防腐的湿润骨(简称湿骨)与干燥后的骨(简称干骨),由于含水量的不同直接影响其力学性质。试验表明:拉伸和压缩时,干骨的强度、弹性模量高于湿骨,而应变极限则小于湿骨(图6-32)。登普斯特(Dempster)和利迪科特(Liddicoat)对干骨与湿骨进行测试,测试结果表明:拉伸时,干骨强度极限比湿骨增加50%,弹性模量增加55%;压缩时,干骨强度极限比湿骨增加63%,弹性模量增加26%。第三,测试时加载速率或应变率。加载速率是指每单位时间内载荷增长量,单位为N/min或kN/min,试件中的应力速率也就是加载速率。每单位时间内应变的改变为应变速率,单位为mm/min或mm/s。加载速率或加载应变率不同,对测试的力学性质产生很大的影响,因此,对于骨材料力学性质的测试,一定要考虑材料取样及加载的力学特点。

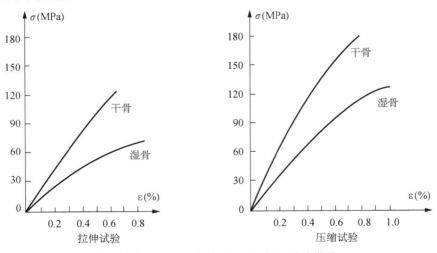

图6-32　干、湿骨的拉伸、压缩应力-应变曲线

引自孟和,顾志华,1991.骨伤科生物力学[M].北京:人民卫生出版社

第二节　骨的功能适应与重建

一、骨的生长

骨的生长是破坏和重建两个过程对立统一的结果。这一过程终身不止,重建的速度受年龄、营养、机械应力等多种因素的影响。

骨的生长包括长度的增长和横向增粗两个方面。在儿童少年时期,长骨的骨骺与骨干之间存在骺软骨板,软骨板不断增生并不断骨化,骨的长度不断增加。在 12~18 岁期间,大部分的骺软骨生长速率快,四肢骨尤明显。18 岁以后,各部骨生长逐渐停止。一般女子在 22 岁、男子在 25 岁之后,骺软骨全部骨化,骨干与骨骺结成一个整体,骨的长度不再增加,身高停止增长。骨的生长虽然停止,但是骨内的构造始终处于动态变化之中。

儿童少年时期骨膜较厚,骨外膜内的成骨细胞不断分泌骨基质,使骨增粗。同时骨内膜内破骨细胞不断破坏与吸收骨质,髓腔扩大。成年后,这种活动渐趋静息,但是经常性体力负荷下相应生长过程仍可在一定程度上被激活。

骨的生长与诸多因素有关,如遗传、激素分泌、维生素的摄取和运动性物理负荷等。生长发育期的少年、儿童,适宜的负荷刺激可以促进骨的生长发育,而过载的负荷作用,则会影响骨的生长。因此,儿童少年发育期,应避免过多的负重、静力负荷训练。

二、骨的功能性适应与重建

生物进化的自然选择使骨成为相应环境下的最优结构。实验研究也提供了充分证据:骨的形态、骨量及其内部结构的变化存在对力学环境的依赖性与适应。

(一) Wolff 定律

骨结构受三种因素控制:遗传、激素活性及载荷作用。其中,载荷因素是人类生命进程中骨器官塑形与重建的决定性因素。1638 年,伽利略首先发现负重与骨形态间的关系。1834 年,贝尔(Bell)指出骨可以使用尽可能少的材料来承担载荷。1838 年,沃德(Ward)报道增加压缩载荷可以增加骨的形成。1852 年,路得维格(Ludwig)论及重力和肌肉力对维持骨的质量是必要的。1867 年,瑞士赫尔曼·冯·迈耶(Herman von Meyer)教授报道,骨的内部结构和外部形态一样,与其所承受载荷的大小及方向有直接关系。在这一历史时期,德国医学博士朱利叶斯·沃尔夫(Julius Wolff)在前人工作基础上,于 1892 年提出了关于骨转化定律,即沃尔夫定律(Wolff 定律):骨的形态和功能的每一变化,或者仅仅是它们功能上的每一变化,必然接着引起骨的内部组织结构的某种确定性变化,同样也引起骨的外部形态上确定性次级变化,这些变化是按照数学定律进行的。简单来讲,骨的形态结构为适应功能需要而变化,即骨骼在功能需要处生长,而在不需要处吸收。1895 年,鲁克斯(Roux)提出了骨生长的最小-最大原理,据此他认为松质骨应具桁架结构。波韦尔斯(Pauwels)对鲁克斯原理作了理论证明,库默(Kummer)根据优化原理算出了股骨头三维桁架结构和观察结果一致。20世纪60年代,美国著名骨外科医生哈罗德·弗罗斯特(Harold Frost)重申了Wolff定律并首次提出了力学调控(mechanostat)的概念:骨骼系统能够感受力学因素,并且能够释放出生物信号,反过来调节骨组织结构。20世纪70年代后期,海斯(Hayes)等关于髌骨应力分析和试验表明,骨小梁结构确实是按最小正应力法线方向排列的。骨废用性实验模型证明骨吸收大于骨形成导致骨量丢失、宇航员在太空失重环境工作一段时间后也表现出类似的骨量丢失特征。大量的运动骨适应的试验研究都可以依据Wolff定律得以合理分析。

目前研究认为,实现Wolff定律的反馈机制,机体可能通过4种方式对载荷作出动态响应,即载荷可能由骨胶原、骨矿物质、骨细胞外液和(或)骨细胞自身来感受,图6-33对这4种理论上的反馈机制作了比较详细的解释。

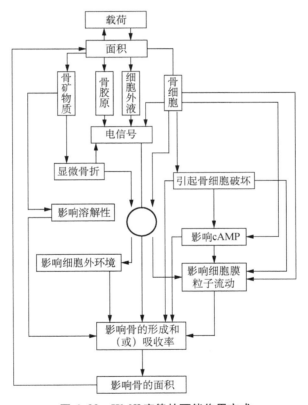

图6-33　Wolff定律的可能作用方式

引自孟和,顾志华,1991.骨伤科生物力学[M].北京:人民卫生出版社

(二) 机械应力作用

人体重力及运动过程中的机械作用,是促进骨生长、重建的重要影响因素;失重或肢体固定时减少及失去机械应力的作用,骨膜以及骨膜下骨发生再吸收,表现出骨质丢失,

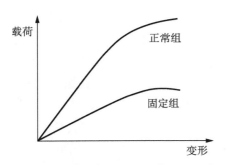

图 6-34　正常和固定组猕猴第 6~7 腰椎椎体载荷-变形曲线

引自 Nordin M, Frankel V H, 2008. 肌肉骨骼系统基础生物力学. 邝适存, 郭霞, 主译. 北京: 人民卫生出版社

导致骨强度、刚度下降。卡萨里亚姆（Kazariam）和吉尔克（Gierke）用全身石膏使猕猴制动 60 日，取猕猴椎体行体外压缩试验，结果表明，固定组较之正常组的强度极限及能量吸收能力降低至 1/3，刚度亦显著降低（图 6-34）。

弗罗斯特（Frost）对骨的重建与塑形曾作了如下描述：骨表面重建指的是在骨的外表面上骨材料的再吸收或沉积；内部重建指的是通过改变骨组织的体积密度时骨组织内部的再吸收或加强。在松质骨里表现为骨小梁数量及其厚度的变化；在皮质骨内表现为骨单位的板层骨片直径的改变和骨单位的置换。塑形与重建过程，是以机械负荷刺激为前提条件的。也就是说，骨组织中存在力学调控系统，这一系统中有 3 个基本的最小有效阈值参量：骨重建阈值、骨塑建阈值和骨累积性微损伤阈值。这些阈值参量影响着骨组织塑形与重建的进行方向（图 6-35）。例如，人体的活动减少或肢体伤后固定、宇航员太空中失重状态，导致骨不再承受通常的机械应力，骨膜和骨膜下骨发生再吸收，强度与刚度减小。只有大于有效阈值的机械负荷作用，才能使骨的塑形与重建向正向发展，如运动员骨骼的力学性能强于一般人的骨骼。

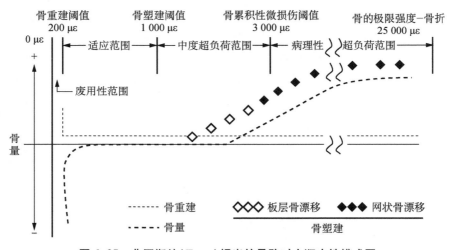

图 6-35　弗罗斯特（Frost）提出的骨骼对力顺应性模式图

三、运动负荷对骨的影响

自 1892 年 Wolff 发表了著名的骨重建定律以来，这一定律引起学者们普遍关注。自 20 世纪中期，有关骨的结构、骨量和力学特性与运动负荷关系一直是骨科科学、运动医学与康复界的研究热点。通过对运动员、宇航员、肢体固定观察和动物实验研究，在骨对运

动负荷适应与重建方面获得了大量的有价值的研究成果。一般认为,骨受负荷作用将产生应变,应变大小决定了骨的变化。然而,在骨骼发育的不同阶段,应变大小与骨量增加的关系并不一致。因此,了解不同年龄阶段运动负荷的选择以产生适宜的应变从而促进骨量增加,这是每一个运动康复工作人员应该思考的问题。本部分对一些实验性研究结果作简单的介绍,以便更好地了解这一领域的研究动态。

（一）运动负荷对生长期骨的影响

适宜运动负荷能够促进生长发育期骨的塑形与重建进程,肢体固定或运动约束则会导致骨量流失,这已成为人们的共识。图卡宁（Tuukkanen）将生长期大鼠后肢固定或神经切断,降低承受的负荷,3周后股骨远端松质骨骨量很快丢失,但股骨长度和直径无明显变化;温瑞布（Weinreb）等将发育期雄性大鼠一侧后肢固定6周后,股骨矿物质含量明显下降,但股骨长度无变化。形态学观察结果表明:固定30 h、72 h,破骨细胞数量明显增加,之后变化则不明显;固定6周后矿物质沉积率和骨形成率明显减少。由此认为运动负荷减少,一方面促进骨吸收,另一方面又减少骨形成,以致骨量流失。弗罗斯特（Frost）把这种关系用软骨生长压力曲线加以表述,随着压力增加骨生长也增加,而达到某一峰值后若负荷再增加,则骨生长反而减少。吴（Woo）等的研究发现,生长期的猪行走训练12个月后,股骨皮质骨厚度增加17%,横截面面积增加23%,说明骨的塑形增强。布林（Bourrin）等对9周龄大鼠行走训练5周后,胫骨近端干骺端骨小梁形成增加,骨吸收减少,主要表现为骨小梁宽度、类骨质面、骨形成双标记面和骨形成率的增加,以及破骨细胞和破骨面减少,同时皮质骨体积也增加。基斯基宁（Kiiskinen）等以14日龄小鼠为研究对象,每日训练其跑80 min,每分钟跑18 m,经过12周,小鼠股骨较对照组变粗,而持续训练到21周,或每日跑步延长到120 min,股骨比对照组变细。由此认为,生长期动物超负荷训练后骨长度和重量减少,可能是超负荷作用于骺软骨板所致。斯莱门达（Slemenda）等还报道,10~25岁女子花样滑冰运动员,训练强度与下肢和骨盆的骨密度表现出负相关特征。

相关实验性研究结果表明,较低和中等强度（或量）运动负荷能使皮质骨和小梁骨新骨形成明显增加,而大的运动负荷有可能使皮质骨和小梁骨骨量减少,力学性能有所下降。

（二）运动负荷对成年骨的影响

骨的塑形至成年期基本结束,而骨的重建过程则持续终身。有关负荷对成年骨重建的影响也有着较多的实验研究。一些学者将成年大鼠后肢一侧固定,造成两侧具有不同负荷,观察骨在不同负荷作用下的适应变化。结果表明:固定2~26周后,高负荷侧股骨矿物质密度无统计学改变,但低负荷侧从固定第10周起出现明显下降。形态学观察表明,骨小梁面积、宽度及数量在高负荷侧无变化,而低负荷侧在固定2周后便开始减少。巴布（Baab）等对行走训练20个月的猪的股骨进行形态学观察,发现皮质骨骨单位增加23%,活性骨膜面增加27%,骨单位平均骨壁厚度也明显增加,但其横截面面积和矿物质含量则无变化。威廉姆斯（Williams）等对20名长跑者进行追踪观察,在集训前和9个月结束时分别测定受试者跟骨的矿物质含量。以同一方案训练9个月后骨矿物质含量增加

3.11%,而当训练方案中途变化时,矿物质含量无明显变化。因此,他们认为持续的同一水平的负荷对增加骨小梁矿物质含量有一定作用,而变化的负荷则可能只产生很小的影响。斯诺哈特(SnowHarter)等对近 20 岁的女性进行 8 个月负荷或慢跑训练表明:2 种运动方式可使骨密度分别增加 1.2%和 1.3%。当然,运动负荷对成年骨的影响也有着相反的报道。戴伦(Dalen)等对 49~59 岁办公室人员训练 3 个月,测试运动负荷对骨量的影响,结果表明:桡骨远端、肱骨头和跟骨的矿物质含量无明显变化。

运动负荷对成年人骨的影响一般可以认为,运动负荷对成年骨的作用可能主要是保存骨量,当然不排除其骨量少量增加。这与 Frost 的"普通骨改建主要保存骨量"的假设相一致。

(三)运动负荷对骨质疏松的影响

疏松骨主要见于长期废用、绝经后女性及老年骨骼。骨质疏松是目前广为关注的热点问题。如前所述,骨质疏松由多种因素产生,其好转也受多种因素影响,而运动负荷则是最重要因素之一。莱恩(Lane)等应用 CT 测量技术对男、女性长跑者的第 1 腰椎骨矿物质含量进行研究,结果表明:长跑者较之对照组骨矿物质含量增加约 40%。郑氏等的研究指出,绝经后女性参加强有力的运动后,跟骨矿物质含量明显大于对照者。雅格布森(Jacobsen)等比较了绝经后运动员与同龄非运动员桡骨和腰椎骨矿物质含量,结果前者明显高于后者,前者与年轻运动员的矿物质含量接近。周氏(Chow)等把绝经后 7 年的女性受试者随机分组,分别进行有氧训练和有氧加耐力训练。12 个月后,有氧加耐力组骨量增加 8%,比对照组明显增多。里克利(Rikli)等用相似的方案对 57~83 岁女性进行训练,由于其强度不如前者,所以桡骨矿物质含量增加较少。达斯基(Dalsky)等对 17 名 55~70 岁女性进行行走、慢跑和爬楼梯训练,每周 3 次,9 个月后腰椎骨矿物质含量增加 5.2%,22 个月后增加 6.1%;停训 13 个月后,骨矿物质含量只比原来多 1.1%,表明骨量水平的维持需要不间断的训练。类似研究中也有相反的实验报道。柯克(Kirk)等报道,绝经后女性参加长跑训练与同龄对照组比较,脊柱矿物质含量无差异。史密斯(Smith)等对 212 名近绝经期和绝经期女性进行 4 年对比观察,其训练方式包括跳舞、行走和慢跑。结果矿物质含量没有增加,但相比对照者而言,矿物质丢失减少。

在动物实验方面,巴伦格茨(Barengolts)等对 9 个月龄大鼠行双侧卵巢切除,3 个月后发生骨质疏松,然后进行自由活动、低强度训练和中等强度训练,观察大鼠股骨、胫骨和第 4 腰椎的矿物质含量、股骨力学性质和形态学观察指标的变化。结果表明:未训练组骨矿物质含量和力学性能最低,低、中强度训练组骨矿物质含量、股骨力学性能明显高于未训练组。2 个训练组间椎体矿物质含量、股骨的应变、弹性模量、长度及皮质骨横截面积等均无明显差异,而未实施卵巢切除术的对照组,无论训练与否,矿物质含量、力学特性及形态观察指标均无差异。

在负重训练方面,西姆金(Simkin)等报道,上肢负重训练 5 个月后桡骨远端骨密度增加 3.8%。贝弗蕾(Beverley)等报道,网球训练每日 3 次,6 周后腕部骨矿物质含量增加 3.4%,但停止训练 6 个月后却低于原水平 2.6%。普鲁伊特(Pruitt)等对一组 53 岁的女性持续训练 9 个月后发现,其腰椎骨密度增加 1.6%,而桡骨远端和股骨颈则无变化。

综上所述,运动负荷可以使疏松骨的骨量增加,但其增量是有限的,而且也有部位上的差异。如果运动负荷停止,则增加的骨量可以再度丢失,因此,长期持续性的运动训练对疏松骨的骨量保持与防流失最为重要。此外,运动使疏松骨骨量增加,可能与原始骨量有关。如果原始骨量极低,可能通过运动而增加骨量;如果原始骨量中度丢失,运动对骨量保持有意义。

第三节　运动性骨损伤

骨的受载形式具有多样性,决定了骨折损伤发生的复杂性。根据导致骨折外力作用特点,骨折可划分为:单纯的高能量外力作用所致的急性骨折;长期周期性反复性低能量外力作用所致的疲劳性骨折。因骨量减少引起的老年性骨质疏松也是骨损伤的表现形式。

一、急性骨折

高能量外力作用所致的急性骨折多发生于意外性的跌摔、暴力性撞击等情况。根据骨承受不同载荷作用下的力学特性,运动性急性骨折主要是表现为剪切、拉伸形式下的高应力作用,或复合载荷下的高应力作用(图 6-36)。

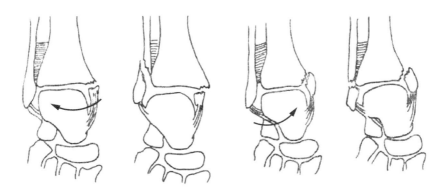

图 6-36　胫、腓骨在内外翻转高拉伸应力、复合剪切作用下的骨折

骨的拉伸性骨折通常见于松质骨,如腓骨短肌腱附着处的第 5 跖骨骨折,以及跟腱附着处跟骨的撕拉性骨折。压缩性骨折常见于椎体,如高处坠落臀部着地、跳伞运动员不正确着地等动作,易致胸、腰椎压缩性骨折(图 6-37)。

骨在不合理的扭转载荷作用下,形成很强的剪切应力,易导致螺旋线形的骨折。如投掷运动中,不正确的上肢动作技术(如标枪投掷中,肘不过肩),极易形成近端工作肌群收缩力,以及远端惯性负荷形成扭转载荷而作用于肱骨,强大的剪应力致肱骨螺旋形斜行劈裂。

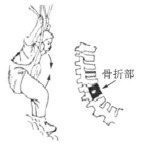

图 6-37　跳伞运动员着地时腰椎损伤

二、疲劳性骨折

一定量的重复性循环负荷可导致骨组织的疲劳损伤或显微损伤。这一损伤可通过重建修复。若应变高于理论上的显微损伤阈值,将引起大量的显微损伤以致难以完全修复,

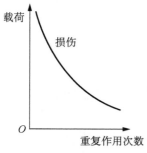

图 6-38　材料疲劳曲线

长期的积累导致骨强度减弱、骨脆性增加,可以发生特发性或疲劳性骨折。重复次数少的高载荷或重复次数多的正常载荷均可诱发这一过程。对于载荷与重复作用次数对材料的损伤的影响,可以绘制疲劳曲线(图 6-38)。

疲劳性骨折是运动训练中常见的骨损伤,一般多发生于持续而剧烈的运动中。例如,竞走、长跑运动员胫骨的损伤,是由于运动过程中,跟骨着地时地面反作用力与胫骨近端的作用负荷,在胫骨前壁形成拉伸载荷作用,高频率的机械刺激,产生胫骨的损伤。

肌肉疲劳或肌肉功能的缺陷,致肌肉收缩能力减弱或不足,改变了骨骼的应力分布,使骨骼受到异常的高载荷而导致疲劳性骨折。断裂可发生于骨的拉伸侧、压缩侧或两侧均有。压缩侧的疲劳性骨折发生缓慢,疲劳损害的进展较难超过重建,因此,一般不可能发展到完全骨折。肌肉疲劳造成疲劳性骨折的理论可概括为图 6-39。

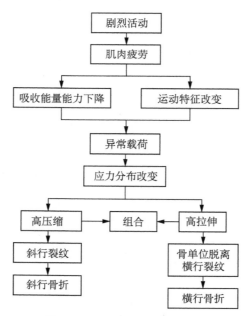

图 6-39　疲劳性骨折理论图解

三、骨质疏松

骨质疏松是骨量减少导致骨微结构破坏而易发骨折的全身性疾病。目前诊断骨质疏

松的金标准为骨密度检测,骨密度检测仅反映骨量的变化,对预测骨折风险的特异性及敏感性比较较低。尽管骨力学强度的75%~85%由骨量决定,但很多学者研究发现,当骨量降低时,并不一定引起骨折发生。由此认为,骨的力学不仅受到骨量的影响,骨的几何微结构的变化对骨的力学性能也有着决定性作用。影响骨质疏松症的因素可概括为:①遗传因素;②营养失衡,长期钙摄取不足及维生素D缺乏、长期进食高纤维素食物,以及有偏食、畏食习惯的人都有可能引发骨质疏松;③活动量不足;④不良嗜好,长期酗酒、吸烟以及嗜食含咖啡因的食物,如咖啡、浓茶、可乐、汽水等;⑤服用某些药物,长期服用某些药物,如类固醇激素、利尿剂、抗生素、抗血液凝固剂,以及接受化学治疗等,都易导致骨密度下降。有关运动对骨质疏松的影响参考本章上一节相关内容。

 复习题

1. 名词解释
(1) 骨的各向异性特征　　(2) Wolff 定律　　(3) 疲劳性骨折　　(4) 骨重建
2. 简述弯曲载荷基本方式及构件内的应用分布特征。
3. 简述疲劳性骨折的力学机制。
4. 简述影响骨力学性质的基本因素。
5. 简述骨重建与重塑的 Frost 理论模型。

第七章
关节生物力学与损伤

关节是骨与骨连结成链结构的枢纽,为骨的杠杆作用实施提供支点,是实现多环节联动完成人体复杂运动表现的结构基础。关节的基本功能表现为"连接"与"运动",因而关节的基本结构特征、结构类型是关节功能的基础;关节的自由度、运动幅度、关节稳度等都受到关节结构的制约与影响。

第一节 关节的结构

关节包括基本结构及辅助结构。基本结构是指关节面及关节面软骨、关节囊及关节腔。关节的辅助结构包括关节韧带、关节盘、关节唇、滑膜襞和滑膜囊等(图 7-1)。关节面结构决定着关节的运动自由度多少(关节自由度参考第二章相关内容),而关节囊的松紧度、韧带强弱、关节负压及关节周围的肌肉是影响关节稳定性与灵活性的基本因素。

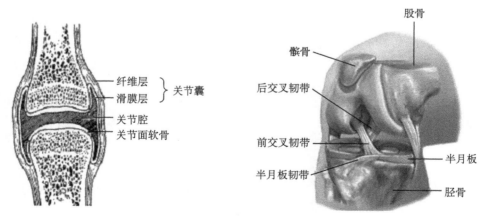

图 7-1 关节结构示意图

一、关节的基本结构

(一)关节面及关节面软骨

构成关节的骨面称为关节面。关节面一般为一凸一凹,凸者称为关节头,凹者称为关节窝。关节面上被覆一层软骨,称为关节面软骨。关节面软骨多数由透明软骨构成,少数为纤维软骨,其厚薄因关节不同和年龄不同而异,通常为 2~7 mm。关节软骨不仅使粗糙不平的关节面变为光滑,同时在运动时可以减少关节面的摩擦,对震动或冲击性载荷也有一定的缓冲作用。

(二)关节囊

关节囊是由纤维结缔组织膜构成的囊状结构,附着于关节的周围,并与骨膜融合续连而包围关节,封闭关节腔。关节囊可分为内外两层。

外层为纤维膜,厚而坚韧,由致密结缔组织构成,含有丰富的血管和神经。纤维膜的厚薄通常与关节的功能有关,如下肢关节的负重较大,相对稳固,其关节囊的纤维膜则坚韧而紧张,而上肢关节运动灵活,则纤维膜薄而松弛。纤维膜的有些部分,还可明显增厚形成韧带,以增强关节的稳固,限制其过度运动。

内层为滑膜,由薄而柔润的疏松结缔组织膜构成,衬贴于纤维膜的内面,其边缘附于关节软骨的周缘,包被着关节内除关节软骨、关节唇和关节盘以外的所有结构。滑膜富含血管网,能分泌滑液,为关节内提供液态环境。滑液不仅能增加润滑、减小摩擦,而且也是关节软骨、关节内软骨等新陈代谢的重要介质。

(三)关节腔

关节囊和关节面共同围成的密闭腔隙,腔内含有少量滑液,关节腔内呈负压,对维持关节的稳固有一定作用。

二、关节的辅助结构

关节除了具备上述的关节面、关节囊、关节腔三项基本结构外,一些关节为适应其功能而形成了特殊的辅助结构,这些辅助结构对于增加关节的灵活性与稳固性都有重要作用。

(一)关节韧带

关节韧带是连于相邻两骨之间的致密纤维结缔组织束,有加强关节的稳固或限制其过度运动的作用。位于关节囊外的称囊外韧带,有的与囊相贴,为囊的局部纤维增厚,如髋关节的髂股韧带;有的与囊不相贴,分离存在,如膝关节的腓侧副韧带;有的是关节周围肌腱的直接延续,如膝关节的髌韧带。位于关节囊内的称囊内韧带,有滑膜包裹,如膝关节内的交叉韧带等。

(二)关节盘和关节唇

关节盘和关节唇是关节腔 2 种不同形态的纤维软骨。关节盘位于两骨的关节面之间,其周缘附于关节囊,将关节腔分成两部分。关节盘多呈圆盘状,中部稍薄,周缘略厚。

有的关节盘呈半月形,称半月板。关节盘可调整关节面更为适配,减少外力对关节的冲击和震荡。此外,分隔而成的 2 个腔可增加关节运动的形式和范围。

关节唇是附于关节窝周缘的纤维软骨环,可加深关节窝,增大关节面,如髋臼唇等,增加了关节的稳固性。

(三) 滑膜襞和滑膜囊

有些关节囊的滑膜表面积大于纤维层,滑膜重叠卷褶并突入关节腔形成滑膜襞。有时此襞内含脂肪,则形成滑膜脂垫。在关节运动时,关节腔的形状、容积、压力发生改变,滑膜脂垫可起调节或填充作用。滑膜襞和滑膜脂垫在关节腔内扩大了滑膜的面积,有利于滑液的分泌和吸收。有时滑膜也可从关节囊纤维膜的薄弱或缺如处作囊状膨出,充填于肌腱与骨面之间,形成滑膜囊,它可减少肌肉活动时与骨面之间的摩擦。

第二节 关节生物力学

人体的机械运动,是以骨为杠杆,关节为枢纽,肌肉收缩为动力,在神经系统控制下的协调活动。作为枢纽的关节,提供了骨杠杆的支点,同时,这一支点的结构形式也决定了骨杠杆的运动表现,因此,对于关节生物力学的研究,主要包括关节的运动、关节的稳定性、关节的动力学特征,以及构成关节的材料力学特性等方面。

一、关节的运动

关节的基本运动是绕着互相垂直 3 个基本轴(矢状轴、额状轴、垂直轴),在 3 个基本面(矢状面、额状面、水平面)内的运动。

(一) 移动

移动是指构成关节的 2 个骨面之间的相对滑动。关节承载或运动中,作用于关节面上的切向力引起关节面之间的相对滑动;即使小的跗骨或腕骨运动时,也涉及多轴向的运动,用连续放射摄影技术观察,都显示了明显的旋转及角度变化。

(二) 屈伸运动

屈伸运动是指关节绕着额状轴发生在矢状面内的运动。运动环节向前为屈、向后为伸(膝关节、踝关节相反)。

(三) 水平屈伸运动

上臂在肩关节处或大腿在髋关节处外展 90° 后,绕垂直轴向前运动称为水平屈,向后运动称为水平伸。

(四) 内收外展运动

环节绕矢状轴在额状面内的运动。运动时环节远离身体正中面为外展,靠近身体正中面为内收。

（五）旋转运动

旋转运动是指运动环节在水平面内,绕本身垂直轴的旋转运动。例如,肱骨绕骨长轴向前内侧旋转,称旋内;向后外侧旋转,则称旋外。再如,前臂桡骨对尺骨的旋前、旋后运动,则是围绕桡骨头中心到尺骨茎突基底部的轴线旋转。将手背转向前方的运动称旋前,将手掌恢复到向前或手掌转向外侧称为旋后。

（六）环转

环转运动是指环节近端在原位转动,远端则做圆周运动,运动环节描绘出一圆锥形的轨迹的运动。环转运动实际上是运动环节绕 3 个基本轴及其中间轴的屈、展、伸、收依次结合的连续动作。

二、骨杠杆

不论是单关节的基本运动还是多关节的联合运动,都是以骨杠杆的转动为基础的运动表现。关节运动中,环节绕关节轴转动,遵循基本的杠杆原理,故称为骨杠杆。与机械杠杆一样,骨杠杆也有支点和杠杆臂。关节转动瞬时中心（有时是地面支撑点）为骨杠杆的支点,肌肉力作用点到支点的距离为一个杠杆臂,环节重心点到支点的距离为另一个杠杆臂（如有外界负荷作用或环节约束时,阻力作用点到支点的距离为另一个杠杆臂）。

根据支点与两杠杆臂之间的位置关系,骨杠杆分为平衡杠杆、省力杠杆和速度杠杆。平衡杠杆（图 7-2a）的支点在阻力点与动力点之间,人体直立时,头的支点（A）在寰枕关节处,力点（F）在枕骨上,阻力点即头的重心（R）所在点。阻力点在支点和动力点之间的杠杆为省力杠杆,如提踵足尖站立时足构成的杠杆（图 7-2b）。动力点在支点与阻力点之间的杠杆为速度杠杆（图 7-2c）,人体四肢多为这类杠杆。

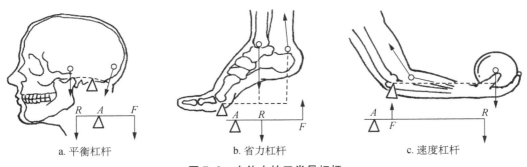

a. 平衡杠杆   b. 省力杠杆   c. 速度杠杆

图 7-2　人体中的三类骨杠杆

三、影响关节稳定性的因素

关节面的结构、关节囊的松紧度、韧带强弱、关节负压及关节周围的肌肉是影响关节稳定性的基本因素。运动状态的关节始终是不平衡、不稳定的,而人体总是在不平衡、不稳定中求得相对的平衡与相对稳定。因此,关节面的形状与结构固然是影响关节稳定性的重要因素,但运动中的关节稳定更大程度上取决于关节周围收缩肌肉因素的影响。

（一）关节面的差异程度

相应关节面的吻合及其差异程度,影响着关节的稳定性与灵活性。例如,髋关节的股骨头关节面与髋臼关节面的角度均为180°,所以很稳定;而肩关节的肱骨头关节面角度约为135°,关节盂的角度仅有75°左右,故稳定程度相对于髋关节小,而运动的灵活性较之髋关节要高(图7-3)。

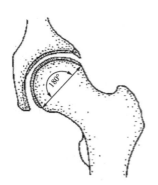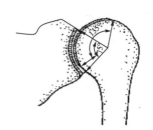

a. 髋关节(股骨头与髋臼马蹄 形关节面角度均为180°)

b. 肩关节(肱骨关节面之角度为 135° 肩胛盂关节角度为75°)

图7-3　构成关节的2个关节面差异影响关节稳定性

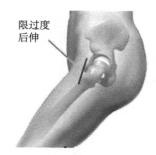

图7-4　髋关节髂股韧带的 限制作用示意图

（二）韧带

韧带不仅是骨与骨之间的连结结构,而且是动态活动关节的重要稳定结构。韧带对关节在一定方向有加固与制约作用,对使关节的活动保持在正常的生理范围内有着重要的意义。例如,髋关节伸直时,髂股韧带紧张以防止其过伸(图7-4);膝关节前、后交叉韧带防止胫骨平台的前、后移位;踝关节内(外)侧副韧带在距下关节处于充分外(内)翻时紧张,则是防止距下关节超出其生理范围的外(内)翻范围。韧带不单纯是被动地限制关节超出生理范围的活动,同时还可以通过韧带内的末梢感受器感受张力,反射性引起肌肉收缩以对抗韧带过度拉伸。当距下关节极度内翻时,踝关节外侧副韧带承受张力,既被动地限制其继续内翻,又通过反射,使外翻肌组(腓骨长、短肌)收缩以纠正其内翻,防止这一可能导致踝关节骨折脱位的危险动作发展下去。

韧带的限制作用在加固关节稳定性的同时,也影响着关节的灵活性;关节运动超出其限制的幅度,便导致了关节韧带的损伤。

（三）肌肉

肌肉既是运动关节的动力,同时又是运动中维持关节稳定的重要因素。肌肉稳定关节主要表现在加固分力及肌肉间的协同作用方面。

1. 肌肉收缩产生关节加固分力

身体内大多数肌拉力线与牵拉骨成锐角,其收缩力可分解为垂直于骨杠杆和平行于骨杠杆 2 个方向分力(图 7-5),垂直分力表现为转动机能,而平行分力表现为对关节的加固机能,这种加固分力在维持关节的稳定上发挥着重要作用。

2. 肌肉工作的协同与控制

人体环节的运动,是运动肌群在神经系统的控制下表现出来的肌肉协同活动。这种肌肉协同对关节的稳定与防止关节损伤有着重要的实际意义。例如,肱二头肌、肱肌收缩使肘关节快速屈曲运动,在动作末期,对抗肌肱三头肌活动对运动环节的控制,对前臂屈有缓冲作用,对

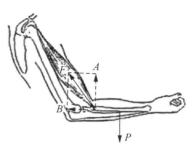

图 7-5 肌肉力量对关节的作用

A 为旋转分力;*B* 为加固分力

肘关节的稳定与防止损伤有着积极意义。同样,在肘关节快速伸的运动中,在动作末期,肘关节屈肌激活与控制,对防止肘关节过伸有着重要的力学意义。

关节骨面、韧带维持关节稳定和平衡的作用为静力平衡,肌肉维护关节稳定和平衡的作用为动力平衡。如果关节的静力平衡存在,而肌肉失效,则在使用中会逐渐造成关节囊和韧带的松弛,但如果静力平衡被破坏,如脱位、韧带断裂等,则肌肉即在不同程度上失去了动力平衡的基础,难以发挥其运动关节、维护关节稳定及平衡的作用。因此,影响关节稳定性的上述 3 个方面因素中,彼此之间是相互影响的。

(四)关节负压

关节内压低于关节外的气压,故称关节负压。关节内外的压差在维持关节的稳定性方面也有着重要意义。

四、关节运动的力矩

力矩是使杠杆产生运动的原因,力矩的大小等于力与力臂的乘积,力臂与杠杆臂不同,它是支点到力作用线的垂直距离(图 7-6)。关节角度的不同,导致肌肉力臂的变化,产生的转动肌力矩随着关节角度发生规律性变化。

提供骨杠杆转动的力、力矩可来自多方面,如承载的负荷与环节重量、关节韧带牵拉、肌肉收缩力等。力的作用对关节所产生的运动效应取决于关节的运动方式与状态,因此,对关节的力和力矩的认识,要考虑环节运动的状态、姿态位置及与外力之间的相对关系,还要充分考虑肌拉力线的可能性改变及各功能群之间的相互影响与作用(图 7-6)。

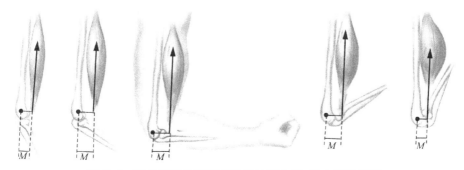

图 7-6 肘关节角度改变对肱二头肌力臂、肌力矩的影响

大多数情况下,人体运动表现为对抗外界负荷或自体重力产生环节的转动(身体自由落体除外),因此,提供环节转动或控制的动力更多情况下表现为肌肉的收缩与控制。肌肉附着特点决定了肌肉都具有较小的力臂、较小的肌拉力角,因此,一个小的外力(或负荷)作用,可能需要很大的肌力来平衡。

外力矩主要是环节本身重量、外界作用负荷等。外力矩对环节运动的影响主要取决于环节运动与外力方向之间的相对关系,同时影响着关节运动肌群的工作性质与状态。

肌肉群是一个三维空间结构,用一条肌拉力线的方位与关节运动轴的相对关系对肌肉进行功能性分析,显然有其局限性。况且人体多环节的运动、环节相对姿态位置改变都会影响肌拉力线的相对位置关系,从而影响其功能群的力效。

第三节　关节软骨与韧带的生物力学

关节软骨的结构、功能特点对关节力学有着重要的影响。关节软骨可被看作充满液体的多孔介质(类似包含水的海绵),因此,关节软骨是固、液双相性结构材料,其力学性能与固体材料特性及其渗透性有关。

韧带对关节有着连结、加固、限制运动幅度的作用。大部分韧带组织以胶原纤维为主要结构成分,有些韧带以弹性纤维为主要结构成分。因此,韧带中的主要纤维、纤维比例影响其力学性能。

一、关节软骨的生物力学

(一) 关节软骨的材料性能

关节软骨对液体的流动有很大的阻力,即渗透性很低,所以它的材料性能与载荷的施加和消除速度密切相关。在快速加载与卸载的情况下,没有时间将液体挤出(如跳跃时),软骨组织类似于弹性材料,在承载时变形,卸载后立即复原。持续性、缓慢负载作用于软骨组织,如长时间站立,组织内的液体被挤出,结构变形将随时间持续而加重。卸载后,若有充分时间使其吸收液体,软骨组织可恢复原状。因此,在体软骨组织的力学性能与加载速度存在高度相关性。

1. 拉伸负荷特征

平行于软骨组织分层结构切取全厚标本,并制成标准试件。将试件在慢速下拉伸(0.5 cm/min)并直至拉断,记录其拉伸极限强度与变形,得出应力-应变曲线(图7-7)。

在图7-7中,曲线最初的低坡部分是由于施加拉力的方向使胶原蛋白结构的排列一致。后期曲线的陡峭部分代表胶原蛋白本身的拉伸刚度。关节软骨的病理变化或结构异常,都会导致拉伸曲线特征变化。

2. 蠕变特征

蠕变是黏弹性材料的重要性质之一,它反映了实验材料随时间变化的力学特征。对

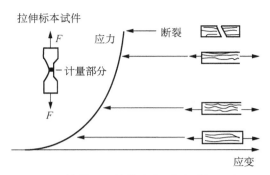

图 7-7　软骨组织拉伸应力-应变特征示意图

实验材料瞬时施加固定的载荷并维持一定的时间,测量其固定负荷下材料应变的变化,即为材料的蠕变。对关节软骨进行压缩载荷下的蠕变测试,由于关节软骨是固、液双相材料,因此蠕变曲线的早期有大量液体渗出,当无液体渗出时,蠕变曲线稳定(图 7-8)。

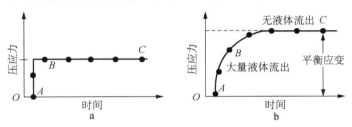

图 7-8　软骨样本在持续压应力(a)作用下的蠕变响应(b)

(二)渗透性

关节软骨的固、液双相的结构影响着受载时的力学性质。渗透性是指液体流过多孔的固体基质时的摩擦阻力,因此,其是这种双相材料的重要参数。渗透性越低,在承受载荷时液体流动的阻力越大。与普通海绵的渗透性相比,健康软骨的渗透性很小。液体通过如关节软骨等多孔介质是顺液体的压力梯度而行,这种液压梯度是液体在软骨中流动的动力。关节液体在软骨中的流动与正常组织的营养需要、关节的润滑、承载能力和软骨组织的磨损程度有密切关系。关节软骨的变性及机械应力均可影响关节软骨的渗透性。例如,骨性关节炎软骨组织的渗透性较之正常组织大。

(三)润滑作用

关节软骨在使 2 个关节骨面更好适应、吸收能量减缓冲击力的同时,对关节润滑有着重要的影响。关节面软骨的润滑作用主要借助于关节滑液的存在,在关节面软骨之间形成"界面润滑""液膜润滑"来减少关节面之间的摩擦。

(四)磨损

磨损是通过机械作用去除固体表面的物质。关节软骨的磨损包括承载面之间相互作用引起的界面磨损和承载面变形引起的疲劳性磨损两种情形。如果两承载面接触可因粘连或研磨而产生界面磨损。当两表面固体接触引起的结合力超出其下面的界膜材料所能承受的范围,则会发生粘连性磨损。一旦出现软骨面超微结构损害和(或)质量损耗,软骨的表面层即变软,渗透性增加。在这种情况下,液体流动的阻力减少,使液膜中的液体通过软骨而泄漏。这种液体丧失增加了不光滑软骨面紧密接触的可能性,从而进一步加剧了研磨过程。

即使承载面润滑作用良好,由于周而复始的变形也可发生疲劳性磨损。疲劳性磨损的发生是因为材料反复受压而产生微小的损伤积累所致。虽然施加应力的量远小于材料的强度极限,但如果经常施加应力,最终将发生磨损。

正常关节软骨反复承载,引起固体基质的反复受力及组织间液的反复渗出和吸入。这种反复对胶原蛋白/蛋白多糖基质施加应力可引起以下成分的破坏:胶原纤维;蛋白多糖大分子网;纤维和原纤维基质之间的界面。这些变化可被认为是软骨组织积累性损伤的原因。

(五)关节软骨变性

关节软骨的修复和再生能力有限,如果承受应力太大,则很快会出现全面的破坏。有研究认为这种破坏的进展与下列情况有关:①承受应力的量级;②承受应力峰值的总数;③胶原蛋白/蛋白多糖机制的内部分子和微细结构变化。

软骨承受应力的数量是通过了解关节的总载荷和这些载荷在接触区如何分布来测定的,接触区应力集中的强度是极其重要的。引起应力过度集中多数是由于关节的某种不相称而导致不正常的小接触面,如先天性髋臼发育不良、股骨头骨骺滑脱和关节内骨折所致的骨关节病。膝关节半月板切除可消除半月板扩散载荷的功能,而韧带断裂时骨端的相对运动增加,关节应力关系异常可增加总载荷和使应力集中。

正常关节内液体内压足以使两关节面分开,保持良好液膜润滑。若关节内应力集中发生,则会降低液膜润滑的可能性。固体面上凹凸不平的接触可引起微观的应力集中,而造成固体面上材料的磨耗。

关节总载荷的频率和量级的增加可以解释为何某些职业人群关节变性有着较高的发生率。例如,足球运动员和矿工的膝关节、芭蕾舞演员的踝关节易于损伤。

二、韧带的生物力学

(一)胶原纤维与弹性纤维的力学特征

韧带由致密的结缔组织构成,大多数韧带都是以胶原纤维为主,约占韧带干重的70%~80%,项韧带和黄韧带以弹性韧带为主。韧带中纤维排列的方向一致性较差,排列情况随韧带的功能不同而变化。不受载时纤维松弛呈波浪形,施加载荷时,与载荷方向一致的纤维被拉紧,此时被拉直的纤维在生理允许范围内承受着载荷。

胶原纤维拉伸试验中,开始纤维有伸长,随载荷的增加,其强度迅速增加直至达到屈服点(图7-9),过了屈服点后就产生非弹性变形直至破坏,破坏变形的范围在6%~8%。以弹性纤维为主的韧带的变形与以胶原为主的韧带有着较大的差异,这种韧带在刚性增加之前,伸长变形可达50%以上,当接近其最大伸长量时刚性迅速增加并使韧带突然破坏。

(二)韧带力学特性的影响因素

1. 韧带力学性质受温度、负荷加载速度等因素的影响

韧带是黏弹性的生物材料,温度对其伸展性、黏滞性有较大的影响。温度升高,可提

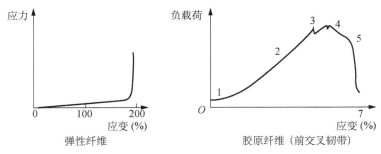

图 7-9 韧带的纤维构成不同对其力学性能的影响

引自 Frankel V H, Nordin M, 1985. 骨骼系统的生物力学基础[M]. 戴克戎,王以进,周健男,等译. 上海:学林出版社

高其伸展能力,组织内摩擦降低。负荷施加的速度不同,其伸展性及承载最大能力也不同,加载速度越快,损伤风险越高。

2. 韧带的强度和刚度受机械应力的影响

与骨一样,正常的韧带可以进行重建以适应其力学的需要。机械应力刺激增加时,韧带的强度和刚度也会增加,并有结构性肥大;当机械应力刺激减少时,其强度和刚度也表现出下降的特征。蒂普顿(Tipton)等以犬为实验对象进行了为期 6 周的大强度训练,取犬的内侧副韧带进行拉伸试验,结果表明,训练组内侧副韧带的强度、刚度较之不训练的对照组有明显的提高,并且训练组韧带中的胶原纤维束的直径也明显增大。

关节制动使韧带承受应力减小,导致其材料力学性质的变化。诺耶斯(Noyes)将灵长类动物的身体用石膏固定 8 周,取实验动物的前交叉韧带进行拉伸试验测试,结果表明,固定组较之不固定的对照组的前交叉韧带的强度极限下降 40%,能量储存亦有明显下降,刚度明显减小,但断裂时的伸长量有所增加(图 7-10)。

3. 年龄对韧带力学性质的影响

青春期至成人阶段,韧带的载荷与强度极限随着年龄增长而增加。成年后则随着年龄的增长,韧带的强度和刚度表现出增龄性下降特征,韧带力学性质的这种变化与多种因素有关。其中,活动量减少所致的废用或其他附加疾病等是重要影响因素。图 7-11 显示了随年龄增长,前交叉韧带所能承受的最大破坏载荷、能量储存能力及刚度均下降。

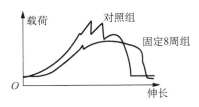

图 7-10 肢体固定与不固定对韧带力学性能的影响

引自孟和,顾志华,1991. 骨伤科生物力学[M]. 北京:人民卫生出版社

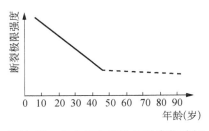

图 7-11 前交叉韧带的年龄变化特征

引自孟和,顾志华,1991. 骨伤科生物力学[M]. 北京:人民卫生出版社

第四节 人体某些关节的生物力学与损伤

一、肩关节

广义的肩关节是指把臂连结到胸的一组结构,即肱骨、肩胛骨和锁骨及其附属结构组成的多种连结复合体。它包括滑液关节,如盂肱关节、胸锁关节和肩锁关节;骨-肌-骨连结,如肩胛骨与胸壁的肌肉连结;肩峰与肱骨大结节之间构成的肩峰下关节(又称为第二肩关节);以及喙锁之间的韧带连结等结构。肩部运动表现往往是上述多个部分之间的联合运动的结果,因而从运动机能角度上说,肩关节是一个多结构的机能复合体,狭义的肩关节是指盂肱关节(图 7-12)。

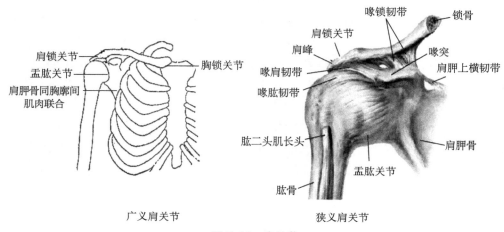

图 7-12 肩关节

(一)肩关节结构

1. 盂肱关节

盂肱关节由肩胛骨的关节盂与肱骨的肱骨头关节面构成,为一典型的球窝关节。成人肱骨头关节面具有 35~55 mm 的曲率半径,该关节面与肱骨干呈 135°。肩胛骨的关节盂为关节窝,关节窝的表面积为肱骨头的 1/4~1/3,垂直直径约为肱骨头的 75%,横向直径约为肱骨头的 60%,关节盂周缘有软骨环形成关节盂唇以加深关节窝。

关节囊较为松弛,附着在关节盂周缘和肱骨解剖颈之间,关节囊壁内还有滑膜包裹的肱二头肌长头腱通过。

盂肱关节囊松弛,活动范围较大,运动灵活,而稳定性较差。肩关节的静力性稳定装置主要是关节囊的纤维层及其关节的韧带装置。韧带主要有关节囊前壁增厚形成的盂肱韧带,限制了盂肱关节的外展与外旋,是防止盂肱关节向前脱位的重要屏障(图 7-13a)。

喙肱韧带起于喙突,编织关节囊上方,止于大结节,该韧带限制过伸及过屈(图7-13b)。喙肩韧带位于肩关节上方的喙突与肩峰之间(图7-12),防止肱骨头向上内方脱位。

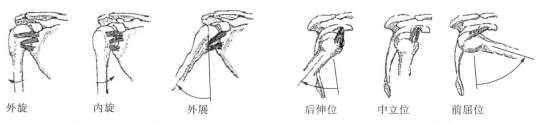

| 外旋 | 内旋 | 外展 | 后伸位 | 中立位 | 前屈位 |

a. 盂肱韧带的限制作用   b. 喙肱韧带的限制作用

图7-13　盂肱韧带与喙肱韧带的限制作用

肩关节周围的肌肉为关节稳定的动力装置。如果肩关节周围肌肉瘫痪萎缩,失去稳定动力装置,即使没有附加外力作用,仅有上肢自身重力,也会发生关节半脱位。在肩部诸多肌肉中,肩袖尤为重要,肩胛下肌、冈上肌、冈下肌、小圆肌4块肌肉的肌腱与盂肱关节囊相融合,形成肩袖,它不仅参与了肩关节活动,更重要的是这群肌肉的收缩,拉肱骨头靠紧关节盂,为其他肌肉的收缩提供了条件。此外,肩部的浅层肌群对肩部稳定也发挥了重要作用,如三角肌前、中、后三部分收缩,为运动状态下肩关节的稳定提供了强大的加固分力(图7-14)。

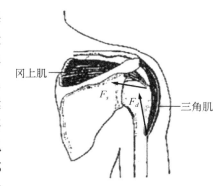

图7-14　冈上肌与三角肌维持肩关节稳定与运动

F_s 为冈上肌肌力; F_d 为三角肌肌力

2. 肩锁关节

由锁骨的远端与肩胛骨的肩峰形成的平面关节,运动幅度较小。关节的周围有韧带加固。

3. 胸锁关节

由锁骨的胸骨关节面与胸骨的锁骨切迹及第1肋软骨形成,是上肢与躯干之间唯一的关节连结。关节囊紧而坚韧,周围有韧带加固。胸锁关节为一球窝关节,可进行三轴运动。绕矢状轴可进行上、下运动,绕垂直轴可做前后运动,绕额状轴可做回旋运动。

4. 肩胛骨与胸壁连接

肩胛骨与胸壁连接不具备一般解剖学意义的关节结构,在功能上应视为肩关节的一部分。肩胛骨前面有肩胛下肌与前锯肌把肩胛骨与胸壁分隔并连接。

包埋于肌肉中的肩胛骨可做上提、下降、前伸、后缩、上回旋、下回旋等运动。

（二）肩关节运动

肩关节每一个独立连结的运动幅度是有限的,而多个连结之间的联合与协同运动形成了人体上肢灵活、多样、复杂性的运动形式。上肢运动链的前屈与后伸、水平屈伸、外展与内收、上举与下降、回旋与环转等基本运动形式,都是肩关节多个连结之间在三维空间的联合运动结果,并且这种联合运动有着一定的规律与特征。例如,肩关节外展至 30°或前屈 60°幅度内可由盂肱关节独立完成;此后则有肩胛骨旋转运动参与,即每外展(或前屈)15°,盂肱关节转动 10°,肩胛骨上回旋 5°,两者比例为 2∶1;当外展(或前屈)到 90°以上,每外展(或前屈)15°,盂肱关节转动 5°,肩胛骨上回旋 10°,两者比例为 1∶2,此称为盂肱节律(或肩肱节律)。在肩胛骨回旋运动的同时,则需锁骨绕胸锁关节的矢状轴的转动协同。

(三)肩关节损伤

肩关节的特殊位置及其解剖结构特点决定了肩部运动形式及受力的复杂性。上肢开放性运动链所承载的负荷最终要集中于肩部,导致肩关节承受着极大的机械负荷作用(如上肢鞭打、举重等)。负荷形式是压力与剪切力,当剪切力过大,超过了肩关节的稳定能力时,关节头、关节盂之间的异常滑动则可能造成关节的损伤与脱位、高频重复负荷致慢性损伤等。

过肩运动指上肢运动链于肩上的挥臂动作,其技术特点是挥臂过程中肘关节抬高到过肩高度。如果肘关节位置较低,极易导致肩部肌肉、关节囊及有关韧带、肱二头肌长头腱、肱骨近端等结构的损伤。高风险运动损伤的主要原因是低肘位挥臂鞭打动作时出现上臂旋转运动(旋前)。引发损伤的机制主要有以下两点:一是由于肩关节的盂肱节律特征,二是由于低肘位的上臂旋转动作产生较高的旋转负荷。

二、髋关节

(一)髋关节基本结构

髋关节由髋臼与股骨头关节面构成,属于多轴的比较稳定的杵臼关节。髋臼的周缘附有纤维软骨构成的髋臼唇,以增加髋臼的深度。髋臼切迹被髋臼横韧带封闭,使半月形的髋臼关节面扩大为球形以紧抱股骨头。髋臼窝内充填脂肪组织。

髋关节的关节囊坚韧致密,向上附于髋臼周缘及横韧带,向下附于股骨颈,前面达转子间线,后面包罩股骨颈内侧的 2/3。

髋关节有一系列强有力的韧带辅助,即髂股、耻股和坐股韧带。髂股韧带限制过伸及内收;耻股韧带限制外展及外旋;坐股韧带限制过伸、外展及内旋(图 7-15)。

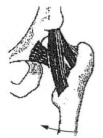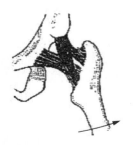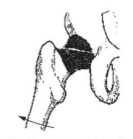

髂股韧带限制内收过程,耻股韧带限制外展及外旋(前面观)　坐股韧带限制过伸、外展及内旋(后面观)

图 7-15　髋关节结构示意图

（二）髋关节结构力学特征

1. 股骨颈

股骨颈连结股骨头与股骨体,形成颈干角和前倾角。股骨颈与股骨体之间所形成的角度,称为颈干角。在婴儿约为150°;至成人,其正常范围可在110°~140°,但大多数皆在125°~135°。由于股骨颈及颈干角的存在,使粗隆部及股骨干远离髋臼,以适应髋关节大幅度活动的需要。颈干角正常时,股骨头的负荷与股骨颈所承受的应力之间达到生理平衡,当颈干角减小(髋内翻)时,股骨头负荷减小,但股骨颈所承受的应力则增大;反之,当颈干角增大(髋外翻)时,股骨头负荷增加,但股骨颈所承受的应力则相应减小,以致可使剪应力完全变为压缩力。无论髋内翻还是髋外翻,均可引起股骨近端负荷及应力的改变,导致继发性结构异常和功能障碍(图7-16)。

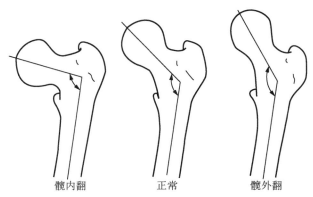

髋内翻　　　　　正常　　　　　髋外翻

图7-16　股骨颈干角示意图

下肢在中间位时股骨头与股骨干不在同一个冠状面上,股骨头居前,股骨颈向前倾斜,与冠状面形成一个角度,称为前倾角。在婴儿期,为20°~30°。随年龄的增长而逐渐变小,至成人平均为12°~15°。女性稍大于男性。前倾角为臀中肌提供一个在矢状面上的杠杆臂,使肌肉效能成倍增加,这个杠杆臂越长,为保持直立姿势所需的臀中肌肌力越小,但过度前倾,则有碍于髋关节的外旋活动,且造成脱位的潜在趋势。

2. 股骨近端内部骨结构

由于股骨颈的存在,改变了力传递的特点,使股骨近端的内部结构也存在适应生理应力的特征。正常情况下,股骨头主要承受压缩应力,骨小梁由股骨头周边沿压缩合力的方向下行,汇合至内侧骨皮质,形成最大的一组骨小梁,称为主要抗压缩骨小梁。另外,由于股骨头和股骨颈亦承受剪应力,从而于股骨颈上方产生张力,因而有一组骨小梁由外侧骨皮质沿张力方向延伸至内侧皮质,称为主要抗张力骨小梁。2组骨小梁约呈60°交叉,2组交叉之间承受应力最小,此区骨小梁亦减到最小程度,称为Ward三角。

颈干角的改变引起股骨近端负荷与应力的改变,导致骨小梁的重新调整。当髋外翻时,由于压缩力增加,使抗压缩骨小梁增加,抗张力骨小梁减少,以致消失;当髋内翻时,则抗张力骨小梁增加,抗压缩骨小梁减少,因而,可以由骨小梁结构的改变,反映出股骨近端负荷与应力的变化。

（三）髋关节的稳定

髋关节在额状面上的平衡，是外展肌与内收肌之间的平衡。臀中肌是主要的外展肌，耻骨肌、大收肌是主要的内收肌，而阔筋膜张肌则主要是髋关节在额状面的稳定肌。

当单足负重时，由于身体重心通过负重侧髋关节之内侧，骨盆产生向非负重侧倾斜之趋势，如倾斜超过水平线以下15°时，阔筋膜张肌稳定骨盆使之不继续倾斜，而臀中肌主动收缩以维持骨盆的位置，使其不向对侧倾斜更为重要。当身体向负重侧倾斜，身体重心落于负重侧髋关节的外侧时，同侧的内收肌收缩以维持平衡（图7-17）。

髋关节在矢状面上的平衡，是伸肌与屈肌之间的平衡，主要是伸肌——臀大肌。当重心线落于髋关节前方时，臀大肌收缩以防止髋关节突然屈曲。当重心线落于髋关节后方时，关节前方的髂股韧带被动紧张，起到限制髋关节过伸的作用，屈髋肌辅助维持平衡（图7-18）。

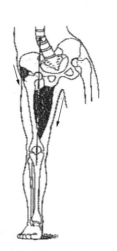

图7-17　髋关节额状面上外展与内收肌群的平衡

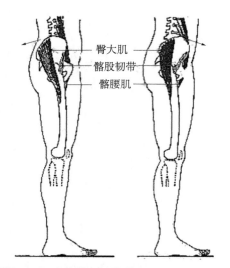

臀大肌
髂股韧带
髂腰肌

图7-18　髋关节矢状面内屈伸肌群间的平衡

（四）髋关节运动

髋关节可以股骨头为中心进行多轴运动。其基本运动轴有额状轴、矢状轴和机械轴（髋关节的机械轴与关节的垂直轴有一定差别，关节的垂直轴通常是指标准姿势下环节的纵轴，而髋关节的机械轴是指髋和膝关节两中心的连线）（图7-19）。

1. 屈与伸

屈与伸是绕着额状轴（两髋关节的中心连线）的前、后运动，如高抬大腿、前踢腿，俯卧背腿、后踢腿等运动。在正常直立位，髋关节后伸幅度为15°～40°；前屈幅度为105°～145°。

2. 内收与外展

内收与外展是下肢绕髋关节矢状轴靠近与远离身体正中面的运动,如鞍马摆越、下肢侧摆等。髋关节的外展与内收幅度不超过90°,外展约到45°时大转子碰到髋臼上缘,限制了大腿外展。

3. 旋内与旋外

旋内与旋外是绕机械轴的内、外旋转,如俯卧式跳高过杆时下肢的主动转动,内、外足背踢足球等。髋关节旋内、旋外总幅度为40°~50°,其中旋外大于旋内。

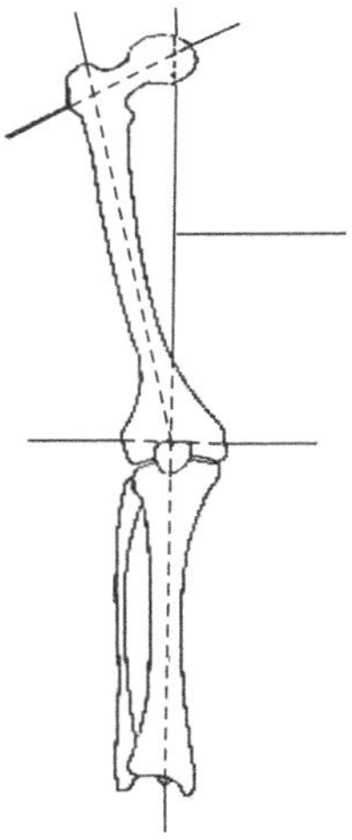

图7-19　股骨机械轴示意图

(五)髋关节力学分析

1. 站立时髋关节的机械负荷

在站立位时,股骨近端的生理负荷以 R 来表示(图7-20),可以粗略计算其大小。用 K 表示负荷体重(体重减去负重侧下肢的重量),其作用力线与身体重心 S 相交,呈垂线方向;M 表示外展肌肌力,按其作用方向与垂线相交 P;R 为作用于股骨头上的压缩合力,其作用方向由股骨头的旋转中心与 P 相交。据平行四边形法则,$R=M+K$(矢量和),其中起主要作用的是外展肌力 M 的大小。

在一般情况下,体重的力臂 OC 约为外展肌力力臂 OB 的3倍,结果作用于股骨头上合力 R 接近负荷体重的4倍。很显然,外展肌力及其力臂是影响股骨近端负荷的决定因素。例如,延长其力臂,可减少所需要的外展肌力,从而降低股骨近端的负荷;缩短其力臂,则可得到相反的效果(图7-21)。

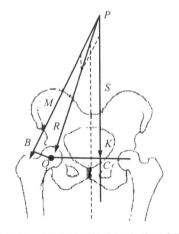

图7-20　股骨近端的生理负荷示意图

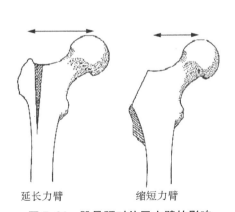

延长力臂　　缩短力臂

图7-21　股骨颈对外展力臂的影响

2. 站立时髋关节的应力

应力与负荷不同,负荷是指作用于人体的外力,而应力则指外力作用于人体某个部位所引起的效果,两者有根本的区别。同样大小的负荷,由于作用部位和方向不同,可引起不同大小和类型的应力。例如,在一根立柱上分别施加同等大小的负荷(图7-22),如重量放在主柱的中心(图 7-22a),则引起纯粹的压缩应力;如重量偏向一侧(图 7-22b),则在支撑重量侧产生压缩应力,而偏向对侧则产生张应力;重量偏离立柱愈远,所引起的应力也愈大,甚至断裂(图 7-22c)。股骨近端并非一个简单的主柱,所产生的应力更为复杂(图 7-23)。如上所述,作用于股骨近端的生理负荷是垂直于股骨头和关节面的,在股骨头内所引起的是纯粹的压缩应力,而这种压缩应力是平均分布在负重区的。因此,股骨头内压缩应力的大小不仅决定于负荷的大小,同时还决定于负重面的大小。

对股骨颈而言,由于颈干角与前倾角的存在,使得合力 R 不能垂直作用于股骨颈的横断面,结果就产生不同类型的应力(前倾角所造成的影响可忽略不计)。由于合力 R 与股骨颈轴线不一致,即 R 的作用方向偏离股骨颈的核心之外,因而在股骨颈内侧产生压缩应力 D,在股骨颈外侧产生较小的张应力 Z,另外,还承受一种剪应力 S,这种剪应力是 R 的分力所引起的。

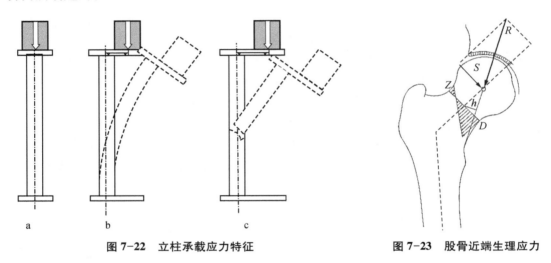

图 7-22　立柱承载应力特征　　　　图 7-23　股骨近端生理应力

3. 负荷的变化

在站立和运动时,关节的负荷是有明显变化的,在正常双足站立时,作用于每个髋关节的力约为整个体重的 1/3,或者为髋关节以上体重的 1/2。单足站立时,作用于负重侧髋关节的外力要大得多,为体重的 2.5~4 倍。这与体重和力臂的变化有关,身体重心距负重侧股骨头越远,即力臂延长,则所需外展肌力越大,负荷增加越多。

身体的重心位于第 2 骶椎之前,与髋关节中心的水平距离为 8.5~10 cm,在髋关节上的垂直距离为 3 cm,在正常行走时,身体重心的左右移动距离为 4.4~5 cm,这种交替移动是平稳的、有节奏的,而且只需最低的能量消耗。但由于每个髋关节都需要偏心地支持体重,故作用于股骨头上的力比站立时增加,在行走过程中,负荷的主要部分来自肌肉的作用,有 3 个负重高峰:受力最大的时间是在足跟着地后,由部分负重转为完全负重时,约为体重的 5.8 倍;另两个较小的高峰发生在对侧足跟将着地时和同侧足趾离地时。有研究表明,步行的速度越快,髋关节的受力越大;即使在不负重的状态下,如当仰卧位直腿抬高,或俯卧位伸髋时,肌肉的收缩亦可使受力大于体重。了解这些,对于临床治疗及指导功能锻炼等均有重要的指导意义。

三、膝关节

（一）膝关节基本结构

股骨远端的内、外侧髁为关节头，胫骨近端内、外侧髁上关节面为关节窝，形成股-胫椭圆关节；髌骨后面的关节面与股骨的髌面形成股-髌滑车关节，因此，膝关节是椭圆滑车关节。由于股、胫两关节面差异较大，关节内软骨半月板使两关节面更好地适应。关节的周围有一系列韧带加固。前面有髌韧带，内侧有胫侧副韧带，外侧有腓侧副韧带，后面有腘斜韧带，关节内有前、后交叉韧带加固（图7-24）。

（二）膝关节的结构力学特点

1. 股骨髁

股骨髁的前后径较其横径长，其前部呈椭圆形，后部呈球形，因此其前部的曲率较后部小；外侧髁长轴与矢状面一致，内侧髁的长轴与矢状面大约呈22°角（图7-24）。人体直立时，较平的股骨髁前部与胫骨平台接触，有利于力的传递与支持；在膝关节屈伸运动时，呈球状的髁后部与平台接触，形成良好的转动效果。

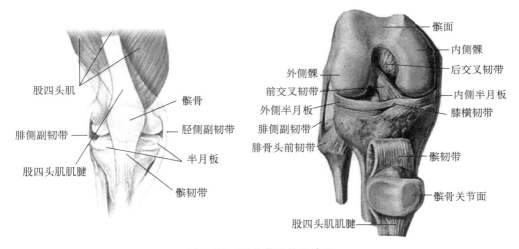

左图标注：
股四头肌
髌骨
胫侧副韧带
腓侧副韧带
半月板
股四头肌肌腱
髌韧带

右图标注：
髌面
内侧髁
外侧髁
后交叉韧带
前交叉韧带
内侧半月板
外侧半月板
膝横韧带
腓侧副韧带
腓骨头前韧带
髌韧带
髌骨关节面
股四头肌肌腱

图7-24　膝关节结构示意图

2. 股胫外侧角与 Q 角

股骨解剖轴与胫骨纵轴相交呈174°角，即膝关节大约有6°的外翻角，这是由于股骨近、远端结构特点形成的（图7-25）。

Q 角是股四头肌"几何"肌力线和髌韧带力线的夹角，即从髂前上棘到髌骨中点的连线为股四头肌几何肌力线（股直肌的起点是髂前下棘，理论上股四头肌几何力线应取点于髂前下棘，但考虑解剖标志点的选取方便而取点髂前上棘），髌骨中点至胫骨结节最高点连线为髌韧带力线，两线所形成的夹角为 Q 角，国人正常 Q 角为 $11° \sim 18°$（图7-25）。Q 角的大小主要是由于髌骨的影响，髌骨改变了股四头肌的拉力线方向，增大了肌力臂，提

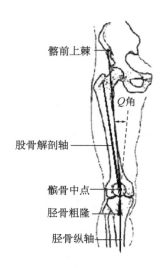

图 7-25　股胫外侧角与 Q 角

高了肌力效能。如果切除髌骨,股四头肌在伸膝时需增加30%的收缩力,而且在伸膝最后 $10° \sim 15°$,常常不能完成。

3. 半月板

半月板是存在于股、胫关节面之间的关节内软骨,内侧的称为内侧半月板,外侧的称为外侧半月板(图7-24)。半月板内缘较薄、外缘较厚,又加深了胫骨髁关节面,对膝关节有稳定作用。半月板的存在,可以使关节滑液均匀分布,对润滑关节起重要作用。研究资料表明,切除半月板,膝关节内摩擦力增加20%。此外,半月板具有一定弹性,能够吸收冲击性能量,减缓震荡。

(三) 膝关节的稳定

膝关节为全身最大、最复杂的关节。前、后交叉韧带及内、外侧副韧带在维持膝关节的稳定上起重要作用,关节囊也有一定的维护作用。前、后交叉韧带不仅有防止胫骨向前、后滑动的作用,而且对膝内、外翻及旋转也有着限制作用。侧副韧带可防止内、外翻,内侧副韧带还可限制外旋(图7-26)。

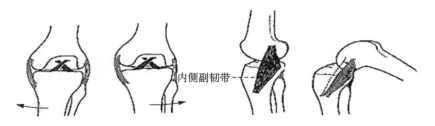

内侧副韧带

图 7-26　膝关节静力稳定装置

半月板使得股、胫关节面更相适应,在维持关节的稳定与运动中发挥着重要作用。

身体直立位时,重心垂线落在膝关节中心偏前方,有迫使膝关节被动伸直的趋势,此时韧带及后关节囊紧张以维持关节的稳定。

单足负重时,该侧膝关节趋向于更多地伸展,通过扣锁机制(膝由屈位伸直到最后阶段约10°范围,股骨在胫骨上内旋,使关节扣紧以维持关节的稳定)使膝关节更加稳定,此时股四头肌是松弛的。在双足同时负重时,则膝关节往往处于轻度屈曲位,此时依赖股四头肌的张力以维持关节稳定,从而避免完全伸直时的"扣锁"不适。

行走中,一侧足跟部着地并转为"承重期"时,身体重心落在膝关节之后,股四头肌收缩对抗重力,提供伸膝动力,直至身体重心推移到膝关节前方为止,行走中股四头肌对膝关节的稳定作用较腘绳肌大得多。

(四) 膝关节受力分析

1. 股-胫作用力分析

人体站立时,膝关节稳定是通过关节囊、韧带牵拉及肌肉收缩来维持的,而这些多元分力最终要体现在股-胫之间的作用力上。直立位时,人体重心垂线落在膝关节中心偏前方,而地面反作用力通过关节内侧上传(图 7-27 中力 P),这一反作用力对膝关节形成一个内翻力矩。设股-胫压力的合力为 R,作用于 O 点,P 与 R 之间距 a,此时 P 所形成的内翻力矩为 Pa。要维持这一平衡,需要膝外侧肌提供拉力 L,L 与 R 之间距 b,其力矩大小为 Lb。维持膝内外侧平衡的基本条件是 $Pa=Lb$(图 7-27),因此,L 与 P 的任一变化,都会引起 R 的内、外侧偏移,造成膝内、外翻。

膝关节的骨-骨作用力与关节所处状态,即膝关节角度有着密切关系。膝关节角的每一变化都导致股-胫作用力较大的变化。已有研究表明,人体平地行走时,股-胫作用力峰值为体重的 2.8 倍,快速平地行走为体重的 4.3 倍,上、下楼梯分别为 4.4 倍和 4.9 倍,上、下坡分别为 3.7 倍和 4.4 倍,简化分析如下:

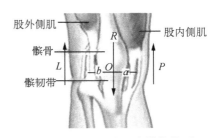

图 7-27 股-胫作用力简化模型

如图 7-28a 所示,一侧下肢处于支撑状态,将小腿简化为三力作用的平面汇交力系。地面反作用力为 R[设 R=体重(W)]、股四头肌收缩在髌韧带上产生的张力 P、胫骨平台上的关节反作用力为 N。

已知地面反作用力 R 大小(等于体重)、方向、作用线和作用点(足和地面之间的接触点);已知髌韧带力 P 方向(离开膝关节)、作用线(沿着髌韧带)、作用点(髌韧带在胫骨粗隆上的附着点),但其大小未知。已知股-胫关节反作用力 N 在胫骨表面的作用点(胫骨和股骨髁之间关节表面的接触点),但其大小、方向未知。

根据地面反作用力 R 与髌韧带力 P 可以求得股-胫反作用力的力线。由于下肢处于平衡状态,三力的作用线将相交于一点,作 R 和 P 的力线到相交,连接 N 在胫骨平台上的作用点与 R、P 力线交点即为 N 的作用线(图 7-28b)。

根据矢量运算法则,由三矢量的力线及地面反作用力的大小建立力的三角形。从三角形中测量 P 和 N 的大小。图 7-28c 中,髌韧带力 P=3.2 倍体重,关节反作用力 N=4.1 倍体重。

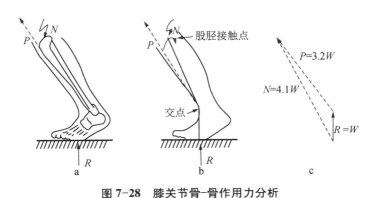

图 7-28 膝关节骨-骨作用力分析

对于下肢摆动类的动作(如踢球)的膝关节反力,首先要根据环节的运动力学参数计算其惯性矩、膝关节肌力矩,再根据作用于环节的受力情况进行静力学分析与计算,在此不再作进一步分析。

2. 股-髌作用力分析

髌骨在关节中提供了重要的生物力学作用:①改变了股四头肌的抵止角度,增大了股四头肌力臂;②髌韧带附于髌骨,通过髌骨与股骨接触,增大接触面积,使应力分布更合理。

股-髌间作用力主要是由股四头肌肌力 M 作用,髌韧带张力为 Pa,施加髌骨压力为 R,膝关节的角度对合力 R 有着很大的影响(图7-29)。在同样的股四头肌肌力情况下,不同的关节角度作用力有着很大的变化。虽然股-髌间作用合力受关节角度的影响,但股-髌关节软骨在整个关节活动范围内承受的应力相对变化不大。这是由于膝关节屈、伸过程中,股-髌关节面接触的相对面积也在变化,以致在关节面上的单位应力相对变化不大。

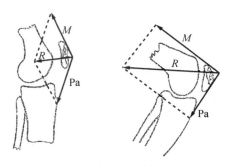

图7-29　膝关节角度对股-髌压力的影响

（五）膝关节损伤

膝关节是人体中最复杂的关节,且处于身体内最长的2个骨杠杆之间,是运动损伤高发的关节。膝关节损伤可分为急性损伤与慢性损伤。

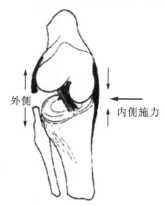

图7-30　膝关节内侧暴力致外侧副韧带损伤

急性损伤更多地发生在暴力作用与不正确的用力动作或突然失衡运动过程中。膝关节的姿态位置,作用力的方向、大小、作用点决定了损伤部位。例如,散打运动员的低鞭腿打击到对方膝关节外侧,足球运动中铲球运动员蹬踹于带球运动员的膝外后方或内侧等,使伸直或接近伸直的承重膝关节外翻或内翻而引起膝的内、外侧副韧带撕裂,且有可能伴有前交叉韧带的损伤发生(图7-30)。

前、后交叉韧带的损伤更多发生于下肢承载中胫骨近端前后方位的外力作用,引起胫骨前后移位的动作形式中。

半月板的损伤主要是由关节内异常高的剪切与扭转力作用而引起结构性撕裂。从动作形式上来讲,主要是在膝关节伸、屈过程中同时出现旋转,甚至内、外翻,半月板既要完成伸、屈时的移位,又要完成旋转时的移位运动,甚至再加上正常运动中所不具备的侧向移动,使半月板挤于股骨髁和胫骨平台之间,使其在承受很大压力负荷的同时,又承受拉或剪切负荷,致使半月板撕裂。例如,足球运动中的踢空,造成膝的突然过伸;或在踢球过程中膝的伸、屈运动伴有小腿的内、外旋;举重起立时,两膝外翻同时扣膝等动作,都会在半月板上产生异常高的扭转与剪切应力,而致半月板损伤(图 7-31)。

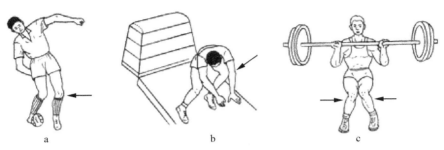

图 7-31　足球踢空、跳跃落地失衡、提铃高翻动作中致膝关节损伤

膝关节的慢性损伤主要是过用性损伤,在运动员中发病率较高。大强度的承重、硬质地面的高频重复性跳跃、跑动(排球、田径跳跃、长距离跑)等项目,虽然每一次承载没达到最大损伤强度,但这种阈强度刺激所致膝关节诸结构的微细损伤累积,便形成过用性损伤,引起结构退行性病变,如髌骨劳损、骨性关节炎等。

四、脊柱

(一)脊柱的基本结构

脊柱是躯干的中轴,位于背部正中,由 24 块椎骨、1 块骶骨和 1 块尾骨,借椎间盘、韧带和关节连结而成。前面悬挂脏器并构成胸腔、腹腔和盆腔的后壁。为满足直立与行走需要,形成 4 个生理性弯曲,因此,脊柱具有支持部分体重、维持重心、减轻冲击、保护脊髓和脏器的功能(图 7-32)。

23 个椎间盘位于第 2 颈椎~第 1 骶骨之间,完成各位椎骨的连结;在椎体和椎间盘的前、后面分别有前纵韧带与后纵韧带加固,椎间盘在脊柱全长中占有相当大的比例(占脊柱全长 1/4)。椎弓间借关节突关节、弓间韧带、横突间韧带、棘间韧带、棘上韧带和项韧带完成弓间连结。

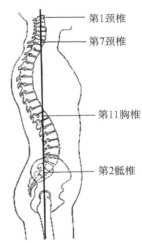

第1颈椎
第7颈椎
第11胸椎
第2骶椎

图 7-32　脊柱生理弯曲

(二)脊柱结构力学特点

1. 椎间盘

椎间盘是连结相邻 2 个椎体的纤维软骨盘。椎间盘的存在,上、下位椎体间产生潜在的间隙,使椎体可以下降和弯曲。椎间盘要承受来自相邻椎体的挤压与剪切、弯曲载荷的作用,因此,一定的硬度,同时具有较好的韧性是椎间盘所必需的。这一特殊的力学性能有赖于椎间盘独特的结构和组成。

椎间盘由纤维环、髓核和软骨板 3 个部分构成。纤维环是由 10~20 层的胶原组成的板样结构,呈环形围绕椎间盘周围并紧密结合(如同一本薄书卷成柱状结构),能够承担较大的压力负荷。椎间盘中央是髓核,它是柔软而富有弹性的胶冻样物质。这种半液体状的物质受到压缩时,就会向周围膨出,一方面这种放射状膨出被周围纤维环所约束;另一方面,这种膨出也从内侧支撑了纤维环,使之不至于向内侧弯曲而降低刚度。纤维环与髓核的协作性结合维持了椎间盘的刚度以抵抗压力负荷,同时两者都有足够的顺应性以使椎体间存在一定的活动度。软骨板是存在于椎间盘的上、下面的软骨层,将椎间盘固定于各自的椎体上,完成上、下位椎体间的软骨结合(图 7-33)。

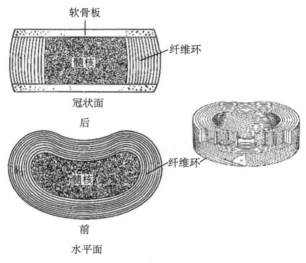

图 7-33 椎间盘结构示意图

随着年龄增长及可能性的外伤损害,椎间盘表现出老化与退变的特征,即表现出椎间盘成分、结构和功能特异性的改变。这种结构与功能性的改变,导致椎间盘的承载能力及其力的传递能力下降,继而产生脊柱的功能性退化与可能性的损伤。

2. 生理性弯曲

从脊柱侧面观察,可见 4 个弯曲,即颈曲、腰曲(凸向前)和胸曲、骶曲(凸向后),称为生理性弯曲。脊柱的生理性弯曲及椎间盘与一系列的韧带装置,使脊柱具有弹性,所以,可以把脊柱看作能调节的弹性杆,这样的结构不仅可减轻震荡,有效地保护脏器,还能承受较大的负荷。另外,生理性弯曲调节了人体的重心使之在人体的承载面内,是人体直立姿势的需要。

(三)脊柱的稳定

正常脊柱的稳定结构有内外之分。外在因素主要靠腹、腰、背等肌肉主动调节;内部主要靠骨关节、韧带进行控制。在内部稳定结构中除椎体和关节突的形状限制着脊柱的活动外,椎骨间韧带也控制着脊柱的活动。例如,椎弓间韧带、棘间韧带和后纵韧带可限制脊柱的过度前屈;前纵韧带防止过伸,横突间韧带防止脊柱的过度侧屈。椎间盘也是连结椎体避免滑移的内部结构。

（四）体位和负重对腰椎的影响

腰部是躯干的主要负重区。体重 70 kg 的人，第 3 腰椎间盘的内压力，据测量是 70 kg，几乎等于第 3 腰椎以上部分体重的 2 倍。当身体前屈加大转动力矩后，椎间盘的负荷也相应增加。前屈时椎间盘向压力侧突出，在张力侧凹陷（图 7-34）。坐位时肌肉松弛，腰部的负荷量比直立时大。坐位时腰部挺直骨盆前倾增加腰部前突，虽可以减少腰椎负荷，但仍比站立时大。坐位腰后垫枕挺胸斜靠时，腰部受力可显著减轻，因部分重量已被垫枕所吸收。仰卧位时腰椎间盘受力最小（图 7-35）。

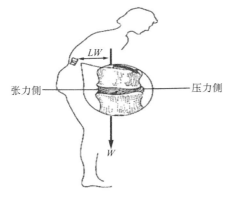

图 7-34 脊柱负荷腰椎间盘受力分析

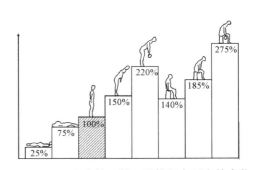

图 7-35 不同姿势下第 3 腰椎间盘压力的变化

引自孟和,顾志华,2000.骨伤科生物力学
[M].2版.人民卫生出版社

负重对腰椎的影响更大。椎体受到一定量的压力后可以造成骨折。根据成人腰椎标本的实验研究得知，椎体的临界负荷为 5 000~8 000 N。年龄和椎间盘退变程度是影响椎间盘负荷量的因素。正常椎间盘的抗压强度大于椎体，因此，临床常见椎体骨折而椎间盘无恙。举重或提重物时增加腰椎负荷与以下三个方面有关：①物体的重心与脊柱运动中心的距离；②脊柱的弯曲和旋转的程度；③物体的性质、大小、形态、重量和密度。例如，把物体由远移近身体，可以缩短腰椎的转动力矩，则负荷减轻。搬重物时采用挺腰屈膝，然后伸膝的方法可以缩短转动力臂，能够减轻腰部负荷。据测试，提起 80 kg 重物时，腰椎间盘所受压力为 10 000N，实际上超过椎体骨折的临界值，但是举重运动员能举起数百千克的杠铃而无骨折，其原因是憋气使胸腹肌肉收缩，腹内压的膨胀支撑，减轻了脊柱所受的压力（图 7-36）。

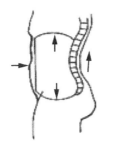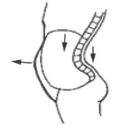

图 7-36 腹压的支撑作用

复习题

1. 名词解释

（1）平衡杠杆 （2）速度杠杆 （3）省力杠杆 （4）关节负压

（5）软骨渗透性 （6）盂肱节律 （7）Q角

2. 简述影响关节稳定性的基本因素。

3. 简述影响韧带力学特征的基本因素。

4. 简述过肩运动易引起肩关节损伤的力学机制。

5. 分析举重或提重物影响腰部分负荷的基本因素。

第八章

骨骼肌生物力学与损伤

人体有 600 多块肌肉，每一块肌肉都是一个器官。每一块肌肉都包括中间肌腹部分与两端肌腱部分。肌腹的主成分是肌纤维，两端肌腱的主成分是胶原纤维，肌肉的不同结构成分有着不同的力学特性，实施不同的力学功能。从生理学角度来说，肌纤维主要产生收缩力，而肌肉的胶原纤维主要承载与传递张力。从能量学角度来说，肌纤维收缩产生收缩力是一个能量释放过程，而肌纤维、胶原纤维的拉伸退让性收缩是一个能量吸收过程。肌肉在实现人体运动过程中，拉伸与收缩、能量吸收与释放是同一功能过程的两个方面。

肌肉牵拉骨杠杆的转动是人体运动的最基本形式，但以链结构为基础的人体功能性运动，不是简单的骨杠杆转动之叠加，而是神经系统调控下的多环节有序活动。运动链的有序运动需要肌肉提供动力，同时需要多功能肌群之间的协同、配合与有序控制。

不论是运动员的训练、比赛，还是大众的健身活动，或是日常劳作，肌肉活动的同时都在承受运动损伤风险，当然，人群不同，肌肉活动特性不同，其损伤风险的高低也有差别。运动中的肌肉损伤从客观情况来说，原因是多种多样的，但从损伤肌肉内在因素来说，运动性肌肉损伤更大程度受到运动训练与其结构、功能适应的影响。

第一节　骨骼肌生物力学的结构与功能基础

一、骨骼肌生物力学的结构基础

（一）骨骼肌肌膜结构

每块肌肉被犹如紧身衣样结构致密的深筋膜所包裹，深筋膜的深层是结构较为致密的肌外膜。肌外膜向肌腹内深入，把肌肉分为若干部分，称为肌束，包绕肌束的膜结构为肌束膜。肌束膜进一步向肌束内深入，直至包绕每一条肌纤维，包绕肌纤维的膜结构称为肌内膜。肌内膜与肌纤维膜之间衬有基底膜。肌内膜、肌束膜和肌外膜彼此延续，形成一个完整的、连续的骨骼肌器官"内骨架"结构（图 8-1），其中伴行血管、淋巴管和神经。肌膜结构犹如软骨骼系统，对骨骼肌具有支持、连接、营养和保护，以及力的传递作用。

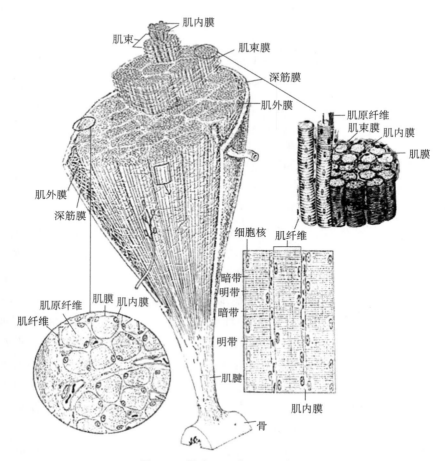

图 8-1 骨骼肌肌膜结构示意图

　　骨骼肌的收缩与拉伸活动中,肌膜结构是肌肉能量吸收、张力传递的重要结构基础。随着运动训练的积极影响,肌膜结构系统在其结构、功能上产生适应性变化。例如,运动员的骨骼肌肌膜结构较之一般人要厚,且承载能力要强。

　　肌内膜与肌纤维膜之间的基底膜,在肌纤维的增生、运动损伤的结构性修复等方面有着重要作用。基底膜中存在扁平有突起的肌卫星细胞,当肌纤维受到损伤,肌卫星细胞被激活,可增殖分化,参与肌纤维的修复。肌纤维损伤后完全性再生的前提是肌纤维的基底膜完整存在,若基底膜破坏,肌纤维修复则以纤维性修复为主。

（二）骨骼肌纤维

　　骨骼肌纤维即肌细胞,是骨骼肌组织的基本结构单位。

1. 肌纤维的结构

　　肌纤维为长柱形的多核细胞(图 8-1、图 8-2),长 1~40 mm,直径 10~100 μm。肌膜的外面有基膜紧密黏附。一条肌纤维内含有几十个甚至几百个细胞核,位于肌质的周边即肌细胞膜下方。核呈扁椭圆形,异染色质较少,染色较浅。肌质内含有许多与细胞长轴平行排列的肌原纤维,在骨骼肌纤维的横切面上,肌原纤维呈点状。肌原纤维之间含有大量线粒体、糖原及少量脂滴,肌质内还含有肌红蛋白。

肌原纤维呈细丝状,直径 1~2 μm,沿肌纤维长轴平行排列,每条肌原纤维上都有明暗相间、重复排列的横纹。由于各条肌原纤维的明暗横纹都相应地排列在同一平面上,因此肌纤维呈现出规则的明暗交替的横纹,即由明带和暗带组成。在偏光显微镜下,明带呈单折光,为各向同性,又称 I 带;暗带呈双折光,为各向异性,又称 A 带。

肌原纤维内粗、细两种肌丝有规律地平行排列组成。电镜下,肌原纤维暗带中央有一条浅色窄带称 H 带,H 带中央还有一条深色的 M 线。明带中央则有一条深色的细线称 Z 线。两条相邻 Z 线之间的一段称为肌节。每个肌节都由 1/2 I 带+A 带+1/2 I 带组成。肌节长 2~2.5 μm,它是骨骼肌收缩的形态学结构单位(图 8-2)。因此,肌原纤维是由许多肌节连续排列构成,明、暗带则是这 2 种肌丝排布的结果。

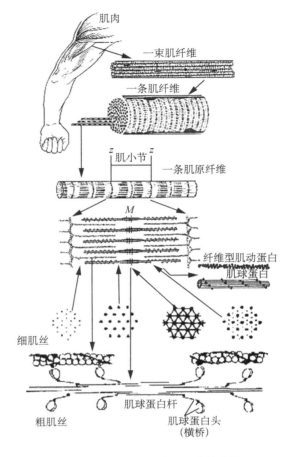

图 8-2 肌纤维及其收缩理论模式图

2. 骨骼肌纤维的类型

骨骼肌纤维一般分为红肌纤维和白肌纤维两型。

红肌纤维也称慢收缩肌纤维或 I 型纤维。红肌纤维直径较细,肌质较多,肌红蛋白含量较多,线粒体数目较多,集聚成链状排列在肌原纤维之间,肌原纤维较细且较少。肌纤维周围毛细血管较多,支配肌纤维的是脊髓前角的小运动神经元,轴突较细,末梢形成葡萄状的较小膨大,分布于肌纤维的一定长度内。肌纤维主要依靠有氧代谢产生的 ATP 供能。肌纤维收缩速度慢,收缩力量小,但持续时间长,不易疲劳。

白肌纤维也称快收缩肌纤维或 II 型纤维,又分为三个亚型,即 IIa、IIb、IIc 型。白肌纤维直径较粗,肌浆和肌红蛋白含量较少,线粒体数目也较少,常成对排列在 Z 线两侧。肌原纤维较粗且较多,肌纤维周围毛细血管较少,支配肌纤维的是脊髓前角的大运动神经元,轴突粗,末梢呈盘状膨大,分布于肌纤维的中部。肌纤维主要依靠无氧酵解产生的 ATP 供能。肌纤维收缩速度快,收缩力量大,但持续时间短,易疲劳。

人体骨骼肌是由不同类型的肌纤维(白肌纤维、红肌纤维)混杂而成的,在纤维的类型分布上有着较大的差异,这种差异不仅体现在个体之间,而且个体内不同的功能肌群之间也存在相当大的差异。研究资料表明,无训练的成年男、女骨骼肌中红肌纤维平均占 44%~58%,而在白肌纤维中,Ⅱa 型肌纤维占绝大多数,其次是Ⅱb型,Ⅱc型较少见。在功能方面,以维持身体姿势为主的骨骼肌中,红肌纤维所占百分比较高,如比目鱼肌中红肌纤维约占 89%。以动力性工作为主的骨骼肌中,红肌纤维所占百分比较低,如肱三头肌中,红肌纤维只占 45%。在性别方面,女性红肌纤维比男性多,因此女性爆发力比男性差。但也有相反的报道,如有人通过对双生子股外侧肌的研究认为女性红肌纤维比男性低,为 49.1%比 55.9%。从骨骼肌代谢特征来看,男性肌肉中白肌纤维代谢占优势。如男性肌肉 Ca^{2+} 激活 ATP 酶、磷酸肌酸激酶、乳酸脱氢酶的活性比女性高 15%~67%。这种现象的出现也可能与男性分泌较多的睾酮(雄性激素)有关。在年龄方面,一般认为青少年时期肌纤维类型的百分组成无太大差异。成年后,随着年龄增长白肌纤维面积渐渐减小,而红肌纤维面积基本保持不变。

肌纤维的这种分布特点,更大程度上受遗传因素的影响,有人认为,运动员的运动能力的 60%源于遗传,后天的训练只占 40%。对单卵双生子和双卵双生子骨骼肌中两类肌纤维分布的研究发现,单卵双生子之间的肌纤维分配极为一致。由此可见,骨骼肌纤维的分布与组成由遗传决定。

研究表明,骨骼肌中白肌纤维和红肌纤维的百分组成与运动能力存在密切关系,而且运动员的肌纤维组成具有项目特点。爆发力要求高的运动项目类运动员,骨骼肌中白肌纤维百分比较高,而耐力要求高的运动项目类运动员,骨骼肌中红肌纤维百分比较高。从事既需要速度也需要耐力的运动员,肌肉中白肌纤维与红肌纤维百分比基本相接近。从同类项目运动员纤维类型的比例上看,范围也是比较大的。如在田径运动员中,短跑跳跃项目的白肌纤维百分比均值为 79%,但有的仅为 48%;马拉松运动员红肌纤维百分比均值为 82%,而有的优秀选手仅为 50%。这说明肌纤维组成的优势只是取得优异成绩的一个重要因素,但不是唯一的因素。

3. 骨骼肌纤维老化与萎缩

衰老是一种普遍、内在、进行性的生理过程,具体表现为人体机能下降,对内外环境变化的适应性降低。人类一般在 30 多岁时这种适应改变即可见于多种组织,如肌力下降,神经传导时间延长,心、肺、肾功能下降,皮肤弹性减退,结缔组织纤维间交联增加、溶解度下降,机体中脂肪组织增加等。

卡尔森(Carlson)等将年轻的和年老的肌纤维同时移植到年轻大鼠身上,2 种肌纤维同样生长得好,而移植到老年大鼠身上,这 2 种肌纤维生长都不好。这说明了由于年龄老化而造成的运动单位减少主要是由运动神经萎缩而致。

肌营养因子缺乏也是导致老年人肌纤维萎缩的一个重要因素,肌营养因子是一类能调节骨骼肌细胞分裂、分化、成熟,维持其正常形态和功能的蛋白质与多肽类物质。激素类营养因子包括胰岛素、生长激素和促肾上腺皮质激素,它们主要通过影响肌肉的蛋白质代谢发挥肌肉营养作用。另一类为生长因子类肌营养因子,包括胰岛素样因子、成纤维细胞生长因子和血小板源生长因子等。老年人运动神经萎缩势必会减弱这类肌营养因子的作用。胰岛素样因子可通过肌肉牵张促进其自分泌,血小板源生长因子来源于血小板,存在于组织的微血管系统。老年人活动量的减少,使得肌肉牵张和血液供应减少,阻碍这2类肌营养因子作用的发挥。综上,导致老年性肌纤维萎缩的主要原因是运动神经支配的减少和肌营养因子的缺乏。

另外,细胞凋亡参与老年性肌纤维萎缩的发生。细胞凋亡是受一系列基因调控的多环节过程,它是以多基因为主导,包括信息传递、基因表达、蛋白合成和酶学机制等的一个复杂有序的系统过程。各种基因产物具有协同或拮抗的作用,在此过程中,各种调节基因相互作用,调节着细胞凋亡的发生和发展。骨骼肌细胞凋亡的研究,使人们从一个新的角度认识老年性肌萎缩、运动对骨骼肌结构与性能的影响。

(三) 肌腱

1. 肌腱结构

肌腱是特别致密的结缔组织,是连结肌肉和骨,将肌力(主动力或是被动力)传至骨杠杆的结构。肌腱包括三部分:肌肉黏附区、肌腱主结构区和骨黏附区。每一区在结构和力学性能上都有其差异性。

肌腱的主要间质成分是胶原纤维。胶原纤维交织成束(图8-3),被一层网状的疏松结缔组织(腱内膜)所包绕,使胶原纤维束间有少许相互滑动,并有血管及淋巴管走行其中。肌腱外还包绕有完整的腱外膜,与腱内膜相连续。由疏松结缔组织形成的腱周组织,可减小肌腱活动时与其周围组织间的摩擦。偏光显微镜观察,肌腱呈现卷曲的波形外观,这种结构性卷曲在力的传递与冲击时有其重要力学意义。

成纤维细胞(又称肌腱细胞)是肌腱中占绝对多数的细胞类型。内皮细胞仅占细胞总数的一小部分。成纤维细胞沿胶原纤维方向排列成柱形,稀疏地分散于整个组织中。从横截面上看,细胞呈星形图案出现于胶原束之间。作为肌腱的实质细胞,肌腱细胞具有通过包括重建在内的降解和形成过程维持基质结构的作用,在一定程度上有助于肌腱的重建和伤后的愈合。

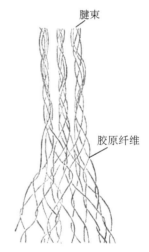

腱束

胶原纤维

图 8-3　肌腱结构示意图

2. 肌腱的老化

肌腱组织中很早就可见到退行性老化改变,并且在细胞、亚细胞水平均可见结构性改变。肌腱组织衰老过程中,肌腱单位体积内细胞数量减少,质膜表面面积亦减小。肌腱细胞变得细长,核质比增加,细胞几乎完全被纤长的细胞核所占据,核内染色体浓缩。细胞器方面主要是粗面内质网、线粒体的改变,如线粒体的数量减少、体积增大、嵴减少等。

肌腱细胞活力随年龄增加而下降,组织对损伤的修复能力亦下降,此时细胞代谢途径从有氧代谢为主要转为无氧代谢,最终使诸如三羧酸(Krebs)循环通路关闭。衰老过程中肌腱表面单位面积内毛细血管数目减少,腱基质中糖胺聚糖(glycosaminoglycan,GAG)及水分含量下降。

肌腱中最明显的改变发生在胶原。随年龄增加,肌腱中胶原密度及总量均增加,Ⅱ型胶原增加。因胶原合成及降解均减慢,故胶原转化率下降。胶原微纤维增粗,这可能是由肌腱中胶原量增加而糖胺聚糖减少所致,提示较粗的微纤维可能是由较细纤维互相融合而成。

随年龄增加,肌腱生物力学性质全面下降。这主要是由胶原间交联的改变,以及难溶性交联数目增多所致。胶原纤维合成后不久则形成全部链间交联,然而,成熟过程中难溶性交联渐趋稳定,使组织顺应性降低。因此胶原中难溶性交联数目是生物年龄的最佳标志。

衰老亦可影响肌腱的黏滞性,如应力松弛、蠕变。肌腱对应力增加的非线性反应部分是由纤维卷曲及胶原链内与链间交联所致。

肌腱组织中脂肪沉积随年龄亦增加,肌腱细胞外沿胶原纤维长轴出现胆固醇酯的沉积,其来源为血浆中低密度脂蛋白。这种沉积一般以胆固醇酯为主,甘油三酯、磷脂较少见,可能是由组织蛋白分解产生的酸性黏液质所致。因为这种酸性黏液质仍有结合蛋白能力,但不是与胶原蛋白结合,而是与低密度脂蛋白结合。肌腱中脂质沉积使胶原纤维束连续性中断,肌腱强度下降。

如前述,衰老进程受遗传、生活方式、既往病史等多种因素影响。运动可改变肌腱结构及生化组成,固定、制动影响可使其结构与功能劣向发展。长期运动可使肌腱重量、胶原量、肌腱截面积、肌腱强度、胶原合成等增加,GAG 尤其是半乳糖胺量显著增加。运动还使肌腱中与糖代谢相关的酶浓度增加。另外运动还可增加内分泌系统自身稳定性,由此影响多种激素的分泌,这不仅影响肌腱中胶原,且对全身胶原均有影响。运动还可保持骨组织中胶原的稳定,是骨质疏松症的主要预防措施之一。长期运动缺乏对肌腱影响很大,可使肌腱重量、横截面积、GAG 量、强度等下降,肌腱中难溶性交联增加。运动缺乏还可造成肌腱组织中微循环障碍,进而引起缺血、缺氧等一系列改变。

二、骨骼肌生物力学的功能基础

(一)骨骼肌物理特性

骨骼肌的物理特性主要表现为伸展性、弹性和黏滞性。肌肉的物理特性对其收缩力、抗拉伸能力及运动损伤有着重要影响。

1. 伸展性与弹性

肌肉在外力作用下被拉长的特性称为伸展性。当外力解除后,被拉长的肌肉又可恢复原状,这种特性为弹性。肌肉的伸展性与弹性同柔韧性密切相关。在体育运动中,有目的、有计划地发展肌肉的伸展性与弹性,对于加大运动幅度、增强关节柔韧性和预防肌肉拉伤有着积极意义。

2. 黏滞性

黏滞性是肌肉工作过程中内摩擦的表现特性。肌肉收缩或被动拉伸,肌纤维之间、肌肉之间的相对移动,表现出摩擦阻力的存在,这是原生质的普遍特性。肌肉工作过程中由于内摩擦阻力,使得额外消耗一定的能量。肌肉黏滞性的大小与温度有关,温度低时黏滞性大,反之则小。因此在气温低的季节进行训练与比赛,必须首先做好充分的准备活动,以增加体温,从而减小肌肉的黏滞性,提高肌肉收缩和放松的速度,并可避免肌肉拉伤。

(二)骨骼肌力量的影响因素

肌肉收缩力或张力大小受多方面因素的影响,以其结构性因素来讲,主要是肌肉生理横断面和肌肉初长度。

1. 肌肉生理横断面

一块肌肉的力量取决于这块肌肉全部肌纤维力量的总和,因而肌肉内含肌纤维数量越多,其肌力越大。人体内不同的肌肉在其结构及其纤维排列方式上有着较大的差异,从而影响着一定体积内肌纤维的数量,进而影响着一定体积内肌力的大小。

为了比较肌肉内所含肌纤维的数量,通常引入生理横断面的概念,以有效地评价肌肉力量的大小。

所谓肌肉生理横断面,是横切肌肉所有肌纤维所得横切面的总和(图8-4)。其大小等于横切肌纤维的线段总和与该块肌肉平均厚度的乘积。例如,一块半羽肌平均厚度为0.75 cm,横切该肌肉所有肌纤维的线段,分别为3 cm、4 cm、3 cm、2 cm,则此肌的生理横断面为$(3+4+3+2)\ \text{cm} \times 0.75\ \text{cm} = 9\ \text{cm}^2$。

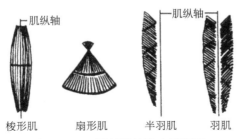

图8-4　不同形状的肌肉横断面

美国学者莫利斯(Morris)研究认为,人体肌肉每平方厘米生理横断面的最大肌力,男性是9.2 kg,女性是7.1 kg。依此推算,上述假设的肌肉若是男性,则有$9\ \text{cm}^2 \times 9.2\ \text{kg/cm}^2 = 82.8\ \text{kg}$的绝对肌力。可见,当两块肌肉外部形态相似、体积(或重量)相近时,若肌纤维的排列方式不同,两肌的生理横断面就不相等,肌力大小也就不一样。

生理横断面的大小反映了该肌肉肌纤维的数量和粗细。由于肌纤维在不同类型的肌肉内排列方式不同,所以同等体积的扇形肌、梭形肌、半羽肌和羽肌的生理横断面有着较大的差异。羽肌的生理横断面大于扇形肌,而扇形肌大于梭形肌(图8-4)。因此,下肢主要是站立、行走、跑、跳等,其肌肉配布主要以羽肌为主,而上肢更主要是进行抓握类精细动作,其肌肉配布多以梭形肌为主。

新近研究表明:肌肉的绝对力量主要依赖于单根肌纤维的粗细而不仅是纤维的类型,即每单位横断面积的最大等长收缩力在红肌纤维与白肌纤维中几乎是相同的。在人体实验中,已有肌纤维类型与每单位横断面积之间只存在弱相关或完全不相关的研究报告。

2. 肌肉初长度

肌纤维具有较大的伸展性和弹性。实验证明,一条普通的肌纤维能够缩短到安静时长度的一半,纤维最大长度与最小长度之差就是它的作用幅度。因此,较长的肌肉能引起运动环节较大幅度的运动。

所谓肌肉初长度是指肌肉开始收缩前的长度。在一定生理范围内,肌肉的初长度越长,肌肉收缩时发挥的力量越大。已有研究发现,预先拉长小腿三头肌,使足背屈30°后再做跖屈,小腿三头肌力能从 384 kgf 增大到 598 kgf。运动实践中这种现象很多,如起跳前的预蹲,可以增大起跳的力量、速度,以增加起跳的高度;投掷技术中的"超越器械",主要是对原动肌充分拉伸,创造良好的用力条件,以增大投掷力量、获得更大的器械出手速度。肌肉初长度影响肌肉力量可归结为以下三个方面:

(1)适宜的肌肉初长度创造良好的收缩条件,即粗丝与细丝之间的有效重叠,达到最多的横桥与位点的结合。

(2)肌肉是一种黏弹体,具有拉伸储能的特性,肌肉预拉伸在肌肉中储存了大量的弹性能量,这些非代谢能在后继的向心收缩中可以作为动能释放出来,以增大肌肉主动收缩力。

(3)肌肉预拉伸刺激肌肉的肌梭、腱梭感受器,引起牵张反射,反射性地增加肌肉收缩力。

3. 肌膜与肌腱结构的伸展性与弹性

肌膜与肌腱是肌肉实施其功能的重要连接与保护结构,是肌肉功能复合体的重要结构基础。其结构、功能性适应对肌肉力量发展、运动损伤的预防有着重要意义。因此,肌膜与肌腱结构在肌肉功能训练中是不可忽视的部分。

第二节　骨骼肌的神经-肌肉控制

一、肌肉收缩理论

目前被公认的肌肉收缩理论是肌丝滑行理论,其主要内容是肌原纤维由粗、细两种与其走向平行的肌丝构成,肌纤维的收缩或舒张均通过粗、细肌丝在肌节内的相互滑动而发生。当肌纤维收缩时,附着于 Z 线的细肌丝在粗肌丝之间向 M 线滑动,使明带缩短,H 带缩短甚至消失,而暗带长度不变,结果相邻的 Z 线互相靠近,肌节缩短,造成肌原纤维以至整条肌纤维和整块肌肉的缩短(图8-2)。肌纤维舒张时,则与上述过程相反,细肌丝向暗带外移动,结果明带和 H 带都变长,但暗带长度仍然不变。上述变化的过程说明,不管肌原纤维是收缩还是舒张,粗、细肌丝本身的长度都不变,而只是细肌丝向粗肌丝之间滑行移动的结果。肌丝滑行理论自 1954 年由赫胥黎(Huxley)提出后,已积累了大量的实验证据。近年来,随着生物化学和分子生物学的发展,肌丝滑行理论的机制已从组成肌丝的蛋白质分子结构水平得到阐明。

二、肌肉收缩的神经控制

(一)运动单位

1. 运动单位结构

谢灵顿(Sherrington)最先认识到肌肉的收缩是由脊髓运动神经元兴奋所发动的。他把运动神经元及其支配的所有肌纤维组成的结构整体定义为运动单位(图 8-5)。一个运动单位所支配的肌纤维数量差异很大,少的有 5~10 条,多的可以支配 1 000~2 000 条骨骼肌纤维。运动单位大小,就是运动神经元支配肌纤维数量的多少。运动神经元支配所属的肌纤维在其类型上是一致的,且运动单位的所属肌纤维收缩具有同步性,即运动单位内肌纤维的收缩表现出"全或无"特征。不同运动单位激活的时相性,影响着肌肉张力的发展及活化肌纤维在肌内的分布。

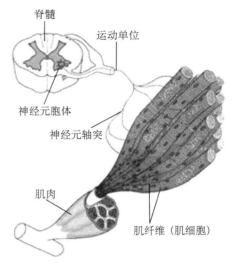

图 8-5　运动单位示意图

通常是躯干、肢体肌的运动单位数量多;手足等小肌运动单位少。例如,人的胫骨前肌,运动单位是 443 个,而手的蚓状肌只有 96 个。手肌是执行精细动作的小肌肉,由含肌纤维较少的小运动单位支配;躯干及肢体近端的大肌肉,则由含大量肌纤维的大运动单位支配。例如,人的胫骨前肌,每一运动单位的肌纤维数量为 562 条,而手的蚓状肌每一运动单位的肌纤维数量为 108 条。一个运动单位在肌肉横截面上所占的面积不同,不同运动单位的肌纤维相互混合在一起,这种交叉分布,除了其物理学方面意义外,还有利于长时间最大收缩时用力肌肉的能量供应,因为交叉分布改善了一定的肌肉截面积内动员的肌纤维与毛细血管的数量比。

2. 运动单位的类型

研究证明,不同运动单位之间,甚至同一肌肉的不同运动单位之间,存在着较大的差异,这种差异不仅体现在上述支配肌纤维数量方面的差异所形成运动单位的大小之别,而且还体现在不同的运动单位所支配的肌纤维的类型上的不同。在同一运动单位中所属肌纤维在其细胞结构、超微结构、生理生化、收缩力学等方面具有相似性。早在 1929 年,丹尼-布朗(Denny-Brown)就认识到,低反射阈值的运动神经元支配收缩缓慢但耐受疲劳的"红肌"运动单位,而高反射阈值的运动神经元支配收缩快速但易疲劳的"白肌"运动单位。之后,人们对多种不同种属肌肉的缩短速度、收缩力及力量耐力等特征进行了比较深入的研究,对运动单位的特征有了比较全面的认识。目前,人们比较广泛接受伯克(Burke)对运动单位的分类方法。Burke 对猫的腓肠肌运动单位特征进行实验性研究,并将运动单位分为"快收缩、易疲劳型(FF),快收缩、耐受疲劳型(FR),慢收缩型(S)"三类。FF型运动单位,支配肌纤维数量多,主要支配白肌纤维,所属肌纤维的生理学特性,决定这类型运动单位产生的力量大,收缩速度快,但易疲劳。FR型运动单位,支配肌纤维数量较多,主要是收缩速度快、耐疲劳的Ⅱa型纤维。S型运动单位,所支配的肌纤维数量相对较少,所属肌纤维主要是红肌纤维,对疲劳的耐受力最强,而力量发展相对较慢(图8-6)。

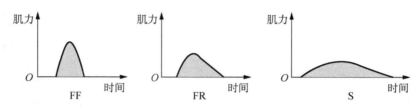

图8-6 三类运动单位肌力-时间特征示意图

3. 运动单位的动员(亨内曼吸引原则、大小尺寸原则)

亨内曼吸引原则(运动单位动员的尺寸原则)为在一切收缩的过程中,运动单位并非同时而是以一定的顺序进行活动。首先,小的、收缩慢的、易兴奋的运动单位动员,随着张力的发展依次激活大的、收缩较快的运动单位动员,即按照运动单位的尺寸大小(肌纤维数量多少)由小到大依次进行(图8-7)。运动单位动员(募集)依赖于负荷的增加,只有最大的负荷才能达到运动单位的最大限度的动员。因此,大负荷的肌肉刺激,是对肌肉神经控制训练的重要条件与措施;较小负荷的肌肉刺激,只能募集小的运动单位,而对大的时相性的运动单位是一种阈下刺激。

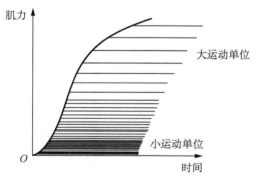

图8-7 运动单位募集示意图

大小原则也有少数例外,现代力量的辅助训练方法——电刺激力量训练,通过外加的皮肤电刺激,可以达到最大限度的运动单位动员。根据电刺激的强度、频率的影响,可以改变生理性的运动单位募集原则。

(二)肌肉的牵张反射

骨骼肌受到外力牵拉而伸长时,能反射性地引起该肌肉收缩,这称为牵张反射。它分为肌紧张和腱反射两种类型。牵张反射的感受器是位于肌梭中央部分的螺旋状感受器,效应器即梭外肌纤维。肌肉受到牵拉时,螺旋状感受器兴奋,神经冲动经肌梭传入纤维传入脊髓,再经α运动神经元传出,使其所支配的梭外肌纤维收缩。牵张反射弧的特点是感受器和效应器在同一块肌肉中(图8-8)。

肌紧张是指缓慢而持久地牵拉肌肉时发生的牵张反射,其表现为被牵拉的肌肉发生微弱而持久的收缩,以阻止被拉长。这可能是同一肌肉内的不同肌纤维交替收缩的结果,

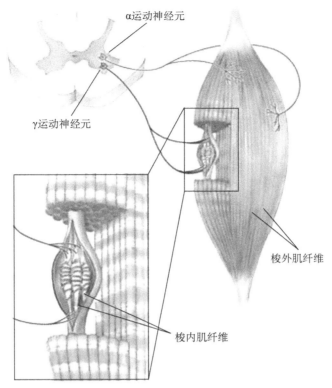

α运动神经元

γ运动神经元

梭外肌纤维

梭内肌纤维

图 8-8　肌肉内的肌梭示意图

因而不易疲劳。肌紧张是多突触反射,能对抗重力牵引,是维持人体正常姿势和进行其他复杂运动的基础。例如,人体直立时,由于重力的影响,支持体重的关节趋向屈曲,这必然使相应的伸肌肌腱受到牵拉,从而产生肌紧张,以对抗关节的屈曲,维持直立姿势。γ运动神经元在高位脑中枢的影响下,不时发放少量冲动,使梭内肌纤维发生轻度收缩,提高了螺旋状感受器的敏感性,使其发放传入冲动增多,肌紧张增强,称γ-环路。肌紧张的减弱或消失,提示反射弧的传入、传出通路或相应反射中枢的损伤;肌紧张的亢进,提示高位脑中枢发生了病变。

腱反射是指快速牵拉肌腱时发生的牵张反射。例如,叩击膝部髌骨下方的股四头肌肌腱使其受到牵扯时,则股四头肌发生反射性收缩,使膝关节伸直,称为弹膝反射(图8-9)。腱反射是单突触反射,反应迅速。临床上常通过检查某些腱反射以了解神经系统的结构和功能状态。腱反射的减弱、消失或亢进的临床意义与肌紧张变化相同。

肌肉的牵张反射运用于一系列的快速伸展缩短的运动项目的训练中。首先是田径中的短跑和跳跃。这种反应收缩形式或超等长收缩形式的典型练习形式是跳深,受试者从一定高度上跳下,直接落地后尽可能向上反跳,这是一种腿部肌肉积极拉长,以伸展(离心阶段)开始,有力而快速地收缩结束(向心收缩)的动作过程。肌梭是一个按比例反映其

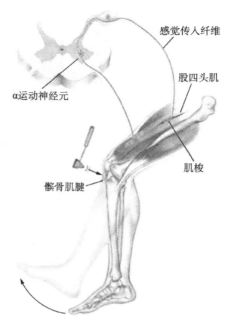

图 8-9　腱反射示意图

伸展程度的感受器,快速拉伸刺激,反馈性地引起肌肉收缩的加强,提高肌肉在快速状态下的收缩能力与适应。

第三节　骨骼肌生物力学

肌肉力量不仅受结构、神经生理因素的制约,而且也受肌肉收缩形式、身体姿态位置、收缩速度等因素的影响。肌肉不同工作状态下的"张力-长度"关系、"张力-速度"关系,肌肉不同工作状态的功率特征及人体运动过程中的"神经-肌肉"控制特点,是肌肉力学所要介绍的基本内容。

一、骨骼肌力学模型

肌肉的力学性质十分复杂,它与构成肌肉各成分的力学特性,以及肌肉的兴奋状态和疲劳有关。运动生物力学是通过模型来研究人体结构和机能特性的。肌肉结构力学模型是在已有肌肉力学性质研究基础之上结合肌肉的结构认识,对肌肉进行抽象化的结构。目前,人们普遍接受的是肌肉三元素模型(图 8-10)。

收缩元:代表肌节中的肌动蛋白微丝及肌球蛋白微丝。兴奋时可产生张力,称主动张力。

并联弹性元:代表肌束膜及肌纤维膜等结缔组织,当被牵拉时产生弹性力,称被动张力。

串联弹性元:代表肌微丝、横桥及闰盘的固有弹性。当收缩元兴奋后,肌肉具有弹性。

整块肌肉可以认为是由许多这样的模型混联在一起构成的。模型的串联形成肌肉的长度,模型的并联形成肌肉的横向维度。整块肌肉的力学性质,就是由这些模型组成的系统来决定的。

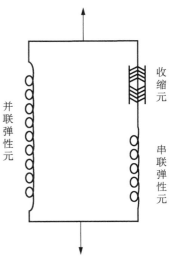

图 8-10　肌肉三元素力学模型

二、骨骼肌的力学特性

1. 肌肉张力-长度特性

长度与肌肉收缩力量的关系,是指肌肉收缩前的初始长度对肌肉收缩时产生张力的影响。依据肌肉结构力学模型,肌肉收缩总张力是由收缩元产生的主动张力和并联弹性元、串联弹性元产生的被动张力叠加而成的。因此肌肉张力-长度特性应是肌肉三元素张力-长度特性的综合表现。

（1）肌肉主动张力-长度特性

运动经验告诉人们,不同的关节角度下,肌肉产生的力量不同,所能克服的负荷不同,肢体运动中,关节角度变化肢体引起外力矩变化（图 8-11）。这一变化过程中唯一变化的因素是关节角度,而关节角度的改变所引起力学参数的变化包括两个方面:肌肉力臂、肌肉收缩的长度。可见,肌肉收缩的长度影响着肌肉张力的产生。

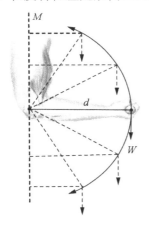

图 8-11　肘关节角度对手臂负载的外力矩影响

W 为手与哑铃的重力;*d* 为 *W* 的力臂

肌肉张力与肌肉长度的关系问题,研究人员进行动物离体肌实验研究。结果表明:随肌肉长度的增长,肌力在一定区域内上升,达到一定长度,表现出相对稳定的平台期;平台期之后,肌力随长度的增长而下降（图 8-12）。由此认为,肌肉收缩力量的大小主要取决于参与收缩的横桥数目;收缩成分中粗、细肌丝有效重叠长度决定了活化的横桥数目。

曲线表现出最大张力时的长度称肌肉的静息长度,约为平衡长度（零负荷的肌肉长度）的 125%,因为此时粗肌丝和细肌丝处于最理想的重叠状态,使收缩起作用的横桥数目达到最大,此时肌肉收缩能产生最大的张力。

（2）肌肉被动张力-长度特性

肌肉的被动张力主要由肌肉结缔组织承担,即肌肉串、并联弹性成分。肌肉处于平衡长度或小于平衡长度时,处于张力为零的松弛状态。随着肌肉变长,弹性成分开始承载,产生张力（被动张力）。由于结缔组织为黏弹性体,因此肌肉长度变化与产生的张力之间呈非线性（图 8-13）的指数函数关系。

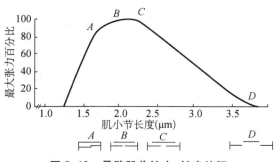

图 8-12 骨骼肌收缩力-长度特征

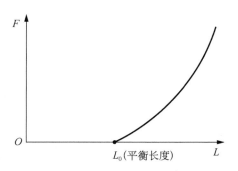

图 8-13 肌肉弹性成分张力(F)-长度(L)特征

（3）肌肉总张力-长度特性

尽管不同的肌肉长度与总张力关系不完全一致，但都表现出共同的规律和特征，即肌肉的总张力是主动张力和被动张力的叠加。因此，将长度与主动张力和被动张力关系曲线叠加起来，就成为总张力-肌肉长度关系曲线。这条关系曲线描述了肌肉的长度变化对肌肉张力的影响（图 8-14）。

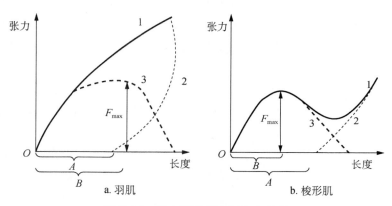

图 8-14 肌肉不同长度与肌力关系

曲线 1 为肌肉总张力-长度曲线；曲线 2 为肌肉被动张力-长度曲线；曲线
3 为肌肉主动张力-长度曲线；A 为平衡长度；B 为静息长度

肌肉平衡长度的大小，对肌肉总张力曲线形状的影响较大。如果肌肉结构中结缔组织较多（如羽肌），则肌肉被拉伸时，并联弹性成分的被动张力能较早地出现，因此此类肌肉的平衡长度较短。因其被动张力能较早地出现；对肌肉总张力贡献较大，如下肢肌多为羽肌，由于其经常抵抗重力作用，亦称抗重力肌，其长度即总张力曲线如图 8-14a 所示。该类肌肉的平衡长度较短，并联弹性成分的张力可以较早表现，对肌肉的总张力贡献较大。肌肉的这种结构特点，在人体活动时（走、跑、跳等动作中）节省了能量，而上肢肌肉中多为梭形肌，其平衡长度较长，并联弹性成分的张力表现相对较晚（对肌肉的总张力贡献与收缩成分最大收缩力之间有时相差异），肌肉的总张力曲线如图 8-14b 所示。

肌肉的总张力-长度特征表明,肌肉力量训练从结构成分的角度上来讲,应包括主动收缩成分的训练与被动收缩成分的训练。这两种成分的功能性发展影响着肌肉的总体功能性提高。目前力量训练中,人们更多地关注肌肉主动收缩功能的训练,而对被动抗牵拉能力的功能训练认识不足,导致肌肉大强度运动训练中出现拉伤的风险性加大。

2. 肌肉张力-速度特性

（1）肌肉向心收缩力-速度特性

1938 年著名的英国生理学家 Hill,取青蛙缝匠肌进行快速释放实验,测定了肌肉收缩过程中收缩力与速度之间的关系,实验中测试了肌肉工作过程中的能量消耗。Hill 依据热力学第一定律对实验结果进行分析得出肌肉收缩的“力-速”关系方程——Hill 方程:

$$(a + T)(v + b) = b(T_0 + a)$$

Hill 方程描述了骨骼肌收缩时的力-速度特征关系,方程中的 a、b 是实验参数,T_0 为最大等长收缩。特征方程表明,张力越大,缩短速度越小。反之亦然（图 8-15）。因此,Hill 方程可改写为

$$v = b \frac{T_0 - T}{T + a}$$

或

$$T = \frac{bT_0 - av}{v + b} = a \frac{v_0 - v}{v + b}$$

当 $T = 0$ 时,肌肉产生最大收缩速度 v_0,则有 $T_0 = (a/b)v_0$。

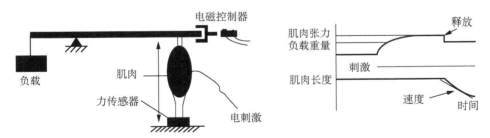

图 8-15　Hill 快速释放实验装置及肌肉收缩力-速度关系

从肌肉力学的观点可以粗略地认为,Hill 方程表示了肌肉在挛缩状态下,从肌肉内部化学能到输出机械能的转换率是常数,即肌肉做功的功率为常数。这在体育领域中的应用是十分广泛的,它揭示了人体运动时肌肉克服负荷和发挥收缩速度之间的内在联系,为运动训练实践提供了理论指导。

将 Hill 有关肌肉收缩力-速度特征建立坐标系（图 8-16）。肌肉在速度为 0 时,表现为肌肉等长收缩,体现了肌肉的绝对力量,速度较小（曲线的左侧）表现为肌肉的力量速度,力量较小（曲线的右侧）表现为肌肉的速度力量。肌肉力量发展的最基本原理是负荷适应。力量训练中负荷的安排特征影响了肌肉力量的发展。以强度负荷为主,主要体现为力量的提

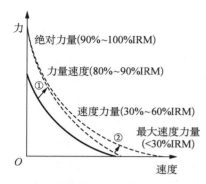

图 8-16 肌肉力量训练的负荷适应特征

高,曲线向上偏移,见图 8-16 过程①;以小强度的快速运动训练,主要为力量优化,曲线向右上偏移,见图 8-16 过程②(肌肉绝对速度的可训练性相对较小,速度的提高主要表现为抗负荷的速度能力加强);当肌肉的力量与速度都产生适应性提高,则表现出肌肉做功能力的提高,即肌肉力量训练的最终目标,应该是根据专项特点,使肌肉力-速度关系向最适宜的方向偏移,以提高肌肉工作能力。

（2）肌肉离心收缩力-速度特性

由于实验控制难度原因,至今对肌肉离心收缩张力-速度特性了解相对较少。图 8-17 表示肌肉 3 种收缩形式下的肌肉张力-速度的一般特征。肌肉离心收缩中,肌肉张力随着被拉伸速度的增加而增加。当达到一个临界速度时,力就变成为一个不随速度变化的常力,其大小约等于最适肌肉长度时的最大等长收缩力 F_0 的 1.5～2.0 倍。肌肉收缩状态下进行拉伸,在收缩成分内要完成粗、细肌丝耦合分离所需的力,要比保持等长收缩张力更大;拉伸速度越快,意味着这种能耗越高。其次,肌肉的黏滞性受拉伸速度的影响,拉伸速度越高黏滞性越大。上述两个方面决定着肌肉离心收缩力大于等长与向心收缩力。

需要说明的是,在此所讨论的肌肉离心收缩,与肌肉在外力作用下的"主动"退让性(离心)工作(如下肢缓冲、投掷动作中的原动肌的预拉伸等)还是有着一定的差异。缓冲类动作中的肌肉离心,是在部分纤维反射性激活状态下有控制的肌肉拉伸,是肌肉的主动退让;肌肉整体结构(串、并联成分)承载,能量的吸收主要依靠肌肉的黏弹性能。肌肉强直状态下的拉伸主要是对激活的收缩成分与串联弹性成分的拉伸。肌肉强直状态下的拉伸在运动过程中是很少见的,而且这种状态的拉伸表现为肌肉的僵硬。运动中的肌肉僵硬是导致肌肉损伤发生的原因之一。

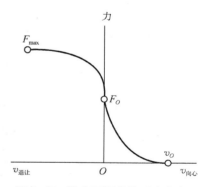

图 8-17 肌肉不同收缩形式张力-速度曲线示意图

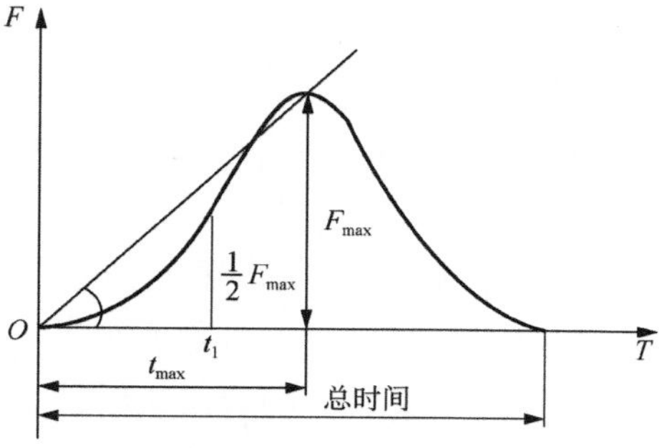

3. 肌肉张力梯度特性

肌肉发力需要一定的时间过程,在许多运动中往往要求运动员在极短时间内发挥出最大力,以表现其运动能力。这种极短时间内肌肉发力的表现特征称为肌力变化梯度。其数学表达式是力对时间的一阶导数 dF/dt(图 8-18)。

在量值上表征力的梯度,常用下列 2 个指标中的一个表示:

图 8-18 肌肉收缩力-时间曲线

第一,到 1/2 最大力所需的时间(t_1),称为力的时间梯度。这种评价简单方便,但不够精确。

第二,力的最大值与所需时间所得的商 F_{max}/t_{max},这个指标为力的速度梯度,它等于图 8-18 中所示角的正切值。

力的增长速度在快速动作中作用极大,图 8-19 中说明了 2 个运动员的力随时间变化的曲线,由此容易看出力的增长的实践意义。运动员 A 的最大力值大,但力的速度梯度小,而运动员 B 相反,力的速度梯度大,但最大力值小。如果运动持续时间长($t>t_3$),两个运动员都有时间达到自己的最大力值,则力值大的运动员 A 占优势;若运动进行时间很短($t<t_1$),则力梯度大的运动员 B 占优势。

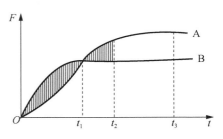

图 8-19 不同肌肉收缩力-时间特性

一般肌肉达到最大力值所需的时间($t_{F_{max}}$)为 300~400 ms。在许多运动中力的发挥时间要比此时间短得多。例如,优秀短跑运动员蹬地持续时间少于 100 ms,跳远蹬地时间少于 180 ms,跳高少于 250 ms,掷标枪的最后用力约为 150 ms 等(优秀跳远运动员踏跳动作为 110~130 ms,优秀跳高运动员的踏跳时间约在 180 ms 内)。这种情况下,运动员往往来不及发挥出最大力,因此运动员用力的效果很大程度上依赖于力的速度梯度。

肌肉力量-速度关系曲线的特征还与肌肉中肌纤维的类型有关。虽然红肌纤维和白肌纤维的单位横断面积的力(应力)基本相同,但最大收缩速度相差约 2 倍。因此,收缩速度一定,则白肌纤维为主的肌肉要比红肌纤维为主的肌肉产生力量大;而同级负荷时,白肌纤维为主的肌肉比红肌纤维为主的肌肉收缩速度要高。

三、人体运动中肌肉某些力学特性

1. 运动肌纤维预激活

肌肉收缩是神经冲动刺激下的肌纤维兴奋收缩偶联,纤维缩短输出肌力的过程。这一过程中,收缩成分的偶联与肌力的输出存在时间上的不同步现象,人们把肌肉在神经冲动刺激下的收缩成分的偶联时相特征称为肌肉激活状态(图 8-20)。

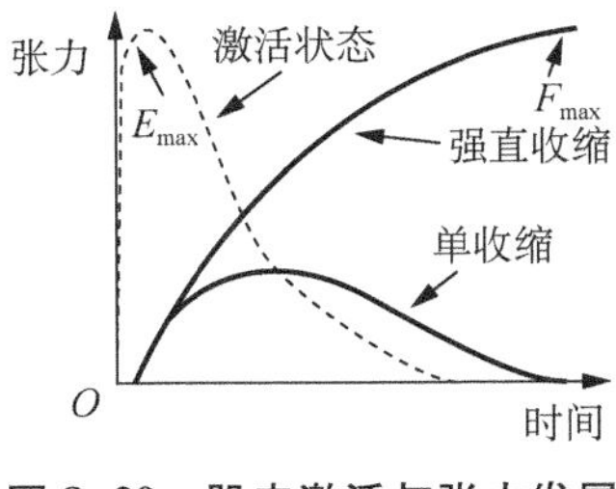

肌肉兴奋后能迅速地达到激活状态的高峰(E_{max}),但整块肌肉张力的发展过程要慢得多(F_{max})。依据肌肉结构力学模型的原理可知,这是由于肌肉进入激活状态后,收缩元兴奋产生的张力,首先被其串联的弹性成分的变形所缓冲。当串联弹性元的变形及张力进一步发展,整块肌肉的张力达到一定的程度后,收缩元的主动张力才能直接对肌肉起止点施力,表现出肌肉收缩力输出。这就像用钢丝绳和弹性的橡皮筋牵拉同一物体一样,物体在 2 种情况下的运动特征有着较大的差异,钢绳上的力量可以直接传递到作用物体上,而弹

图 8-20 肌肉激活与张力发展关系示意图

性的橡皮筋首先是在橡皮筋上积聚能量,该物体的运动也表现出不同的运动学特征。

肌肉的预激活,对人体的快速起动力量、爆发性力量都有着积极的意义。因为处于激活状态的肌肉,有一定的预张力,也就是在弹性成分中有一定的能量储备,可以使收缩元的主动张力更短时间直接向外部表现出来。研究资料证实:训练有素的跳远运动员在做起跳动作前 15~25 ms,起跳动作的主动肌已有肌电活动,说明肌肉提前激活,这对产生较大的起跳力有着积极的意义。

2. 肌肉松弛与非代谢能再利用

骨骼肌属于典型的黏弹体结构,应力松弛是其基本的力学性质。因此,骨骼肌被拉长能够储存弹性能量,该弹性能量因时间延长而转换为热量耗散。人们把骨骼肌拉长储存的能量随时间延长而耗散的现象称为肌肉松弛(图 8-21)。

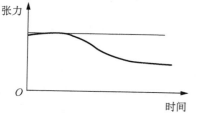

图 8-21 肌肉松弛特征示意图

在人体运动过程中,当被拉伸的肌肉出现松弛时肌肉的弹性力下降,导致肌肉收缩的力量降低。例如,纵跳练习时,下蹲之后有停顿和无停顿,运动员在两种情况下的起跳力量、弹跳高度有较大的差异。有停顿的起跳力量、纵跳高度比无停顿的会下降,其原因是停顿时肌肉及肌腱中的弹性成分产生了松弛,非代谢能量的利用较低。

如果停顿时间大于肌肉松弛的出现时间,则肌肉所产生的弹性势能就会完全耗散掉,后继动作就只能单纯依靠肌肉收缩力来完成。由此可见,人体运动中有效利用肌肉的非代谢能,减少肌肉松弛所致的能量耗散以增大肌肉力量,或提高动作经济性的重要条件:一方面是非代谢能的积极储备;另一方面是缩短肌肉拉伸与向心收缩的转换时间。肌肉的非代谢能储备与拉伸-收缩转换时间是肌肉的运动机能,是对系统的、科学的训练的适应。因此,肌肉非代谢能的再利用能力提高需要进行特异性训练,即肌肉超等长训练获得。

3. 肌肉收缩功率

(1)肌肉功率定义

功只能反映做功量的多少,而不能反映做功能力的大小。人体运动能力的大小,运动成绩及动作技术质量的优劣,主要取决于人体运动过程中完成动作的肌肉功率的大小。也就是说取决于肌肉的化学能转化为机械能的速度与效率。功率为单位时间内做功的多少。对于肌肉功率来说,肌肉收缩的工作距离可用肌肉收缩速度与收缩时间来表达,即 $s = vt$;则有肌肉功率等于力与速度的乘积,即 $P = Fv$。由此可知,肌肉功率大小可依据肌肉的"力-速"关系曲线计算。在曲线每一点上的功率等于以该点和坐标原点为两顶点的矩形面积(图 8-22)。假定肌肉收缩时力和速度同时达到最大值,这时功率应是最大,但这是不可能的。依据 Hill 方程可知,实际上功率最大值大约只有这种假想值的 1/6,即肌肉最大等长收缩力的 1/2 与最大收缩速度 1/3 的乘积。换言之,最大的动力性肌肉功率只有在外阻力要求肌肉以最大肌力的 50%工作时,才能获得。

(2)肌肉功率的性别、项目差异

男女在形态及机能方面存在着差异,如形态方面女子比男子低 3%~10%,机能方面

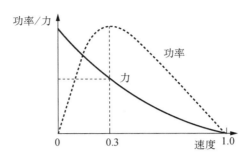

图 8-22　肌肉收缩力、速度、功率关系

低 20%~50%,因此在肌肉功率方面亦存在性别的差异。另外,由于从事不同专项的运动员,因其先天因素的不同及不同项目运动训练的适应性结果不同,在肌肉功率方面也表现出专项特点。根据肌肉训练的专项适应性特点,从肌肉工作的力学的角度可总结为如下5 个方面:①动作的幅度与方向;②运动的有效幅度及重点区;③作用力(或肌力)的大小;④最大作用力的发挥速率(或称力的梯度);⑤肌肉工作形式。例如,在田径运动训练中,假如采用牵拉橡皮筋以发展运动员摆腿的力量,这种练习无论动作工作特征,还是动作重点区,都不符合跑、跳项目的技术要求。

4. 肌肉黏滞性

肌肉黏滞性也是影响肌肉力学特性的重要因素之一(相关内容参考本章第一节中的"肌肉物理特性"部分)。

第四节　骨骼肌力量特性及其功能性适应

一、肌肉力量本质

肌肉力量是指在人体运动活动中肌肉收缩克服内部和外部阻力的能力。内部阻力包括人体环节自身的重力(考虑身体内部力效)、关节的加固力、肌肉韧带的黏滞力、人体内部的反作用力(惯性力);外部阻力有外界负荷重力、支撑反作用力、摩擦力、介质阻力、惯性力等。内部阻力是人体用力过程中伴随发生的,它随人体的机能状态和用力动作的合理程度而变化,外部阻力是力量训练的施加因素和手段,是人体的外部刺激。身体在克服这些阻力的过程中表现出了自身力量的大小,同时也发展了自身的力量素质。

人体运动形式的多样性,决定了肌肉工作方式的多样性及肌肉力量表现特征上的多样性。因此,肌肉力量的本质是指肌肉工作克服内、外负荷所表现出来的"技能"能力。

肌肉力量是通过外载负荷而体现出来,没有这种外载负荷,肌肉力量也无法得以实施。对于外载负荷动力特征的研究,对认识肌肉力量的内在本质有着重要的理论意义。

对于外负荷的质量为 m 物体,其运动加速度为 a,根据牛顿第二定律得知:

$$F = m \cdot a$$

由此可知,肌肉力量变化可通过改变质量或加速度 2 个因素中的任何一个来获得,用数学表达式示为

$$F_{\max 1} = m_{\max} \cdot a \tag{8-1}$$

$$F_{\max 2} = m \cdot a_{\max} \tag{8-2}$$

式(8-1)中,通过负荷改变来获得力量,同时影响着肌肉收缩的工作方式,改变着肌肉的力量特征;用最大外载负荷以获取肌肉的最大力量。这是力量训练中的基本规则,也是每一位运动员、教练员所理解与运用的。

式(8-2)中,通过运动加速度改变获得力量,用最大加速度变化获取最大的力量发展。

从力学的角度,$F_{\max 1}$、$F_{\max 2}$ 通过 m 或 a 的改变应该是等效的,但从人体运动的生物学特点来讲,从肌力发展的力学特征上考虑,$F_{\max 1}$、$F_{\max 2}$ 有本质上的不同,二者无论从力的特征上,还是训练效应获得上都有着很大的内在差异。

二、肌肉力量特性

人体的运动有赖于肌肉收缩动力的提供。肌肉工作形式不同,其力量特性不同;肌肉外载负荷方面的差异,影响着肌肉的力学性质。因此,正确认识肌肉力量的特性与规律,可以更科学地选择肌肉功能训练手段。

(一)肌肉力量分类

1. 绝对力量(最大力量)

绝对力量(最大力量)是指肌肉通过最大随意收缩抵抗无法克服的阻力过程中所表现出的最高力值。最大力量取决于传入肌肉的神经冲动的强度和频率。取决于肌肉收缩的内协调能力和关节角度的变化。绝对力量可以通过测力计测定,但在训练中往往通过一次试举所能完成的负荷。

2. 相对力量

相对力量是指运动员单位体重所具备的力量。相对力量的计算方法为

相对力量=绝对力量(最大力量)/体重

在克服自身体重的位移性运动和分重量级别的运动项目中,相对力量具有十分重要的意义。跳跃类、散打、摔跤等项目的优秀运动员相对力量都很大。

3. 快速力量

快速力量是指肌肉尽快和尽可能高地发挥力量的能力。快速力量取决于肌肉的收缩速度和最大力值,可用快速力量指数表示(图 8-23)。

$$快速力量指数 = f_{max}/t_{max}$$
$$爆发力量指数 = \Delta f/\Delta t$$
$$起动力量 = f_{50\ ms}$$

快速力量包括起动力量、爆发力、制动力量。

（1）起动力量

起动力量指肌肉收缩 50 ms 内达到最大力值的能力。

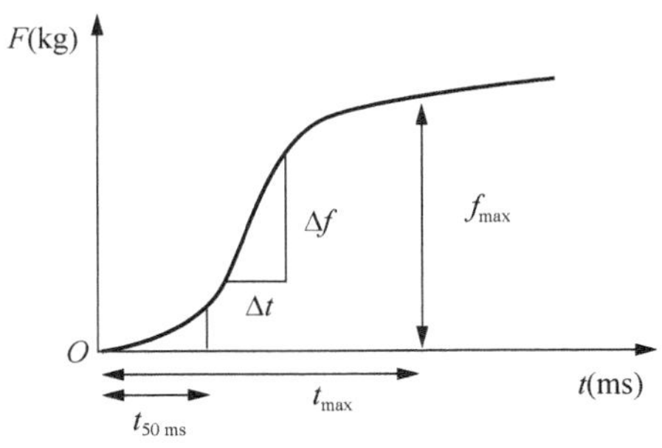

（2）爆发力

图 8-23　肌力-时间曲线及其特性

关于爆发力的解释目前尚不统一，主要有以下几种。

库茨涅佐夫认为，爆发力量是指肌肉在克服极限阻力过程中产生最大加速度的能力。

维尔霍山斯基认为，爆发力量是指肌肉在克服不低于最大力量 60%~80% 负荷时，在极短时间内发挥最大力量的能力。

比勒和施密特布莱尔认为，爆发力量只是快速力量的一个组成部分，是指肌肉以最快的速度发展肌肉力量的能力。爆发力量的大小，可用力量-时间曲线中力的最大增长值表示。

从力学的角度来讲，肌肉的爆发力应是指肌肉的最大做功能力，即肌肉的收缩时的最大功率表现。理论上讲，肌肉克服负荷不同，力量-速度曲线的位置有所变化，但最大功率表现应该有其相对的稳定性（爆发力是由肌肉本身收缩能力决定的）。因此，对于肌肉爆发力可通过肌肉克服适宜的负荷所表现的力量-速度特征，计算最大收缩功率来评价，即肌肉爆发力是指肌肉克服适宜负荷收缩时所表现出来的最大功率能力。

（3）制动力量

制动力量是指在迅速改变运动方向的过程中，肌肉克服阻力，产生最大负加速度的能力。制动力量取决于肌肉的退让与超等长工作能力。

4. 力量耐力

力量耐力是指肌肉在静力或动力性工作中长时间保持肌肉紧张用力而不降低工作效果的能力。

力量耐力又可分为动力性力量耐力和静力性力量耐力。动力性力量耐力由最大力量耐力（发挥最大力量的能力）和快速力量耐力（重复发挥快速力量的能力）组成，主要表现在田径、游泳、球类、体操等快速力量项目上。静力性力量耐力则主要表现在射击、射箭、摔跤和支撑性运动项目中。

5. 等长收缩力量

等长收缩力量是反映肌肉收缩时长度不发生变化，固定运动环节或对抗外界负荷的能力。例如，膝关节保持某一角度的负重杠铃半蹲、持哑铃侧平举等。

6. 超等长收缩力量

超等长收缩是指在冲击性大负荷作用下，肌肉快速地完成"拉长—缩短"的过程，这一过程中所表现出的肌肉快速收缩能力称为超等长收缩力量。它一方面体现了肌肉的快速收缩能力；另一方面体现了肌肉对拉伸过程中的非代谢能的利用能力。

（二）肌肉力量训练的特异性

在保障肌肉力量一般性训练的前提下，还必须正确理解肌肉力量相对性特征，这种相对性主要体现在人体运动活动中，肌肉力量是特定条件下的机能表现，它受多种因素影响。例如，肌力随关节角度、关节定位、动作速度、肌群和运动类型等的变化而变化。因此，肌肉力量在肌肉工作形式、肌收缩速度及关节运动范围等方面都存在着特异性，这种特异性最基本的机制是神经-肌肉控制上的适应性。因此，一般性的增大力量和爆发力的训练并不总是对运动成绩产生直接的效果。肌肉力量的特异性训练是完成一般性力量向特异性机能表现转化的重要措施。

目前，在肌肉力量训练中有两种不同的理论观点：一种理论认为，力量训练应该在运动模式、速度、力-时间曲线、肌肉收缩类型等方面尽可能地模拟实际竞赛的情况。另一种则认为，训练相关的肌肉就足够了，不需要考虑训练特异性，在一般力量训练的基础上通过单独的技能练习能使运动员在竞赛中利用一般训练时获得的力量。尽管在这两种理论指导下的力量训练都能提高成绩，但是近来的科学研究认为特异性原则在以下方面具有优越性：肌肉收缩类型、运动模式、运动范围、运动速度、收缩力、肌纤维的募集、新陈代谢、生物力学适应、柔韧性、疲劳等。特异性训练不同于模拟训练，二者在其方式、方法上有着很大差异。特异性训练是指在特定运动中考虑上述诸因素以改善或提高运动员的专门力量；而模拟训练是指在这个运动范围内附加较小的阻力或在运动范围的受制约部分附加较大阻力的训练方法。

人体运动是多环节联合体的复杂运动表现，对这种链结构中的肌肉机能仅限于解剖学的定位及其机能分析是不够的。传统的解剖学根据某肌肉以一定的关节为中心产生的力矩情况，而将其界定为伸肌或屈肌，复杂的多关节运动仅是参与运动的多个单关节运动的简单线性叠加。然而人体力学系统是非线性的，不能应用叠加的方法，因为在复杂的体育运动中各单关节的运动速度、角度和力矩之间的关系很复杂。近年来多关节运动动力学研究证明：作用在某个环节上的力能引起其他环节的运动，即多关节（多关节肌）活动中，某块（或功能群）肌肉可能会对该肌肉不跨过的关节产生较大影响。因此，多环节链结构的运动中，多功能肌群之间的工作关系及其协同，需要在特定的运动形式中得以训练与发展。

（三）肌肉力量相对不足

它是指运动员在特定运动中产生的最大力量与同一运动中能产生的绝对力量的百分比差异。

力量不足反映了运动中未被使用的最大力量潜能的百分数，体现了人体运动中肌肉有效发挥力量的运动技能。肌肉力量相对不足在实践中很难对它进行准确测量，而且单独测量某一肌肉群的力量不足也不一定与复杂运动过程中的力量不足相关。实践中对肌肉力量相对不足的测量，可采用近似方法测评，如下肢半蹲最大等长蹬伸力量与半蹲跳跃的最大力量的差别。

运动机能与运动成绩，不单单取决于肌肉力量的能力，而更大程度上受限于肌力产生的速率，因为许多运动动作只在瞬间产生，此时不可能募集大量的肌纤维。假设运动员的专业技术水平已经足够高,成绩也可能会因运动某时刻或某关键阶段(力产生的关键区域)不能产生最适水平的力量而受到限制。

(四)力量与其他素质的内在联系

人体各类身体素质之间是相互影响与制约的,形成人体的身体素质的统一体(图8-24)。人们对肌肉力量与耐力、速度与耐力之间的研究结果表明:力量-耐力曲线是双曲线,速度-耐力曲线大部分是双曲线,但在速度很大时耐力曲线呈抛物线形状。力量训练中正确理解各类素质之间的这种交互影响特征,对科学的力量训练安排有着重要的意义。

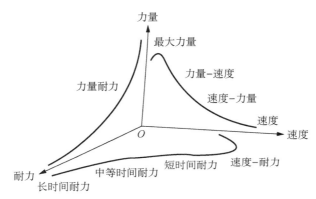

图8-24 肌肉力量、速度、耐力之间依赖关系
引自金季春,2007.运动生物力学高级教程[M].北京:北京体育大学出版社

三、骨骼肌的训练适应性

所谓训练适应是反映人体在外界环境刺激的作用下所产生的生物学方面的动态平衡,并按照刺激—反应—适应—再刺激—再反应—再适应的规律变化。对一个反复出现的负荷刺激适应后,机体建立一个相对稳定的平衡态,表现在动作技术上为能量节省化特征。若要突破这一平衡,建立更高水平的平衡态,则必须给予新的更大的刺激。运动训练就是一个不断给予人体适度刺激的过程,并通过反复刺激提高人体的各种生物适应性,从而提高运动能力。运动训练的目的也就是通过合理的安排去设法打破原有生物适应性的平衡状态,使机体在更高的水平上产生新的生物适应与稳态。训练学的这一训练适应性原理在肌肉力量训练中体现得更为深刻。

从运动训练学上讲,训练适应是指通过长期训练所获得的能适应比赛需要的各种机体运动能力的生物适应性,即通常所说的竞技能力。训练学的这一概念涉及了与运动有关的人体各方面的机能性适应。以肌肉力量训练适应而言,从其结构性、功能性角度来讲可总结为以下几个方面。

(一)骨骼肌结构性适应

骨骼肌结构性适应主要包括收缩成分的结构性适应与连接成分(串、并联成分)的结构性适应。目前运动训练中,更大程度上关注着肌肉收缩成分训练与适应,而对于连接性结构训练的重要性认识相对不足。

1. 骨骼肌纤维选择性肥大

运动训练可以使肌纤维发生相应的结构性变化,这种变化在力量训练中主要表现为纤维结构性增粗,出现肌纤维肥大。由于受人类骨骼肌激活的神经控制特点的影响,运动训练导致肌纤维的结构性改变具有选择性的特征,即基于训练的不同特点,纤维具有选择性的肥大。所谓选择性肥大并不意味着对Ⅱ型纤维有影响,对Ⅰ型纤维没有影响,而是强调对Ⅱ型影响更为明显。骨骼肌对力量训练这种适应性的结果是导致其两类肌纤维的相对面积发生变化。用一简单的数学算法说明:假设某运动员的某一块肌肉训练前的横断面为 4 cm^2,快缩肌(FT)和慢缩肌(ST)各占50%。几个周期的力量训练后,该肌肉的该部位的横断面增大为 6 cm^2,增大的 2 cm^2 中,FT 增大了 1.5 cm^2,而 ST 增大了 0.5 cm^2。肥大后的肌肉的两类肌纤维的面积为58.3%和41.7%。

2. 骨骼肌肌膜、腱结构功能性适应

骨骼肌肌膜、腱结构的功能性适应主要体现在肌膜结构增厚、腱结构的胶原纤维增粗。这种结构性上的变化与其力学性能上的提高,是对肌肉收缩力增长、肌肉的抗拉伸能力提高的功能性适应。需要进一步强调的是,肌肉抗拉伸能力是肌肉整体结构在部分肌纤维激活调整肌肉整体刚度情况下的承载能力,肌膜结构的功能性适应是其重要的结构基础。

(二)神经-肌肉控制适应

肌肉力量训练在神经控制方面的适应主要体现在运动单位的动员数量、运动单位动员的同步性程度(肌内协调性),以及肌肉之间的协调性程度(肌间协调性)。对于力量训练的初级阶段,肌肉力量的提高主要体现在肌肉的结构性适应,而对于较高训练水平的运动员来讲,肌纤维的结构性增粗至一定程度后(如举重运动员)其力量的提高更大程度上依赖肌肉的神经控制能力、肌肉之间的协调及用力的技能等方面的提高。

(三)运动负荷

所谓运动负荷,是指人体承受一定的运动刺激时,机体在生理和心理方面所表现出来的应答性响应程度,运动负荷包括运动量和运动强度两个方面。对任何内、外环境刺激的应答性响应是生物体最基本的生理特征之一,响应的强度取决于刺激强度,机体在承受这种强烈的运动刺激中,几乎每一器官系统都受到不同程度刺激与影响,并有着不同种程度的响应与适应。运动量的大小主要取决于负荷时间的长短。

人体在承受运动负荷时,身体的机能状态和工作水平将呈现一系列特征反应,这些特征反应主要表现在承受负荷、疲劳、恢复与超量恢复和负荷效应的消退等环节。

1. 承受负荷

运动活动中,身体表现出对运动负荷的一定承受能力,这种运动负荷的承受能力因人而异,有着明显的个体差异。一般来讲,个体对运动负荷的承受能力受训练水平与程度、身体机能状态与恢复等多种因素的影响。

2. 疲劳

疲劳是机体承受负荷的直接反应,也是训练的重要效应之一。没有疲劳,负荷作用也就失去了它本来的意义,恢复及超量恢复失去了决定性条件。当然,这里所说的是正常的生理疲劳,而不是"过度疲劳"。

3. 恢复与超量恢复

恢复与超量恢复是机体再次承载负荷的前提,没有恢复就没有再训练,这是现代运动训练学的基本理论观点。

在肌肉力量训练中,运动负荷强度最终体现在负重量的大小,而运动量主要体现在负荷的次数与时间等。

以上运动训练学的一些基本理论可以借鉴到大众健身活动或康复训练计划安排中。

第五节　骨骼肌损伤力学

国际田径联合会发布的《运动医学实践手册》一书中指出:"就预防运动损伤而言,其最高境界是在训练过程中不发生损伤,其次是不发生再损伤。"随着人们对运动损伤的认识的深入,从生物力学的角度探讨运动损伤机制及其预防越来越受到重视。

运动实践中运动损伤客观原因是多种多样的,从生物力学角度来讲,损伤是力(负荷)的作用结果,力及其相关因素(如能量)决定了损伤的可能性及严重程度。从引起损伤的力(负荷)作用角度来讲,力的作用超过了组织结构的承载能力,即"过载"负荷作用引起组织结构的急性损伤,力的作用时间与频度超过了组织的承受能力,即"过用"负荷引起组织结构的慢性损伤。从组织结构角度来讲,运动损伤产生与组织结构的力学适应性有关。

一、骨骼肌运动损伤生物力学分析

损伤是指身体组织遭受的损害(由身体以外伤害引起的),运动损伤则是指在体育运动中所发生的各种身体组织的损害,它的发生与运动训练安排、运动项目与技术动作、运动训练水平、运动环境与条件等因素有关。对运动损伤的经典分类包括:利得贝特(Leadbetter)将损伤机制列为接触或冲击、动态性负荷、过度使用、结构脆弱、顺应性差、肌肉不平衡和快速生长;外伤研究会将损伤的机制分为压迫变形、冲击性碰撞、能量吸收和组织变形的程度和速度等。对骨骼肌运动损伤而言,有其外在因素——力(负荷)的作用,也有其内在因素——结构适应性(材料性能),以及神经-肌肉控制方面的因素作用。参考上述分析,骨骼肌运动损伤的力学机制可以概括为以下几个方面。

(一)结构-功能"缺陷"

人们都知道,健美运动员主要以增长肌肉的体积、展示肌肉的轮廓为目的。在其训练中以肌纤维的肥大为主要目标,即主要训练肌肉的收缩成分。能否让健美运动员跑百米、推铅球、掷标枪呢?让健美运动员做这类项目最容易发生的问题就是肌肉拉伤。其主要原因是健美运动员长期训练导致肌肉的收缩结构与力的传递结构在其力学性能上的不适应,使肌肉承受较大强度负荷时肌肉损伤风险加大。

能量吸收(肌肉拉伸)与能量释放(肌肉收缩)是肌肉功能不可分割的两个方面,能量吸收是指拉伸储能过程,能量释放是指主动收缩产生主动收缩力的过程。训练中若不能使肌肉功能的两个方面很好地协同发展,便形成肌肉结构-功能"缺陷"。

肌肉的抗牵拉能力与肌肉伸展性、弹性相关。肌组织的伸展性与弹性的不足是功能"缺陷"的一种表现。

肌肉急性损伤后结构性修复与功能性恢复在时间上存在着不同步性。功能性恢复较之结构性修复在时间上有着较长的滞后性,形成肌肉损伤后修复进程中的结构-功能"缺陷"。

纤维性修复是肌肉损伤后的主要修复方式。损伤肌肉的瘢痕组织与正常肌肉连接组织在承载能力上的差异,以及由于瘢痕的存在导致肌肉内部传递应力分布上的不均衡形成损伤肌肉功能恢复上的"缺陷"。这是损伤肌肉再损伤的高频度发生的主要原因之一。对于损伤后的康复,提高肌肉的伸展性,加强肌肉的承载能力,软化肌肉内瘢痕组织应是肌肉损伤康复训练的重要内容与原则。

(二)神经-肌肉控制紊乱

肌肉力量不仅是肌肉器官的功能,同时也是肌肉器官技能的表现。肌肉力量的技能特征突出表现在运动过程中肌肉的用力技巧与能力,即工作肌肉内、肌群间的神经-肌肉调节与控制能力。肌肉激活是以运动单位动员为基础的,运动单位动员的数量及其同步性是神经-肌肉的控制结果。

运动协调性实际上是肌肉工作的协调问题,本质上是神经-肌肉控制问题。肌肉的疲劳是导致肌肉僵硬、肌肉协调控制功能的紊乱的主要诱因。

(三)肌肉退让-向心收缩转换时相易产生运动性肌肉拉伤

肌肉的退让-向心收缩组合是人体在一些快速、爆发性用力动作中的主要工作形式。肌肉退让收缩储存了大量的弹性能量,后继向心收缩产生主动力的同时释放弹性能量。从肌肉结构承载负荷角度来讲,在退让-向心收缩的转换时相肌肉结构承载最大强度负荷,是肌肉运动损伤的高风险时相,易产生肌肉拉伤。

已有报道认为肌肉拉伤易发于离心收缩期,理论依据是在相同的运动强度下,离心收缩的耗氧量较之向心收缩低,且随运动强度的增加,离心运动的耗氧量增加速率明显低于向心收缩,肌肉的耗氧量与参与收缩的肌纤维数量有关。依据肌肉向心与离心收缩的氧耗量判断,肌肉离心收缩中肌纤维激活数量少于向心收缩,则有同等强度下肌肉离心收缩中激活的肌纤维承载大于向心收缩,导致肌肉拉伤可能性增大。从肌肉力学、神经-肌肉控制角度上讲,上述分析判断应该是不科学的。因为肌肉退让工作中,部分肌纤维的激活主要是调节工作肌肉的刚度特性以适应肌肉能量吸收的需要,作为负荷的承载结构依然是整个肌肉器官,而不是激活的部分肌纤维。

(四)主动肌与拮抗肌群间的肌力差异

一些研究资料表明,主动肌与拮抗肌之间肌力不平衡是导致肌肉拉伤的原因。例如,短跑运动员股后肌群的拉伤,临床研究认为,股后肌群与股前肌群的肌力比不均衡,易导致股后肌群的拉伤。对拮抗肌进行有针对性的肌力训练,可以预防肌肉拉伤。

二、骨骼肌伤后修复

损伤造成机体部分细胞组织丧失后,机体对所形成缺损进行修补恢复的过程,称为修复,修复后可完全或部分恢复原组织的结构和功能。修复过程起始于炎症,炎症渗出处理坏死的细胞、组织碎片,然后由损伤局部周围的健康细胞分裂增生来完成修复过程。修复可分为两种不同的过程及结局:①由损伤部周围的同种细胞来修复,称为再生,如果完全恢复了原组织的结构及功能,则称为完全再生;②由纤维结缔组织来修复,称为纤维性修复,常见于再生能力弱或缺乏再生能力的组织,当其发生缺损时,不能通过原来组织再生修复,而是由肉芽组织填补,以后形成瘢痕,故也称瘢痕修复,过去常称为不完全再生。除肌肉的微细损伤外,多数情况下肌肉拉伤是两种修复方式同时存在的修复过程。

(一)完全性修复

运动导致的肌肉微损伤并无累加现象,局部组织的坏死也不会引起整个肌细胞的死亡。损伤发生后,可以通过激活卫星细胞和 RNA 转录,加强运动性肌损伤的修复与再生,其过程为卫星细胞激活、细胞核增多、RNA 转录、肌管系统生成和肌原纤维增多。

卫星细胞是具有一些胚胎肌细胞特性的细胞,主要分布于细胞外膜与基膜之间,是具有增殖分化潜力的肌源性干细胞。卫星细胞是生长肌肉中新生细胞核的来源。目前认为肌肉损伤的修复与卫星细胞密切相关,肌肉可以通过卫星细胞的作用增加新细胞核以修复损伤肌肉或促进肌肉肥大。肌肉损伤后几小时,由于钙浓度增加,激活蛋白水解酶,水解肌肉蛋白。巨噬细胞和多核白细胞进入损伤组织,后者释放出具有肌肉前体细胞趋向性物质,使前体细胞分裂。当吞噬过程一开始,肌肉前体细胞或卫星细胞即被激活,2~4 日后达高峰。

骨骼肌组织的再生能力很弱。骨骼肌的再生依肌膜是否存在及肌纤维是否完全断裂而有所不同。损伤不严重而肌膜未被破坏时,肌原纤维仅部分发生坏死,此时中性粒细胞及巨噬细胞进入该部吞噬清除坏死物质,残存部分肌细胞分裂,产生肌质,分化出肌原纤维,从而恢复正常的结构,实现肌组织的完全再生。若是肌膜已破坏,则只能依靠纤维性修复。

(二)纤维性修复及瘢痕形成

如果肌纤维完全断开,断端肌质增多,也可有肌原纤维的新生,使断端膨大如花蕾样。但这时肌纤维断端不能直接连接,而靠纤维瘢痕愈合。愈合后的肌纤维仍可以收缩,加强锻炼后可以恢复功能。如果整个肌纤维(包括肌膜)均破坏,则难以再生,只能通过瘢痕修复。

第六节　表面肌电信号测试与分析

表面肌电信号(sEMG)是从人体皮肤表面通过电极记录神经肌肉系统活动时发放的生物电信号。由于其幅值和频率与神经肌肉的功能活动密切相关,且具有非损伤性、实时性、多靶点测量等优点,因而表面肌电信号为运动技术分析、肌肉功能评估等提供了有效的方法。

一、表面肌电信号采集

(一)肌电测量的仪器和设备

1. 肌电测量的电极

派珀(Piper)最早用表面电极引导出了随意收缩时的肌电活动电位;其后,艾德利安(Adrian)和布朗克(Bronk)使用同心型针电极引出了运动单位的活动电位;接着,巴斯马吉安(Basmajian)等发展出诱导型针电极;布查尔(Buchthal)等再进一步研发出多极电极。电极的种类分为三种。

(1)插入电极

该电极形同一个尖针,又称为针电极,可以插入被检查的肌肉内采集肌电。这种电极能够导出局部,甚至单个运动单位的肌电活动。其优点是信号源清楚,可以采集深层肌肉的肌电活动,不足之处是测量区域小,无法获得整块肌肉的肌电变化状态,且不适用于剧烈活动中的肌电采集。

(2)微电极

该电极近年来主要在临床上使用较为广泛,电极直径微小,刺入肌肉也不会有太强的疼痛感。微电极的优点是插入肌肉几乎无疼痛感;容易插入和拔出,可记录到特定肌肉的动作电位变化,能获得较清晰的肌电图。缺陷是不适合采集运动中的肌电。

(3)表面电极

表面电极是用于在皮肤表面进行肌电采集的双极电极。表面肌电图能够反映整块肌肉的肌电活动情况,可以直接应用于运动过程中的肌电采集。由于这种采集技术简便易行,易被受试者接受,所以在运动生物力学研究中应用较为广泛。不足之处:一是该电极不能采集到深层肌肉的肌电活动,受影响因素多;二是目前尚无法对其进行精细的定量分析和评价。

2. 肌电仪

得益于现代电子技术的高速发展,肌电测试仪器变得越来越轻便、灵敏,更便于比赛现场实际测试。肌电记录设备(亦称肌电描述设备)的工作原理详见图8-25。

(二)肌电测量方法

1. 测量前的准备工作

在正式测量前,应对受试者进行必要的基本身体形态指标测量,包括体重、身高、被测

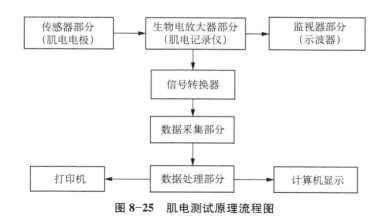

图 8-25 肌电测试原理流程图

环节的长度和围度及被测部位的皮脂厚度。

2. 受试者的准备

在测试前,受试者应先做准备活动。准备活动时间必须根据环境温度、受试者的实际状态来确定。基本原则是先做全身性准备活动,再做所测肌群部位的专门性准备活动,总时间约为 25 min。在测量时,受试者的运动状态应接近于正式训练时准备活动的状态。

3. 测试仪器的准备

每次实验之前,应先将肌电仪预热 30 min 左右,让肌电仪处于待机状态,还应对肌电仪进行初始设置。

4. 确定电极安置点

表面电极所贴位置为所测肌肉的肌腹部分最隆起处,如股直肌的电极安置点:髂前下棘至髌骨上缘的 1/2 处;股外侧肌的电极安置点:股骨大转子到髌骨外缘下 1/3 上 2 cm 处(股外侧肌肌腹最隆起处);股内侧肌的电极安置点:肌肉收缩时股内侧肌肌腹最隆起处。股外侧肌和股内侧肌表面电极粘贴部位见图 8-26。

5. 处理皮肤

现在所使用的肌电仪抗干扰能力较强,输入阻抗也较高,因此,在用其进行肌电测量时,对受试者皮肤处理的要求相对较简单。只需用 75% 的医用酒精反复擦拭表面电极安置点及安置点附近的皮肤,除去皮肤表面的油污、坏死的角质层即可。

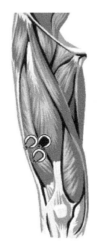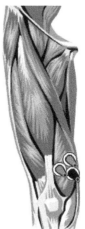

图 8-26 股外侧肌和股内侧肌表面电极粘贴部位示意图

6. 安置表面电极

应等到所处理的皮肤完全干燥后,才能将表面电极固定在已经处理的皮肤上。电极外缘直径为 8 mm,两电极中心相距为 20 mm。同时需要固定的还有一个无关电极(相当于地线),该电极固定在表面电极附近已处理过的皮肤表面。

7. 检查电信号

在所有电极粘贴完后,必须逐个检查电极粘贴的牢靠性,以及被测肌肉电极是否正确地连接到相应的通道。然后,逐一让每块被测肌肉紧张,检查是否有相应的电信号。如果没有信号或者信号反应有异常,应检查问题根源,予以排除。

8. 肌电测量注意事项

肌电信号较弱,微小的干扰因素都会影响测试信号的准确性,因此,在测试时对可能引起肌电信号改变的任何微小因素均应该尽量避免。

二、表面肌电信号分析

(一) 时域分析

时域分析是将肌电信号看作时间的函数,通过分析得到肌电信号的某些统计特征,如表面肌电信号的幅值、激活时间顺序等指标。

描述肌电振幅的主要指标包括峰-峰振幅、平均整流振幅、均方根振幅和积分肌电等。

1. 峰-峰振幅

峰-峰振幅是描述肌电信号的最简单方法。当信号高度同步时(同时动用多个运动单位),该变量尤为重要。如当外周运动神经受到刺激,多数或者所有的运动神经元同时受到刺激产生叫作 M 波的同步信号。随着刺激强度的增加,所有的运动神经元被激活,肌肉可能会产生最大肌电活动。M 波的最大振幅可通过计算负极到正极的振幅(峰-峰振幅)来描述。

2. 平均整流振幅

正常的 EMG 是交流信号,因此平均值不能有效地反映 EMG 振幅。为了计算一段时间内有代表性的振幅,必须对信号进行修正。修正包括把负电压转换成正电压(绝对值),这被称为平均整流振幅(aEMG)(图 8-27):

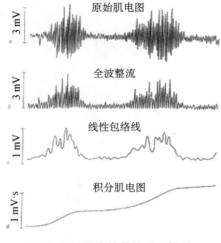

$$aEMG = \frac{\int_0^n |rawData|}{n}$$

3. 均方根振幅

均方根振幅(RMS)是表面肌电信号分析中常用的一个分析指标,其计算公式为

$$RMS = \sqrt{\frac{\sum_{i=1}^{n}(rawData_i)^2}{n}}$$

图 8-27 肌电信号处理示例图

式中,n 为分析表面肌电信号数据的样本点数,$rawData_i$ 为第 i 个采样点的表面肌电信号原始值。

4. 积分肌电

积分肌电(iEMG)是将特定时间阶段内的原始肌电图对时间变量进行积分所得出的指标,其计算公式为

$$iEMG = \int_{t=t_1}^{t_2} rawData(t) \cdot dt$$

(二)频域分析

频域分析方法在表面肌电信号的检测与分析中具有重要的应用价值。经典的频域分析方法是通过傅里叶变换(常用快速傅里叶变换,FFT)将时域信号转换为频域信号,对信号进行频谱分析或功率谱分析。原始肌电信号经傅里叶变换后获取的功率谱图如图 8-28 所示。表面肌电信号的功率谱分析现已广泛应用于肌肉疾病诊断和肌肉疲劳的检测。利用频域分析获取的表面肌电信号指标主要包括中值频率(median frequency,MF)和平均功率频率(mean power frequency,MPF),其计算公式如下。

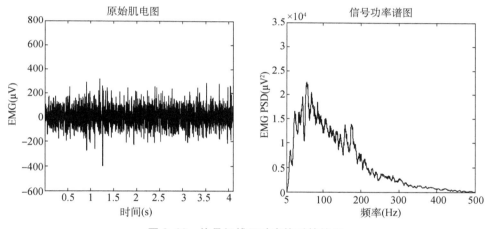

图 8-28 信号经傅里叶变换后的结果

PSD,功率频谱密度

中值频率 MF 的计算公式为

$$\int_{0}^{MF} S(f)\,df = \int_{MF}^{\infty} S(f)\,df = \frac{1}{2}\int_{0}^{\infty} S(f)\,df$$

平均功率频率 MPF 的计算公式为

$$MPF = \frac{\int_{0}^{\infty} f \cdot S(f)\,df}{\int_{0}^{\infty} S(f)\,df}$$

上两式中，f为频率；$S(f)$为功率谱曲线；df为频率分辨率。

 复习题

1. 名词解释

（1）黏滞性　　（2）运动单位　　（3）亨内曼吸引原则　　（4）肌肉力学模型

（5）静息长度

2. 简述助跑纵跳与原地纵跳起跳不同的力学机制。

3. 简述运动训练中肌肉力量提高的机制。

4. 从肌肉结构-功能"缺陷"角度分析骨骼肌拉伤的力学机制（简要说明）。

5. 何为运动单位，运动单位的基本特性是什么？

6. 图示肌肉不同成分及其总的张力——长度特性（考虑羽肌与梭形肌的结构特点）。

7. 从神经肌肉控制的角度简要说明，一些训练多年的老运动员，在肌肉力量训练中肌肉质量没有明显变化而肌肉力量有着显著性提高的力学机制。

8. 何为肌肉松弛？简要说明人体运动中充分利用肌肉非代谢能的基本原则。

9. 简述肌肉收缩初长度影响肌肉收缩力的力学机制。

主要参考文献

戴维·温特,1990. 人体运动生物力学[M]. 刘志诚,李城志,译. 北京:人民体育出版社.

哈尔滨工业大学理论力学教研室,2009. 理论力学[M]. 北京:高等教育出版社.

胡永善,2005. 新编康复医学[M]. 上海:复旦大学出版社.

金季春,2007. 运动生物力学高级教程[M]. 北京:北京体育大学出版社.

科米,2004. 体育运动中的力量与快速力量[M]. 马铁,高东明,译审. 北京:人民体育出版社.

李世明,2006. 运动生物力学理论与方法[M]. 北京:科学出版社.

卢德明,2001. 运动生物力学测量方法[M]. 北京:北京体育大学出版社.

陆爱云,2010. 运动生物力学[M]. 北京:人民体育出版社.

伦斯特伦,2006. 运动损伤预防与治疗的临床实践[M]. 王安利,译审. 北京:人民体育出版社.

孟和,顾志华,2000. 骨伤科生物力学[M]. 2版. 北京:人民卫生出版社.

全国体育学院教材委员会《运动解剖学》教材组,1988. 运动解剖学[M]. 北京:人民体育出版社.

全国体育学院教材委员会,1990. 运动生物力学[M]. 北京:人民体育出版社.

王以进,王介麟,1989. 骨科生物力学[M]. 北京:人民军医出版社.

杨伯源,2002. 普通高等教育规划教材,材料力学(Ⅰ)[M]. 北京:机械工业出版社.

杨维纮,2002. 力学[M]. 合肥:中国科学技术大学出版社.

扎齐奥尔斯基,1998. 人体运动器官生物力学[M]. 吴忠贯,译. 北京:人民体育出版社.

扎齐奥尔斯基,2004. 运动生物力学:运动成绩的提高与运动损伤的预防[M]. 陆爱云,译审. 北京:人民体育出版社.

张胜年,2007. 肌肉力量训练与损伤生物力学基础[M]. 石家庄:河北科学技术出版社.

赵芳,周兴龙,1998. 人体材料力学[M]. 北京:北京体育大学出版社.

赵焕彬,李建设,2008. 运动生物力学[M]. 3版. 北京:高等教育出版社.

郑秀媛,贾书惠,高云峰,等,2007. 现代运动生物力学[M]. 2版. 北京:国防工业出版社.

周士枋,丁伯坦,2005. 运动学[M]. 2版. 北京:华夏出版社.

朱仕明,2000.动力学[M].武汉.华中理工大学出版社.

ADAMS M A,BUGDOK N,BURTON K,等,2005.腰痛的生物力学[M].赵凤东,范顺武,杨迪生,译.北京:北京大学医学出版社.

FRANKEL V H,NORDIN M,1982.骨骼系统的生物力学基础[M].戴尅戎,王以进,周健男,等译,上海:学林出版社.

SHUMWAY-COOK A,WOOLLACOTT M H,2009.运动控制原理与实践[M].3版.毕胜,燕铁斌,王宁华,译.北京:人民卫生出版社.

附录 1
三角函数表

rad	(°)	sin	cos	tan	rad	(°)	sin	cos	tan
0.000	0	0.000	1.000	0.000	0.454	26	0.438	0.899	0.488
0.017	1	0.017	1.000	0.017	0.471	27	0.454	0.891	0.510
0.035	2	0.035	0.999	0.035	0.489	28	0.469	0.883	0.532
0.052	3	0.052	0.999	0.052	0.506	29	0.485	0.875	0.554
0.070	4	0.070	0.998	0.070	0.524	30	0.500	0.866	0.577
0.087	5	0.087	0.996	0.087	0.541	31	0.515	0.857	0.601
0.105	6	0.105	0.995	0.105	0.558	32	0.530	0.848	0.625
0.122	7	0.122	0.993	0.123	0.576	33	0.545	0.839	0.649
0.140	8	0.139	0.990	0.141	0.593	34	0.559	0.829	0.675
0.157	9	0.156	0.988	0.158	0.611	35	0.574	0.819	0.700
0.174	10	0.174	0.985	0.176	0.628	36	0.588	0.809	0.727
0.192	11	0.191	0.982	0.194	0.646	37	0.602	0.799	0.754
0.209	12	0.208	0.978	0.213	0.663	38	0.616	0.788	0.781
0.227	13	0.225	0.974	0.231	0.681	39	0.629	0.777	0.810
0.244	14	0.242	0.970	0.249	0.698	40	0.643	0.766	0.839
0.262	15	0.259	0.966	0.268	0.716	41	0.656	0.755	0.869
0.279	16	0.276	0.961	0.287	0.733	42	0.669	0.743	0.900
0.297	17	0.292	0.956	0.306	0.750	43	0.682	0.731	0.933
0.314	18	0.309	0.951	0.325	0.768	44	0.695	0.719	0.966
0.332	19	0.326	0.946	0.344	0.785	45	0.707	0.707	1.000
0.349	20	0.342	0.940	0.364	—	—	—	—	—
0.366	21	0.358	0.934	0.384	0.803	46	0.719	0.695	1.036
0.384	22	0.375	0.927	0.404	0.820	47	0.731	0.682	1.072
0.401	23	0.391	0.921	0.424	0.838	48	0.743	0.669	1.111
0.419	24	0.407	0.914	0.445	0.855	49	0.755	0.656	1.150
0.436	25	0.423	0.906	0.466	0.873	50	0.766	0.643	1.192

续 表

rad	(°)	sin	cos	tan	rad	(°)	sin	cos	tan
0.890	51	0.777	0.629	1.235	1.239	71	0.946	0.326	2.904
0.908	52	0.788	0.616	1.280	1.257	72	0.951	0.309	3.078
0.925	53	0.799	0.602	1.327	1.274	73	0.956	0.292	3.271
0.942	54	0.809	0.588	1.376	1.292	74	0.961	0.276	3.487
0.960	55	0.819	0.574	1.428	1.309	75	0.966	0.259	3.732
0.977	56	0.829	0.559	1.483	1.326	76	0.970	0.242	4.011
0.995	57	0.839	0.545	1.540	1.344	77	0.974	0.225	4.331
1.012	58	0.848	0.530	1.600	1.361	78	0.978	0.208	4.705
1.030	59	0.857	0.515	1.664	1.379	79	0.982	0.191	5.145
1.047	60	0.866	0.500	1.732	1.396	80	0.985	0.174	5.671
1.065	61	0.875	0.485	1.804	1.414	81	0.988	0.156	6.314
1.082	62	0.883	0.469	1.881	1.431	82	0.990	0.139	7.115
1.100	63	0.891	0.454	1.963	1.449	83	0.993	0.122	8.144
1.117	64	0.899	0.438	2.050	1.466	84	0.995	0.105	9.514
1.134	65	0.906	0.423	2.145	1.484	85	0.996	0.087	11.43
1.152	66	0.914	0.407	2.246	1.501	86	0.998	0.070	14.30
1.169	67	0.921	0.391	2.356	1.518	87	0.999	0.052	19.08
1.187	68	0.927	0.375	2.475	1.536	88	0.999	0.035	28.64
1.204	69	0.934	0.358	2.605	1.553	89	1.000	0.017	57.29
1.222	70	0.940	0.342	2.747	1.571	90	1.000	0.000	∞

人体惯性参数

1. 苏联人体环节质量对体重(W, kg)和身高(H, cm)二元回归方程系数

环节名称	B_0	B_1	B_2	R	σ
头	1.296 0	0.017 1	0.014 3	0.591	0.322
躯干上部	8.214 4	0.186 2	−0.058 4	0.798	1.142
躯干中部	7.181 0	0.223 4	−0.066 3	0.828	1.238
躯干下部	−7.498 0	0.097 6	0.048 9	0.743	1.020
上臂	0.250 0	0.030 1	−0.002 7	0.834	0.178
前臂	0.318 5	0.014 4	−0.001 1	0.786	0.101
手	−0.116 5	0.003 6	−0.001 7	0.516	0.063
大腿	−2.649 0	0.146 3	0.013 7	0.891	0.721
小腿	−1.592 0	0.036 2	0.012 1	0.872	0.219
足	−0.829 0	0.007 7	0.007 3	0.702	0.101

注：回归方程 $Y=B_0+B_1W+B_2H$（单位：kg）。

2. 美国人体环节质量对体重(W, g)一元回归方程系数

环节名称	B_0	B_1	R	σ
头	1 906	0.032	0.873	288
躯干	−706	0.532	0.987	1 405
右上臂	809	0.016	0.906	74
左上臂	485	0.022	0.951	113
右前臂	−218	0.020	0.994	35
左前臂	246	0.013	0.920	89
右手	−30	0.007	0.959	32
左手	76	0.005	0.967	19
右大腿	1 688	0.126	0.941	734
左大腿	1 511	0.127	0.997	166

续　表

环节名称	B_0	B_1	R	σ
右小腿	179	0.038	0.917	271
左小腿	−178	0.044	0.987	114
右足	343	0.008	0.784	97
左足	253	0.009	0.831	97

注:回归方程 $Y=B_0+B_1W$(单位:kg)。

3. 中国人体环节质量对体重(W, kg)和身高(H, mm)二元回归方程系数(男)

环节名称	B_0	B_1	B_2	R	σ
头颈	2.954 0	0.040 0	0.000 1	0.435 0	0.394 0
上躯干	−5.001 0	0.111 0	0.005 0	0.566 0	1.086 0
下躯干	2.286 0	0.298 0	−0.002 7	0.729 0	1.212 0
上臂	−0.323 0	0.030 0	0.000 1	0.598 0	0.190 0
前臂	−0.277 0	0.016 0	0.000 1	0.582 0	0.105 0
手	−0.424 0	0.003 0	0.000 4	0.780 0	0.025 0
大腿	−0.093 0	0.152 0	−0.000 4	0.756 0	0.600 0
小腿	−0.834 0	0.061 0	−0.002 0	0.735 0	0.255 0
足	−0.715 0	0.006 0	0.000 7	0.813 0	0.045 0

注:回归方程 $Y=B_0+B_1W+B_2H$(单位:kg)。

4. 中国人体环节质量对体重(W, kg)和身高(H, mm)二元回归方程系数(女)

环节名称	B_0	B_1	B_2	R	σ
头颈	1.606 5	0.024 0	0.000 9	0.459 0	0.269 0
上躯干	−9.672 0	0.113 0	0.007 7	0.559 0	1.201 0
下躯干	−9.440 0	0.261 0	0.005 5	0.790 0	1.082 0
上臂	1.121 0	0.039 0	−0.001 1	0.744 0	0.137 0
前臂	−0.288 0	0.014 0	0.000 1	0.720 0	0.062 0
手	−0.003 0	0.002 0	0.000 1	0.248 0	0.046 0
大腿	−3.193 0	0.145 0	0.002 2	0.755 0	0.645 0
小腿	−2.702 0	0.042 0	0.001 8	0.737 0	0.234 0
足	−0.684 0	0.010 0	0.000 6	0.484 0	0.122 0

注:回归方程 $Y=B_0+B_1W+B_2H$(单位:kg)。

5. 由体重(W, g)推算环节对其质心垂直轴转动惯量回归方程系数(美国)

环节名称	B_0	B_1	R	σ
头	−6 846	3. 186	0. 753	45 033
躯干	−2 895 524	102. 507	0. 980	—
右上臂	−4 018	0. 440	0. 890	3 306
左上臂	−14 171	0. 567	0. 947	3 105
右前臂	−11 654	0. 313	0. 994	557
左前臂	−6 397	0. 230	0. 943	1 311
右手	−3 401	0. 085	0. 889	711
左手	−6	0. 028	0. 520	734
右大腿	−378 738	9. 262	0. 876	82 545
左大腿	−139 702	5. 404	0. 937	32 621
右小腿	−32 220	0. 940	0. 795	11 597
左小腿	−34 567	0. 969	0. 947	5 330
右足	−2 988	0. 153	0. 819	1 741
左足	−946	0. 130	0. 782	1 677

注:回归方程 $I_z = B_0 + B_1 W$(单位:g · cm^2)。

6. 由体重(W, g)推算环节对其质心矢状轴转动惯量回归方程系数(美国)

环节名称	B_0	B_1	R	σ
头	32 030	2. 129	0. 873	288
躯干	−3 156 034	296. 900	0. 961	1 379 341
右上臂	98 150	0. 535	0. 547	13 230
左上臂	15 569	2. 096	0. 850	20 993
右前臂	−31 431	1. 508	0. 929	9 747
左前臂	21 806	0. 659	0. 819	7 478
右手	−850	0. 129	0. 795	1 590
左手	1 437	0. 083	0. 808	983
右大腿	−433 522	24. 102	0. 939	142 340
左大腿	−172 235	20. 310	0. 915	145 022
右小腿	37 127	5. 434	0. 821	61 086
左小腿	−24 410	6. 434	0. 835	68 487
右足	5 371	0. 433	0. 762	5 950
左足	8 974	0. 371	0. 661	6 796

注:回归方程 $I_x = B_0 + B_1 W$(单位:g · cm^2)。

7. 由体重(W, g)推算环节对其质心额状轴转动惯量回归方程系数（美国）

环节名称	B_0	B_1	R	σ
头	54 818	1.676	0.720	33 217
躯干	−7 664 880	284.493	0.938	698 647
右上臂	89 662	0.661	0.687	13 579
左上臂	49 572	1.352	0.741	19 802
右前臂	−26 562	1.397	0.938	8 357
左前臂	15 672	0.727	0.841	7 554
右手	−2 599	0.134	0.880	1 174
左手	−920	0.100	0.869	918
右大腿	−222 796	21.186	0.865	198 494
左大腿	−319 070	23.633	0.898	186 889
右小腿	44 749	5.341	0.850	53 560
左小腿	40 974	5.350	0.831	57 972
右足	7 296	0.355	0.696	5 912
左足	4 959	0.391	0.703	6 396

注：回归方程 $I_y = B_0 + B_1 W$（单位：g·cm^2）。

8. 由体重(W, kg)和身高(H, cm)推算环节对其质心矢状轴转动惯量回归方程系数（苏联）

环节名称	B_0	B_1	B_2	R	σ
头	78.0	1.17	1.519	0.40	42.5
躯干上部	81.2	36.73	−5.970	0.73	297.0
躯干中部	618.5	39.80	−12.870	0.81	237.0
躯干下部	−1 568.0	12.00	7.741	0.69	156.0
上臂	−250.7	1.56	1.512	0.62	27.6
前臂	−64.0	0.95	0.340	0.71	10.2
手	−19.5	0.17	0.116	0.50	3.7
大腿	−3 557.0	31.70	18.610	0.84	248.0
小腿	−1 105.0	4.59	6.630	0.85	48.6
足	−100.0	0.48	0.626	0.75	6.8

注：回归方程 $I_x = B_0 + B_1 W + B_2 H$（单位：g·cm^2）。

9. 由体重(W, kg)和身高(H, cm)推算环节对其质心额状轴转动惯量回归方程系数(苏联)

环节名称	B_0	B_1	B_2	R	σ
头	−112.0	1.43	1.730	0.49	40.0
躯干上部	367.0	18.30	−5.730	0.66	171.0
躯干中部	263.0	26.70	−8.000	0.78	175.0
躯干下部	−934.0	11.80	3.440	0.73	117.0
上臂	−232.0	1.53	1.343	0.62	26.6
前臂	−67.9	0.86	0.376	0.71	9.6
手	−13.7	0.09	0.092	0.43	2.7
大腿	−3 690.0	32.02	19.240	0.85	244.0
小腿	−1 152.0	4.59	6.815	0.85	49.0
足	−97.1	0.41	0.614	0.77	5.8

注:回归方程 $I_y = B_0 + B_1 W + B_2 H$(单位:g·cm^2)。

10. 由体重(W, kg)和身高(H, cm)推算环节对其质心垂直轴转动惯量回归方程系数(苏联)

环节名称	B_0	B_1	B_2	R	σ
头	61.6	1.72	0.081 4	0.42	35.6
躯干上部	561.0	36.03	−9.980 0	0.81	212.0
躯干中部	1 501.0	43.14	−19.800 0	0.87	188.0
躯干下部	−755.0	14.70	1.690 0	0.78	116.0
上臂	−16.9	0.66	0.043 5	0.44	12.5
前臂	5.7	0.31	−0.088 0	0.66	2.9
手	−6.3	0.08	0.034 7	0.43	1.8
大腿	−13.5	11.30	−2.280 0	0.89	49.0
小腿	−70.5	1.13	0.300 0	0.47	22.0
足	−15.5	0.14	0.088 0	0.55	2.7

注:回归方程 $I_z = B_0 + B_1 W + B_2 H$(单位:g·cm^2)。

11. 由体重(W, kg)和身高(H, cm)推算环节转动惯量二元回归方程系数(中国青年男性)

环节名称	转动惯量	B_0	B_1	B_2	R	σ
头	I_x	271.494	−1.158	0.722	0.126	35.408
	I_y	250.821	−1.773	1.154	0.197	34.955
	I_z	186.410	−1.050	0.382	0.190	19.281

环节名称	转动惯量	B_0	B_1	B_2	R	σ
上躯干	I_x	−2 341. 732	11. 810	16. 588	0. 550	243. 534
	I_y	−1 433. 879	7. 726	9. 755	0. 518	160. 703
	I_z	−513. 357	17. 024	3. 395	0. 475	177. 356
下躯干	I_x	−1 874. 980	63. 431	6. 894	0. 545	500. 772
	I_y	−1 748. 361	53. 394	7. 908	0. 505	487. 907
	I_z	699. 277	34. 485	−9. 115	0. 659	144. 934
大腿	I_x	−3 705. 377	4. 284	28. 621	0. 834	145. 889
	I_y	−3 664. 889	5. 549	28. 078	0. 831	147. 947
	I_z	65. 270	7. 165	−1. 461	0. 674	30. 031
小腿	I_x	−301. 044	2. 990	2. 012	0. 461	49. 435
	I_y	−299. 164	2. 930	2. 009	0. 459	49. 141
	I_z	−17. 776	0. 792	−0. 033	0. 615	4. 479
上臂	I_x	−189. 624	1. 656	1. 223	0. 525	24. 171
	I_y	−204. 394	1. 831	1. 271	0. 552	24. 088
	I_z	−1. 953	0. 034	0. 092	0. 237	3. 190
前臂	I_x	−81. 135	0. 429	0. 504	0. 677	5. 601
	I_y	−74. 383	0. 413	0. 464	0. 648	5. 642
	I_z	−6. 279	0. 214	0. 005	0. 474	1. 869

注：回归方程 $I_i = B_{i0} + B_{i1}W + B_{i2}H$（单位：$kg \cdot cm^2$）；$I_x$ 为绕额状轴转动惯量；I_y 为绕矢状轴转动惯量；I_z 为绕垂直轴转动惯量；手和足的转动惯量，可将其质量集中到质心上，应用平行轴定理附加到前臂和小腿上。

12. 由体重（W, kg）和身高（H, cm）推算环节转动惯量二元回归方程系数（中国青年女性）

环节名称	转动惯量	B_0	B_1	B_2	R	σ
头	I_x	−66. 312	0. 921	1. 759	0. 465	22. 977
	I_y	−14. 953	1. 458	1. 243	0. 411	27. 799
	I_z	164. 449	2. 148	−0. 973	0. 506	14. 358
上躯干	I_x	−641. 459	9. 649	3. 734	0. 738	59. 235
	I_y	−875. 465	13. 121	5. 688	0. 765	76. 063
	I_z	−215. 125	15. 335	0. 000	0. 777	64. 364
中躯干	I_x	−390. 617	2. 681	3. 544	0. 421	60. 818
	I_y	55. 612	7. 770	0. 000	0. 448	80. 620
	I_z	181. 678	11. 446	−2. 506	0. 688	55. 332

续　表

环节名称	转动惯量	B_0	B_1	B_2	R	σ
下躯干	I_x	−399.252	15.237	0.000	0.892	40.120
	I_y	−110.492	14.494	−1.932	0.867	40.211
	I_z	−6.363	0.000	0.096	0.617	0.544
大腿	I_x	−1 926.934	25.374	10.331	0.926	70.318
	I_y	−1 622.265	29.200	7.321	0.908	83.536
	I_z	197.363	9.548	−3.177	0.626	50.272
小腿	I_x	−621.885	3.578	4.044	0.825	23.923
	I_y	−588.609	3.859	3.773	0.811	25.326
	I_z	−15.166	0.749	0.000	0.612	5.019
上臂	I_x	−147.689	2.470	0.752	0.748	14.191
	I_y	−155.563	2.187	0.858	0.751	13.138
	I_z	−12.541	0.511	0.000	0.695	2.772
前臂	I_x	−72.429	0.148	0.552	0.729	2.934
	I_y	−63.088	0.137	0.492	0.686	2.974
	I_z	−12.867	0.000	0.113	0.380	1.223

注：回归方程 $I_i = B_{i0} + B_{i1}W + B_{i2}H$（单位：$kg \cdot cm^2$）；$I_x$ 为绕额状轴转动惯量；I_y 为绕矢状轴转动惯量；I_z 为绕垂直轴转动惯量；手和足的转动惯量，可将其质量集中到质心上，应用平行轴定理附加到前臂和小腿上。

附录 3
人体运动特征指标

特征指标	测量单位(SI)	量纲式
线位移	米(m)	L
角位移	弧(rad)	L_0
时间	秒(s)	T
线速度	米/秒(m/s)	LT^{-1}
角速度	弧/秒(rad/s)	$L_0 T^{-1}$
线加速度	米/秒^2(m/s^2)	LT^{-2}
角加速度	弧/秒^2(rad/s^2)	$L_0 T^{-2}$
质量	千克(kg)	M
转动惯量	千克·米^2(kg·m^2)	$L^2 M$
力	牛顿(N 或 m·kg/s^2)	$LM T^{-2}$
力矩	牛·米(N·m)	$L^2 M T^{-2}$
冲量	牛·秒(N·s)	$LM T^{-1}$
冲量矩	牛·米·秒(N·m·s)	$L^2 M T^{-1}$
动量	千克·米/秒(kg·m/s)	$LM T^{-1}$
动量矩	千克·米^2/秒(kg·m^2/s)	$L^2 M T^{-1}$
功	焦耳(J)	$L^2 M T^{-2}$
功率	瓦特(W)、焦耳/秒(J/s)	$L^2 M T^{-3}$
动能	焦耳(J)	$L^2 M T^{-2}$
势能	焦耳(J)	$L^2 M T^{-2}$
压强	牛/米^2(N/m^2)	$L^{-1} M T^{-2}$